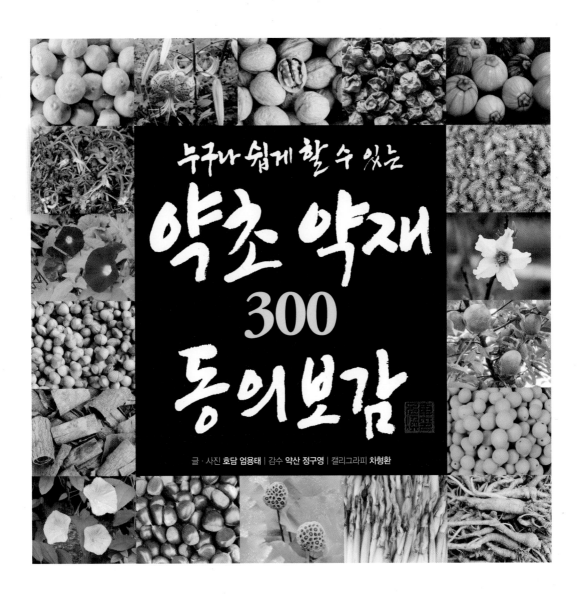

누구나 쉽게 할 수 있는

약초 약재 300 동의보감

글·사진 **호담 엄용태** | 감수 **약산 정구영** | 캘리그라피 **차형환**

중앙생활사

감수의 글

의(醫)는 하나, 의학(醫學)은 여럿,
한약(韓藥)에는 수천의 건강의 비밀이 있다!

　세상에서 가장 귀한 몸을 지켜주는 한의학·한약학·전통의서는 수천 년 동안 우리 민족의 건강을 지켜준 의학이다. 그런데도 지금으로부터 100여 년 전에 들어온 서양의학에 의해 비과학적 의학으로 취급되기도 했지만 이를 잘 극복하고 민족의학으로 자리잡게 되었다.

　한의학의 역사를 간략하게 살펴보면, 조선 초기 세종 때 간행된《향약집성방》은 고려 시대까지 전해온 고유의 향약 의술을 집대성해 온 고유의 민족의학이고, 비슷한 시기에 당시 존재했던 한·중·일 동북아시아의 모든 의학 문헌을 집대성한《의방유취》가 나왔고, 조선 중기 양예수의《의림촬요》, 허준의《동의보감》으로 완전한 결실을 맺게 된다.

　이후 정조 때 민중의료의 결정판인 한의학 서적《제중신편》이 발전에 기여하였고, 동무 이제마의《동의수세보원》이 요즘 한의학의 근간이 되는 사상체질(태양인, 태음인, 소양인, 소음인)을 세계 최초로 제시했고, 조선 후기 중국의학과 구별되는 독자적인 의학 체계인 동의학을 성립시켰다. 그리고 오늘날 한의학은 전통의학으로, 민간에서는 각종 민간요법이 전수되고 있다.

이 책의 저자인 호담 엄용태 선생을 출판사 김용주 대표를 통해서 알게 되었다. 그가 처음 나에게 보여준 가칭《자연과 한약》의 원고는 내용 구성과 체계성이 출판하기에는 난점이 있었다.

하지만 저자의 출판에 대한 열정과 집념으로 재구성된《누구나 쉽게 할 수 있는 약초 약재 300 동의보감》으로 거듭나게 되었다. 1부 약초(약초, 산야초, 약용나무, 나물, 식물), 2부 산야초, 3부 동물·광물·해조류 외 한방 생약 용어, 식물 용어를 꼼꼼히 감수한 결과 독자들에게 도움되는 책이 되었다.

호담 선생은 인생의 태반을 대전대학교 한방병원에서 각종 약재·약초로 한의사의 전문처방을 취급하면서 틈틈이 조선시대 허준이 쓴《동의보감》, 중국의 이시진이 쓴《본초강목》, 각종 약재 처방전인《방약합편》,《황제내경》외 전통의학서를 읽고 그때그때 정리해 놓은 것을 중생을 위한 건강지침으로 제시한 것은 아무나 할 수 있는 일이 아니다.

요즘 건강과 관련하여 약용 식물에 대하여 관심을 갖고 사진이 수록된 약초 관련 책이 봇물을 이루고 있다. 몸은 세상에서 가장 귀한 존재이기 때문에 병을 치유하고 예방하기 위해서는 건강한 몸을 먼저 이해해야 한다. 병의 70%가 마음에서 기인한다고 정신신체의학에서는 주장하고 있다.

요즘 동서의학이 발달하였어도 고칠 수 없는 병이 너무나 많다. 현대인은 암, 정신신경증, 고혈압, 당뇨병, 신경성 위궤양, 과민성 대장증후군 등 각종 스트레스성 질병에 노출되어 있다.

공자가 "몸의 훼손은 부모에게 첫 번째 불효다",《주역 계사전》에 "근취제신(近取諸身) 원취제물(遠取諸物)"이라 했듯이 우리는 세상을 보기 전에 몸을 먼저 챙기는 것이 시급하다.

이 책은 산야초·광물·해조류의 생생한 사진과 수많은 약재 사진을 실었다. 따라서 한약학이나 한의학에 입문하는 학생들과 관련 분야 종사자 및 전공자는 물론 더욱 정밀한 한약학 정보를 원하는 일반인들에게도 실용적으로 도움이 되리라 믿어 일독을 권하는 바이다.

가온뫼, 약산건강포럼에서 약산 정구영 쓰다

저자 서문

저자는 세상에 존재하는 모든 동·식물을 한약이라 생각합니다.

한약의 기본은 초근목피(草根木皮)이지만, 동물이나 사람에게서도 약재가 추출됩니다.

세상에는 음이 있으면 양이 있듯이 사람의 몸에 독이 깃들어 병이 생긴다면 상반되는 독이 있어 이독제독(以毒制毒)하여 병이 나을 수 있다고 생각합니다.

또 독을 상반되는 독으로 제압하여 사람의 신체를 병이 생기기 이전과 같게 만들어 건강한 삶을 누릴 수 있게 하는 것이 약이라 생각합니다.

기존에 있는 한약에 대한 책들은 한문으로 되어 있어 일반 사람들이 보기에는 좀 어렵습니다. 또 한약을 잘 알지 못하고 구전으로만 듣고 사용하는 예가 많아 부작용을 초래하는 경우가 많습니다.

따라서 한약에 대한 것을 바로 알고, 알기 쉽게 하기 위하여 한글과 사진으로 책을 만들었습니다. 한약을 사랑하시는 모든 분들에게 조금이나마 보탬이 되었으면 합니다.

아울러 이 책이 나올 수 있게 감수를 해주신 약산 정구영 선생님과 중앙생활사 김용주 대표님과 관계자 여러분에게 진심으로 감사를 드립니다.

호담 엄용태

일러두기

❶ 우리나라에서 자생하는 초본식물, 덩굴식물, 목본식물 중에서 꼭 알아야 할 1~2부 산야초 250여 종, 3부 동물·광물·해조류 50여 종을 가나다순으로 배열하였고, 관련 식물 사진과 약재 사진도 다수 수록하여 도움이 되도록 하였다.

❷ 학명 표기는 두산백과사전과 산림청의 "국가표준식물목록", 약재 이름은《변증방약 정전(辨證方藥正傳)》, 또는《중약대사전(中藥大辭典)》에 기재된 정식 명칭을 인용하였 다. 따라서 이명(異名)을 쓸 경우 달리 부를 수 있다.

❸ 맨 앞 식물 이름 옆에 통상적으로 사용하는 약재명, 학명, 생약명(生藥名), 이명(異名) 을 배치하였다.

❹ 형태에 식물의 분류와 높이, 꽃, 열매를 상세히 설명하였다.

❺ 이용 부위는 식용과 약용으로, 복용 방법을 1회 사용량 기준으로 설명하였다.

❻ 1회 사용량은 한의원에서 일반적으로 처방하는 방법으로 하였고, 약리 작용은 배기 환의《한국의 약용식물》, 안덕균의《한국본초도감》, 이창복의《대한식물도감》, 이영 노의《원색 한국식물도감》, 최수찬의《산과 들에 있는 약초》,《주변에 있는 약초》, 권 혁세의《약초 민간요법》에서 발췌하였다. 3부 동물·광물·해조류는 이상화의《변증 방약정전》에서 발췌하였다.

❼ 약초의 부작용과 유독 성분에 대해서는 금기에 명기하였다.

❽ 한눈에 알아볼 수 있는 조견표(早見票)를 만들어 사진 옆에 배치하였다.

구분	특징
분포	식물의 자생지 또는 재배지
생지	식물이 자생하는 곳 또는 재배 여부
이용 부위	식용, 약용
효능	주요 작용 및 부위별 약효
약효	식물에서 약재로 쓰는 부위
채취기간	약재를 채취하는 시기
성미	약재가 지니고 있는 성질
독성 여부	유무
금기	유무
1회 사용량	약으로 쓸 때 1회 사용량 ※ 병세의 경중에 따라 1회 용량을 가감할 수 있다
물 용량	달일 때 용량
약리 작용	동물 실험

❾ 부록으로 한방 생약 용어와 식물 용어를 수록하여 이 책을 이해하는 데 도움이 되도록 하였다.

❿ 이 책은 국민건강을 도모하는 목적이 있지만, 1회 사용량을 초과하여 다른 약초와 배합해 달여 먹으려면 반드시 한의사의 처방을 받아야 한다.

차례

1부 약초
(약초, 산야초, 약용나무, 나물, 식물)

ㄱ

ㄴ

ㄷ

3부 동물·광물·해조류

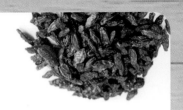

1부

약초

(약초, 산야초, 약용나무, 나물, 식물)

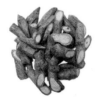 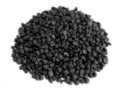 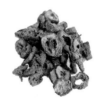

가지(가지)

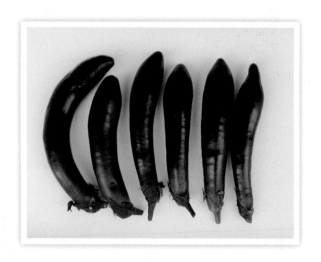

| **학명** | *Solanum melongena* L.
| **생약명** | 가자(茄子)-열매를 말린 것, 가엽(茄葉)-잎을 말린 것,
  가근(茄根)-뿌리를 말린 것
| **이명** | 까지, 조채자, 낙소, 가

주요 효과 질환 순환계·소화기 질환을 다스린다.

한방 고혈압, 구내염, 배뇨통, 빈혈증, 부종, 설사, 위경련, 이뇨, 중독(생선, 약물), 타박상, 인후염, 식체에 다른 약재와 처방한다.

약초 만들기 가을에 가지의 열매에서 꼭지를 채취하여 햇볕에 말린다.

용법 날것 또는 말린 것을 쓴다. 뿌리를 1회 4~6g을 달여서 하루 2~3회 나누어 복용한다. 충치·치은염에는 가지절임을 아픈 이로 물고 있거나, 가지 꼭지를 검

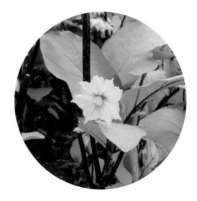

게 구워 소금을 묻힌 다음 아픈 이나 잇몸에 붙인
다. 종기에는 말린 가지 뿌리를 1회 5~6g씩 진하
게 달인 물을 환부에 자주 바른다.

형태   가지는 가짓과의 한해살이풀로 높
이 60~100cm 정도이다. 잎은 어긋나고 잎자루가
길며 달걀 모양의 타원형 또는 긴 타원형으로 길
이는 15~35cm이며 끝이 뾰쪽하거나 둔하다. 꽃은
6~9월에 피고, 열매는 원통형의 자줏빛 장과로 여문다.

구분	특징
분포	전국 각지
생지	밭에서 재배
이용 부위	식용(열매), 약용(잎, 뿌리, 꼭지, 열매)
효능	건위, 청열, 활혈, 치통, 소종열독 제거, 주로 고혈압, 구내염, 배뇨통, 빈혈증, 부종, 설사, 위경련, 이뇨, 중독(생선, 약물), 타박상, 인후염, 식체
약효	잎, 뿌리, 꼭지, 열매
채취기간	꼭지(10월)
성미	성질은 차며 맛은 달고 맵다
독성 여부	없다
금기	기가 허할 때 많이 먹으면 기를 발동시키고, 여자는 자궁이 상한다
1회 사용량	뿌리(4~6g), 열매(20~30g)
물 용량	500~600mL(물이 반으로 줄 때까지 달인다)
약리 작용	사람 또는 토끼에게 잎과 열매를 경구에 투여하면 혈액 중의 콜레스테롤 함량이 내려간다

갈근(칡)

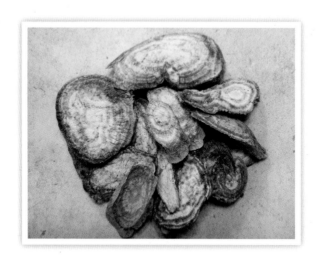

| 학명 | *Puerariae lobata* Ohwi
| 생약명 | 갈근(葛根)–뿌리를 말린 것, 갈화(葛花)–개화하기 전의 꽃을 말린 것
| 이명 | 갈마, 칡넝쿨, 곡불히, 감갈

주요 효과 질환 소화기·신경계·순환계 질환을 다스린다.

한방 꽃(숙취, 구토, 발열, 번갈, 장출혈), 뿌리(숙취, 두통, 고혈압, 설사, 이질, 고열)
에 다른 약재와 처방한다.

약초 만들기 잎이 진 늦가을부터 새순이 나기 전 봄까지 뿌리를 캐어 하룻밤 소금물
에 담근 후 겉껍질을 벗긴 다음 잘게 쪼개어 햇볕에 말린다.

용법 알코올 의존증에는 칡꽃이나 씨, 또는 뿌리 10~12g을 달여서 하루 2~

3회, 3~4일 복용한다. 소화불량에는 이른 봄에 싹이 나올 때 채취하여 그늘에 말려두었다가 달여 차로 마신다.

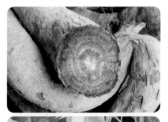

형태 칡은 콩과의 갈잎덩굴나무로 길이는 10m 이상 자란다. 잎은 어긋나고 잎자루가 길며 3개의 작은 잎이 달린다. 줄기는 다른 물체를 감고 올라간다. 꽃은 8월에 잎겨드랑이에 붉은 빛이 도는 보라색으로 피고, 열매는 9~10월에 길쭉한 꼬투리로 협과(莢果)로 여문다.

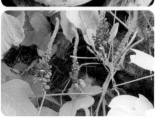

구분	특징
분포	전국 각지
생지	산기슭의 양지
이용 부위	식용(꽃, 잎, 뿌리), 약용(꽃, 가지, 뿌리)
효능	주독 해독, 발한, 해열, 지갈, 진경, 지사, 꽃(숙취, 구토, 발열, 번갈, 장출혈), 뿌리(숙취, 두통, 고혈압, 설사, 이질, 고열)
약효	뿌리
채취기간	꽃(8월), 잎(봄~가을), 뿌리(잎이 진 늦가을~새순이 나기 전 봄)
성미	맛은 달고 매우며 성질은 서늘하다
독성 여부	뿌리에 소량 있다
금기	복용 중에 살구씨를 주의한다
1회 사용량	뿌리(10~12g)
물 용량	500~600mL(물이 반으로 줄 때까지 달인다)
약리 작용	주독 해독 작용, 해열 작용, 진경 작용, 뇌 및 관상동맥의 혈류량 증가, 근육경련을 이완시킨다

감국(국화꽃)

| **학명** | *Chrysanthemum indicum* L.
| **생약명** | 감국(甘菊)–꽃을 말린 것
| **이명** | 야국화, 들국화, 단국화, 황국

주요 효과 질환 순환기 질환과 냉증을 다스린다.

한 방 고혈압, 관절통, 나력(瘰癧), 옹종, 습진, 구창, 간열로 머리가 아프고 어지러울 때에 다른 약재와 처방한다.

약초 만들기 가을에 꽃을 따서 바람이 잘 통하는 그늘에서 말린다.

용법 눈이 붉게 충혈되었을 때는 꽃 또는 온포기 6g을 달여서 그 물로 5~6회 환부를 닦아준다. 종기·부스럼에는 생꽃을 짓찧어 환부에 붙인다.

형태 감국은 국화과의 여러해살이풀로 높이 30~60cm 정도이다. 잎은 어긋나고 달걀 모양이며, 깃 모양으로 갈라지고 가장자리에 결각 모양의 톱니가 있고 전체에 짧은 털이 있다. 꽃은 9~10월에 줄기 끝에 산방형 두상화서를 이루며 노란색으로 핀다.

구분	특징
분포	전국 각지
생지	산과 들, 길가
이용 부위	식용(꽃, 어린순), 약용(꽃)
효능	청열, 해독, 진정, 소풍, 소종, 주로 고혈압, 관절통, 나력, 옹종, 습진, 구창, 두통
약효	꽃
채취기간	꽃(가을)
성미	맛은 맵고 쓰며 성질은 조금 차갑다
독성 여부	없다
금기	남자는 20일 이상 장복하지 않는다. 위를 상하게 한다
1회 사용량	꽃(9~10g)
물 용량	500~600mL(물이 반으로 줄 때까지 달인다)
약리 작용	혈압 강하 작용, 거담 작용, 진정 작용, 진통 작용

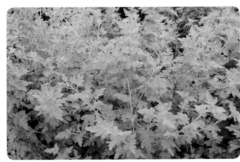
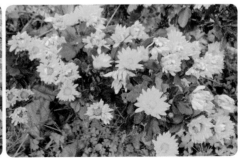

감수<small>(개감수)</small>

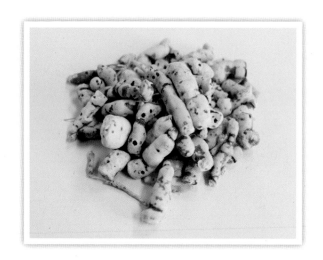

| **학명** | *Euphorbiae Kansui Radix* (KHP, CP)
| **생약명** | 감수(甘遂)—뿌리를 말린 것, 우리나라는 개감수를 쓴다.
| **이명** | 참대극, 감택, 감고, 고택

주요 효과 질환 소변불통에 효험이 있고, 신장 질환을 다스린다.

한방 부종, 복부팽만, 복부에 응결된 덩어리와 가래를 삭일 때 다른 약재와
처방한다.

약초 만들기 잎이 나기 전 봄 또는 잎이 진 후 가을에 뿌리를 캐서 줄기와 잔뿌리를
다듬어 버리고 물에 씻어 햇볕에 말린다.

용법 복수에는 뿌리 1~3g을 물에 달여서 하루 2~3회 복용한다. 배가 부풀어

오르고 가슴에 통증이 있을 때 쓰는 십조탕(원화, 감수, 대극, 대추로 만든 약)을 달여 하루에 3번 복용한다.

형태 ▶ 감수는 대극과의 여러해살이풀로 높이 30~40cm 정도이다. 잎은 5개로 줄기 끝에서 돌려나며 긴 피침형이다. 잎과 줄기를 자르면 흰 유액이 나온다. 꽃은 암수한그루로 4~7월에 줄기 끝에서 황록색으로 피고, 열매는 9월에 둥근 삭과로 여문다.

구분	특징
분포	중국(우리나라는 개감수)
생지	산과 들의 양지바른 풀밭
이용 부위	식용(어린순), 약용(뿌리)
효능	강심, 소종, 파적취, 주로 부기, 대소변을 보지 못할 때, 늑막염, 적취, 배가 부풀어 오르고 가슴이 아플 때, 전간, 부스럼
약효	뿌리
채취기간	뿌리(잎이 나기 전 봄, 잎이 진 후 가을)
성미	맛은 쓰고 달며 성질은 차갑다
독성 여부	있다
금기	임산부, 허약한 사람, 위가 건조한 사람은 쓰지 않는다, 감초제니탕에 3일간 담갔다가 물로 일어서 흑즙을 버리고 씻은 다음 볶거나 밀가루로 싸서 독을 제거한다
1회 사용량	뿌리(1~3g)
물 용량	500~600mL(물이 반으로 줄 때까지 달인다)
약리 작용	이뇨 작용, 통이변 작용

감자(감자)

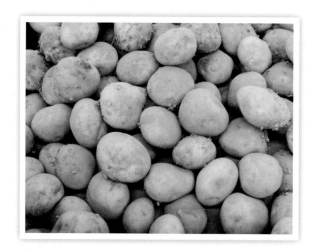

| **학명** | *Solanum tuberosum* L.
| **생약명** | 양우(洋芋)·마령서(馬鈴薯)–땅속의 덩이줄기
| **이명** | 하지감자, 복감저, 지단, 지실

주요 효과 질환 외상 치료에 효험이 있고, 소화기 질환을 다스린다.

한 방 위·십이지장궤양, 후두염, 이하선염, 화상에 다른 약재와 처방한다.

약초 만들기 하지를 전후한 초여름에 덩이줄기를 캐어 감자를 수확한다.

용법 위·십이지장궤양에는 덩이줄기의 껍질을 벗기고 씨눈을 제거한 후 강판에 갈아 즙을 복용한다. 화상이나 타박상에는 덩이줄기의 껍질을 벗기고 강판에 갈아서 환부에 붙인다.

형 태　감자는 가짓과의 여러해살이풀로
높이 60~100cm 정도이다. 잎은 어긋나고 잎자루
가 길며, 가장자리가 밋밋한 타원형의 작은 잎이
5~9개 달린다. 땅속줄기 끝이 굵어져서 덩이줄기
가 된다. 독특한 냄새가 난다. 꽃은 6월에 윗부분
의 잎겨드랑이에서 나온 꽃줄기 끝에 흰색 또는
자주색으로 피고, 열매는 7~8월에 둥글게 여문다.

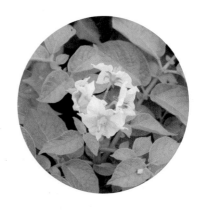

구분	특징
분포	전국 각지
생지	밭에서 작물로 재배
이용 부위	식용(어린잎, 줄기, 덩이줄기), 약용(덩이줄기)
효능	해독, 건위, 주로 위·십이지장궤양, 이하선염, 인두염, 후두염, 화상, 소염, 피부병, 타박상
약효	덩이줄기
채취기간	덩이줄기(하지를 전후한 초여름)
성미	성질은 차고 맛은 달다
독성 여부	씨눈에 독이 있다
금기	싹이 튼 부분을 도려내고 먹는다, 씨눈을 제거한 후에 먹는다
1회 사용량	덩이줄기(8~16g)
물 용량	500~600mL(물이 반으로 줄 때까지 달인다)
약리 작용	혈당 강하 작용

감저(돼지감자, 뚱딴지)

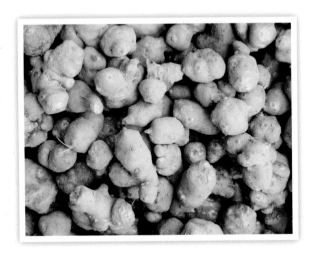

| **학명** | *Helianthus tuberosus*
| **생약명** | 국우(菊芋) · 저내(苧乃)―덩이줄기를 말린 것
| **이명** | 뚱딴지, 돼지감자, 뚝감자, 꼬마 해바라기

주요 효과 질환 당뇨병에 효험이 있고, 위장과 간장을 보호하고 허한 데 쓴다.

한 방 당뇨병, 신경통, 류머티즘성 관절통, 골절, 타박상에 다른 약재와 처방한다.

약초 만들기 꽃이 진 후 늦가을에 땅속에서 덩이줄기를 캐어 물로 씻은 후 햇볕에 말린다.

용법 당뇨병·신경통에는 덩이줄기를 날것으로 먹거나, 덩이줄기를 캐서 잘

게 썰어 햇볕에 말린 다음 물에 달여서 수시로 마
신다. 타박상·골절상에는 잎을 채취하여 짓찧어
환부에 붙인다.

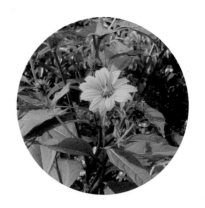

형태 뚱딴지는 국화과의 여러해살이풀로
높이 1.5~3m 정도이고, 전체에 짧은 털이 있다. 줄
기는 곧게 자라고 가지가 갈라진다. 잎자루에 날개
가 있고 잎이 줄기 밑에서 마주나며 윗부분에서는
어긋나고 가장자리에 톱니가 있다. 땅속줄기 끝이 굵어져 감자처럼 된다. 꽃은 8~10
월에 줄기와 가지 끝에 두상화가 1송이씩 노란색으로 피고, 열매는 10월에 긴 타원형
으로 여문다.

구분	특징
분포	전국 각지
생지	밭둑이나 길가
이용 부위	식용(꽃, 잎, 뿌리), 약용(덩이줄기)
효능	청열, 양혈, 활혈, 거어, 해열, 지혈, 진통, 자양강장, 주로 당뇨병, 신경통, 류머티즘성 관절통, 골절, 타박상
약효	덩이줄기
채취기간	꽃(여름), 덩이줄기(꽃이 진 후 늦가을)
성미	성질은 평범하고 맛은 달다
독성 여부	없다
금기	치유되면 중단한다
1회 사용량	덩이줄기(6~10g)
물 용량	500~600mL(물이 반으로 줄 때까지 달인다)
약리 작용	혈당 강하 작용

감초(감초)

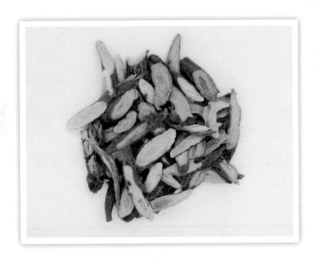

| 학명 | *Glycyrrhiza uralensis* Fischer
| 생약명 | 감초(甘草)·국로(國老)−뿌리줄기를 말린 것
| 이명 | 미초, 밀감, 밀초, 국로

주요 효과 질환 소화기·순환계·이비인후과 질환을 다스린다.

한 방 약물 중독, 음식물 중독, 위궤양, 만성 위염, 기관지염, 간염, 인후두의 염증, 습진, 옹종, 식중독, 독버섯 중독에 다른 약재와 처방한다. 한약 처방에 감초를 섞는 것은 약초와 배합할 때 독성을 약하게 하거나 효능을 조화시키기 위함이다.

약초 만들기 봄과 가을에 뿌리를 캐서 줄기와 잔뿌리를 제거하고 적당한 크기로 잘라 햇볕에 말린다.

용법 위경련·편도선염에는 감초 8g + 길경 12g을 물에 달여 하루 3번 나누어 복용한다. 식중독·독버섯 중독에는 감초 20g을 물에 달여 복용한다.

형태 감초는 콩과의 여러해살이풀로 높이 1m 정도이다. 잎은 깃꼴겹잎이고 작은 잎은 달걀 모양이며 가장자리가 밋밋하다. 뿌리가 비대하다. 꽃은 7~8월에 총상화서를 이루며 남자색으로 피고, 열매는 9~10월에 납작한 협과로 여문다.

구분	특징
분포	남부 지방
생지	밭에서 재배
이용 부위	식용(잎, 뿌리), 약용(뿌리)
효능	말린 것(화중완급, 윤폐지해, 청열해독, 항진, 소종독), 생것(인후종통, 위궤양, 약물 중독, 식물 중독), 주로 약물 중독, 음식물 중독, 위궤양, 만성 위염, 기관지염, 간염, 인후두의 염증, 습진, 옹종, 식중독, 독버섯 중독
약효	뿌리
채취기간	뿌리(봄, 가을)
성미	맛은 달고 성질은 평하다
독성 여부	없다
금기	치유되면 중단한다
1회 사용량	뿌리(10~15g)
물 용량	500~600mL(물이 반으로 줄 때까지 달인다)
약리 작용	독소 해독 작용, 혈압 강하 작용

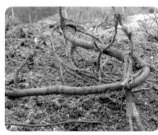
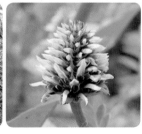

강활(강호리)

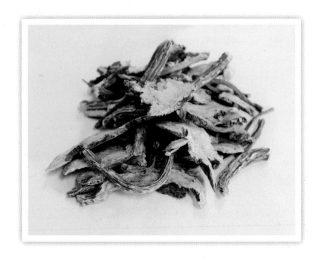

| 학명 | *Ostericum koraenum* (Max) Kitagawa
| 생약명 | 강활(羌活)-뿌리줄기 및 뿌리를 말린 것
| 이명 | 강호리, 강골, 장생초, 강청

주요 효과 질환 호흡기·신경계 질환을 다스린다.

한 방 신경통, 관절염, 중풍, 감기, 두통, 치통에 다른 약재와 처방한다.

약초 만들기 가을에 뿌리를 캐서 잔뿌리를 제거하고 잘 씻어 햇볕에 말린다.

용 법 치통에는 말린 약재를 1회 5g을 달여서 4~5회 복용한다. 어깨의 관절통에는 강활 + 방풍 + 당귀 + 감초 + 적작약을 각각 3g씩 배합하여 물에 달여 복용한다.

형 태 강활은 산형과의 여러해살이풀로 높이 2m 정도이다. 잎은 어긋나고 깃꼴겹잎이며 갈래는 뾰쪽한 타원형이고 가장자리에 톱니가 있다. 꽃은 8~9월에 작은 산형화서 10~30개가 겹산형화서를 이루며 흰색으로 피고, 열매는 10월에 날개 있는 타원형의 분과로 여문다.

구분	특징
분포	경기도, 강원도
생지	높은 산지나 물가, 깊은 골짜기
이용 부위	식용(꽃, 어린순), 약용(뿌리)
효능	산한, 제습, 지통, 거풍습, 발표산한, 주로 신경통, 관절염, 중풍, 감기. 두통, 치통
약효	뿌리
채취기간	뿌리(가을)
성미	맛은 맵고 쓰며 성질은 따뜻하다
독성 여부	없다
금기	치유되면 중단한다
1회 사용량	뿌리(5g)
물 용량	500~600mL(물이 반으로 줄 때까지 달인다)
약리 작용	지질과 산화 방지 작용, 항균 작용, 진통 작용, 항염 작용

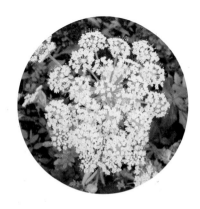

강황(심황)

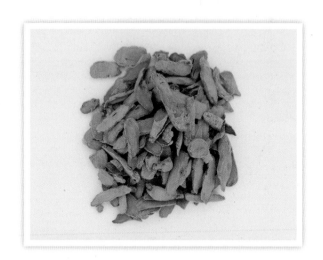

> **| 학명 |** *Curcuma longa* Rhizoma
> **| 생약명 |** 강황(薑黃)-줄기뿌리를 말린 것, 울금(鬱金)-덩이뿌리를 말린 것
> **| 이명 |** 심황, 마술, 황울, 황강

주요 효과 질환 울혈을 풀어주고, 혈증을 다스린다.

한방 요통, 생리통, 생리불순, 토혈, 코피, 혈뇨, 담낭결석, 치질, 종기, 소화장애, 치매 예방에 다른 약재와 처방한다.

약초 만들기 늦가을에 덩이줄기를 캐서 잔뿌리와 줄기를 제거하고 잘게 썰어 데친 후 그늘에서 말린다.

용법 치매 예방에는 식사할 때마다 강황의 주성분인 커큐민이 많이 함유된 카레를 먹는다. 치질·부스럼에는 생덩이줄기를 짓찧어 환부에 붙인다.

형태 강황은 생강과의 여러해살이풀로 높이 50~70cm 정도이다. 잎은 밑동에서 모여나고 끝이 뾰쪽한 타원형이다. 땅 속에 지름 3~4cm 굵은 뿌리줄기가 있다. 꽃은 6~7월에 꽃줄기 끝에 연노란색으로 피고, 열매는 가을에 여문다.

구분	특징
분포	중남부, 남부 해안과 섬 지방
생지	밭에서 재배
이용 부위	식용(어린잎, 뿌리), 약용(뿌리)
효능	파혈행기, 통경, 기통, 혈어기체, 흉협동통, 건위, 지혈, 소종, 배설 촉진, 주로 요통, 생리통, 생리불순, 토혈, 코피, 혈뇨, 담낭결석, 치질, 종기, 소화장애, 치매
약효	뿌리
채취기간	뿌리(늦가을)
성미	강황(성질은 뜨겁고 맛은 맵다), 울금(성질은 서늘하고 맛은 맵고 쓰다)
독성 여부	없다
금기	임산부는 쓰지 않는다
1회 사용량	뿌리(4~6g)
물 용량	500~600mL(물이 반으로 줄 때까지 달인다)
약리 작용	담즙분비 촉진 작용

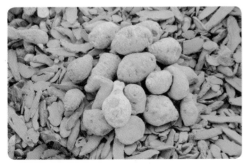
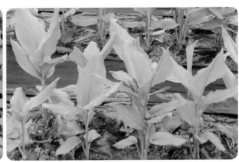

건강(마른 생강)

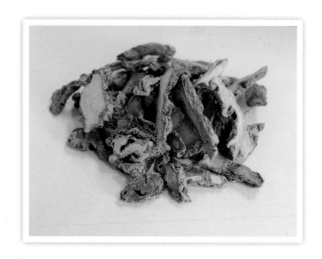

| 학명 | *Zingiberis Rhizoma* (KP, JP, CP)
| 생약명 | 생강(生薑) · 선생강(鮮生薑)–캐낸 생뿌리줄기,
　　　　건강(乾薑)–뿌리줄기를 말린 것, 포강(炮薑)–생강을 불에 구운 것
| 이명 | 새망, 새앙, 새양, 생이

주요 효과 질환 소화기 · 호흡기 질환을 다스린다.

한방 냉증, 관절통, 천남성과 반하의 중독, 생선 중독, 구토, 담식, 소화불량, 복통에 다른 약재와 처방한다.

약초 만들기 가을에서 초겨울 사이에 뿌리줄기를 캐서 잔뿌리를 제거하고 마르지 않도록 습한 모래에 묻어 서늘한 곳에 보관한다.

용법 만성 위염에는 생강을 4g을 캐서 물로 씻고 적당한 크기로 잘라 물에 달여서 마신다. 감기에 걸렸을 때는 생강과 대추를 물에 달여 꿀을 타서 먹는다. 몸이 냉할 때는 생강을 캐서 햇볕에 말린 후 곱게 갈아서 식사를 할 때마다 한두 스푼씩 먹는다.

형태 생강은 생강과의 여러해살이풀로 높이 30~50cm 정도이다. 잎은 좁고 길며 어긋나고, 줄기가 곧게 자란다. 뿌리줄기는 연한 노란색으로 울퉁불퉁한 마디가 있다. 독특한 향기와 매운맛이 있다. 꽃은 6월에 연한 노란색으로 피고, 열매는 10월에 긴 타원형의 붉은색으로 여문다.

구분	특징
분포	경기도 이남
생지	밭에서 재배
이용 부위	식용(뿌리줄기), 약용(뿌리줄기)
효능	발한해표, 온중, 거담, 지통, 생강(위가 차서 구토를 하는 증상), 건강(몸 전체가 차가운 증상), 포강(복부의 냉증으로 인한 혈액순환을 시킬 때), 주로 냉증, 관절통, 천남성과 반하의 중독, 생선 중독, 구토, 담식, 소화불량, 복통
약효	뿌리줄기
채취기간	뿌리줄기(가을~초겨울)
성미	맛은 맵고 성질은 따뜻하다
독성 여부	없다
금기	다용하면 기를 소모시킨다
1회 사용량	뿌리줄기(4~10g)
물 용량	500~600mL(물이 반으로 줄 때까지 달인다)
약리 작용	항균 작용

검실(가시연꽃씨)

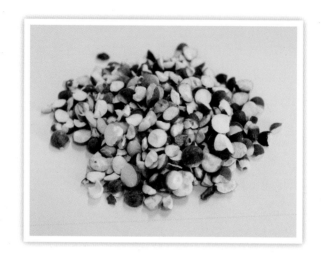

| **학명** | *Euryala ferox* Salisbury
| **생약명** | 검실(芡實)·검인(芡仁)·계두실(鷄頭實)−익은 속씨를 말린 것, 검실근(芡實根)−
뿌리를 말린 것, 검실경(芡實莖)−꽃대를 말린 것, 검실엽(芡實葉)−잎을 말린 것
| **이명** | 가시연꽃, 방석연꽃, 계두, 계옹

주요 효과 질환 비뇨기와 운동계 계통의 통증을 다스린다.

한방 비허로 인한 설사, 신허로 인한 유정, 요통, 슬통, 요실금에 다른 약재와
처방한다.

약초 만들기 가을에 익은 열매를 따서 열매껍질을 두드려 씨만 빼서 말린다.

용법 유정에는 열매 12g + 연꽃술 4g + 용골 + 모려(굴조개 껍질) 각각 20g을
배합하여 하루 3번 나누어 복용한다. 요통·관절염에는 말린 약재를 1회 3~8개씩 달

이거나 가루 내어 복용한다.

형태　　가시연꽃은 수련과의 한해살이 물풀로 전체에 가시가 퍼져 난다. 잎은 뿌리에서 나오고 방패 모양이며, 겉면이 주름지고 윤기가 나며 양면 맥 위에 가시가 있다. 꽃은 7~8월에 긴 꽃자루 끝에 1송이씩 자색으로 피고, 열매는 둥근 액과로 여문다.

구분	특징
분포	전라도, 경상도, 중부 평야지대
생지	연못이나 늪
이용 부위	식용(잎줄기, 뿌리줄기), 약용(속씨, 잎, 꽃대, 뿌리)
효능	속씨(고신삽정, 보비지설), 뿌리(소복결기통), 꽃대(번갈), 잎(포의불하), 주로 속씨(유정, 대하, 소변실금, 설사), 뿌리(산기, 백탁, 종독), 꽃대(번갈), 잎(토혈), 비허로 인한 설사, 신허로 인한 유정, 요통, 슬통, 요실금
약효	열매
채취기간	열매(가을)
성미	맛은 달고 떫으며 성질은 평하다
독성 여부	없다
금기	소변이 잘 나오지 않는 사람, 치질이나 복부 팽만감이 있는 사람, 혈뇨 및 변비가 있는 사람, 산후에는 복용하지 않는 것이 좋다
1회 사용량	열매(10~30g)
물 용량	500~600mL(물이 반으로 줄 때까지 달인다)
약리 작용	진통 작용

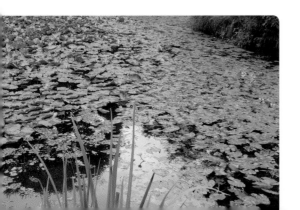

견우자(나팔꽃씨, 흑축)

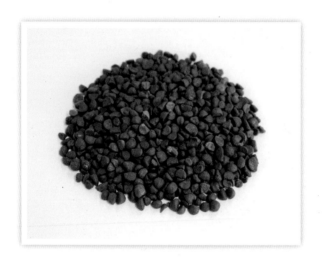

| 학명 | *Pharbitis Nil* Choisy
| 생약명 | 흑축(黑丑) · 견우자(牽牛子)−여문 씨를 말린 것
| 이명 | 금령, 초금령, 구이초, 분증초

주요 효과 질환 음식 체증과 운동계 질환을 다스린다.

한방 복통, 식체, 오랜 체증, 관절염, 변비, 복수, 부기, 해수, 천식에 다른 약재와 처방한다.

약초 만들기 여름과 가을에 다 익은 씨를 채취하여 햇볕에 말린다.

용법 식체 · 복통에는 말린 약재를 1회 2~4g씩 물에 달여 복용한다. 벌레에 물렸을 때에는 생잎을 짓찧어 즙을 환부에 바른다.

형 태 　나팔꽃은 메꽃과의 한해살이 덩굴풀로 길이 2~3m 정도이다. 잎은 어긋나고 염통 모양이며 잎자루가 길다. 전체에 털이 빽빽이 나며 줄기가 다른 물체를 왼쪽으로 감아 올라간다. 꽃은 7~8월에 잎겨드랑이에서 나온 꽃줄기에 1송이씩 홍자색, 백색, 적색으로 피고, 열매는 3실에 각각 2개의 검은 씨가 들어 있는 삭과로 여문다.

구분	특징
분포	전국 각지
생지	들, 울타리, 밭둑, 민가 근처
이용 부위	식용(꽃, 어린순, 씨), 약용(씨)
효능	사수, 강기, 살충, 이뇨, 주로 복통, 식체, 오랜 체증, 관절염, 변비, 복수, 부기, 해수, 천식
약효	꽃, 씨
채취기간	꽃(여름), 씨(여름~가을)
성미	맛은 쓰고 매우며 성질은 차갑다
독성 여부	있다
금기	임산부는 파두와 함께 복용을 금한다. 한 번에 너무 많이 복용하면 설사를 일으킨다. 꽃은 머리부분과 끝부분을 쓴다
1회 사용량	씨(2~4g)
물 용량	500~600mL(물이 반으로 줄 때까지 달인다)
약리 작용	사하 작용

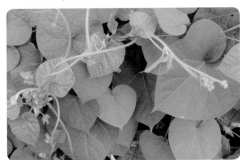
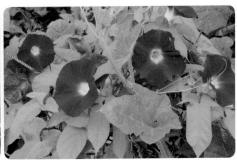

계심(계수나무 속껍질)
계지(계수나무 가지), 계피(계수나무 껍질)

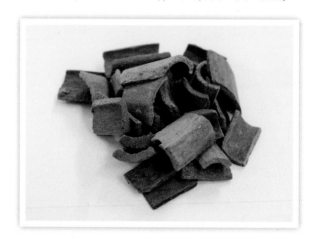

| **학명** | *Cinnamomum cassia* Presl
| **생약명** | 계심(桂心)-속껍질을 말린 것, 계지(桂枝)-어린가지를 말린 것,
　　　　계피(桂皮)-나무껍질을 말린 것
| **이명** | 계수, 간과, 류계, 모계

주요 효과 질환 　어혈·통증·소화기 질환을 다스린다.

한방 　계심(어혈, 말더듬), 계지(힘줄, 수족마비, 저림증, 수족냉증)에 다른 약재와
처방한다.

약초 만들기 　가을부터 이듬해 봄까지 가지를 채취하여 껍질을 햇볕에 말린다.

용법 　어혈에는 껍질 5~6g을 달이거나 산제로 하여 하루 2~3회, 4~6일 복용
한다. 손발이 찬 증상에는 가지 8~20g을 물에 달여 하루 2~3회 복용한다.

형태 　계수나무는 계수나뭇과의 낙엽 활엽 교목으로 높이는 7m 정도이다. 잎은 넓은 달걀 모양이며 심장 밑을 닮았고 마주나며 가장자리에 둔한 톱니가 있다. 꽃은 5월에 잎보다 먼저 잎겨드랑이에 1개씩 황백색 또는 연노란색으로 피고, 열매는 12월에 장과로 여문다.

구분	특징
분포	중부 이남
생지	냇가, 양지바른 곳
이용 부위	식용(술을 담가 먹는다), 약용(나무껍질)
효능	발한해기, 온경통맥, 진정, 진통, 소염, 계심(심신이 차가운 것을 치료한다, 태를 내리고 삼충을 죽이며 죽은피를 없애고 말소리가 안 나오는 것을 다스린다), 계지(손과 잘 통해하여 땀을 멎게 하고 힘줄을 펴주며 수족의 마비를 치료한다), 껍질(어혈, 관절염, 위염, 장염, 구토, 당뇨병, 두통, 타박상, 소화불량), 열매(오장육부, 가래, 부종)
약효	나무껍질
채취기간	나무껍질(가을~이듬해 봄)
성미	계심(성질은 뜨겁고 맛은 달고 쓰며 맵다), 계지(성질은 따스하고 맛은 달고 맵다), 껍질(성질은 따뜻하고 맛은 달고 시다), 열매(성질은 따스하고 맛은 맵다)
독성 여부	없다
금기	임산부는 복용하지 않는 것이 좋다. 옻나무도 복용하지 않는 것이 좋다
1회 사용량	계심(5~6g), 계지(8~20g)
물 용량	500~600mL(물이 반으로 줄 때까지 달인다)
약리 작용	쥐의 복강에 투여하면 위장궤양 억제 작용, 혈소판 억제 작용이 있고, 쥐의 적출한 심장에 투여하면 심장근육을 수축시킨다

고본(지신, 울향)

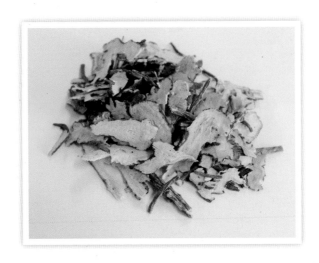

| **학명** | *Angelica tenuissima* NAKAI
| **생약명** | 고본(藁本)—뿌리를 말린 것
| **이명** | 지신, 토궁, 울향, 산채

주요 효과 질환 피부과 · 부인과 질환을 다스린다.

한 방 두통, 치통, 복통, 상처, 옴에 다른 약재와 처방한다.

약초 만들기 봄 또는 가을에 뿌리를 캐서 줄기와 잔뿌리를 다듬어 버리고 물에 씻어

햇볕에 말린다.

용 법 두통 · 복통에는 뿌리 10g을 물에 달여 먹는다. 옴에는 달인 액으로 환

부를 씻는다.

형태　　고본은 산형과의 여러해살이풀로 높이 30~80cm 정도이다. 잎은 어긋나고 깃꼴겹잎이며 갈래는 선형이다. 꽃은 8~9월에 원줄기 끝에 자주색으로 피고, 열매는 9월에 편평한 타원형의 분과로 여문다.

구분	특징
분포	전국 각지
생지	깊은 산기슭이나 바위틈
이용 부위	식용(잎, 줄기), 약용(뿌리)
효능	발표산한, 거풍, 억균, 지통(止痛), 주로 두통, 치통, 복통, 상처, 옴
약효	뿌리
채취기간	뿌리(봄, 가을)
성미	맛은 맵고 성질은 따뜻하다
독성 여부	없다
금기	복용 중 맨드라미를 주의한다, 혈 부족으로 인한 두통에는 쓰지 않는다
1회 사용량	뿌리(10g)
물 용량	500~600mL(물이 반으로 줄 때까지 달인다)
약리 작용	진경 작용, 통경 작용, 항염 작용, 물로 달인 액은 피부진균에 대하여 항진균 작용이 있다

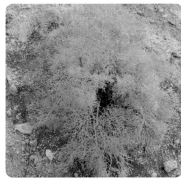 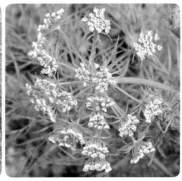

고삼(너삼)

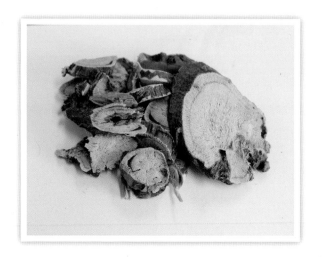

| 학명 | *Sophora flavescens* Solander ex Aiton
| 생약명 | 고삼(苦蔘)−뿌리를 말린 것
| 이명 | 도둑놈의지팡이, 느삼, 너삼, 천삼

주요 효과 질환 피부과·안과·신경계 질환을 다스린다.

한방 이질, 황달, 장출혈, 음부가려움증, 옴에 다른 약재와 처방한다.

약초 만들기 봄이나 가을에 뿌리를 캐서 잔뿌리를 제거하고 겉껍질을 벗겨 햇볕에 말린다.

용법 음부가려움증에는 뿌리로 달인 물로 음부(陰部)를 씻는다. 버짐을 치료할 때는 뿌리로 즙을 내어 환처에 바른다.

형태 고삼은 콩과의 여러해살이 풀로 높이 80~120cm 정도이다. 잎은 어긋나고 잎자루가 길며 작은 잎이 14~40개 달린다. 줄기는 곧고 전체에 짧은 노란색 털이 있다. 꽃은 6~8월에 나비 모양으로 한쪽 방향으로 촘촘히 모여 노란색으로 피고, 열매는 9~10월에 긴 꼬투리로 여문다.

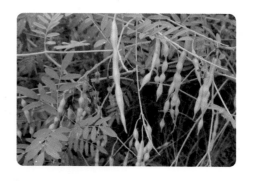

구분	특징
분포	전국 각지
생지	산과 들과 산림의 낮은 지역
이용 부위	식용(꽃, 잎), 약용(뿌리)
효능	청열, 조습, 살충, 주로 이질, 황달, 장출혈, 음부가려움증, 옴
약효	뿌리
채취기간	뿌리(봄, 가을)
성미	맛은 쓰고 성질은 차갑다
독성 여부	있다
금기	임산부, 습관성 유산을 경험한 사람, 신경허약자, 위장과 비장이 약한 사람, 신장이 약한 사람, 허약한 사람은 쓰지 않는다. 인삼과 여로와 같이 쓰지 않는다. 독성이 있으므로 쓰는 양에 주의를 요한다
1회 사용량	뿌리(6~10g)
물 용량	500~600mL(물이 반으로 줄 때까지 달인다)
약리 작용	스트레스성 위궤양 예방 효과가 있고, 위장 운동에 대한 건위 작용이 있다

골쇄보(곡궐, 넉줄고사리, 비늘고사리)

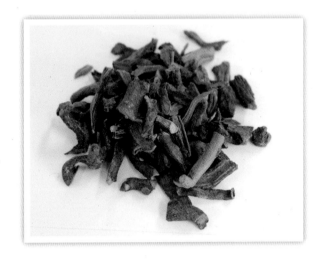

| 학명 | *Drynaria fortunei* (Kunze) J. Sm.
| 생약명 | 해주골쇄보(海州骨碎補)−뿌리줄기를 말린 것
| 이명 | 넉줄고사리, 곰고사리, 궐, 신성초

주요 효과 질환　외과·신경계 질환을 다스린다.

한방　관절염, 구충(회충), 어혈, 화상, 타박상, 피부소양증에 다른 약재와 처방
한다.

약초 만들기　봄부터 가을까지 뿌리줄기를 캐서 햇볕에 말린다.

용법　피부소양증에는 뿌리 8~10g을 달이거나 산제로 하여 4~5회 복용한다.
위장병에는 말린 전초 5g을 달여 복용한다.

형태 　골쇄보는 면마과의 양치식물(상록 여러해살이풀)로 높이는 50~100cm 정도이다. 뿌리줄기에서 잎이 뭉쳐 나와 낫 모양으로 굽어 끝이 날카롭게 뾰족하고 가장자리에 톱니가 있다. 포자낭군은 잎조각의 맥 끝에 1개씩 달리며 컵 모양이고 포막이 있다.

구분	특징
분포	중부 이남
생지	산과 들의 약간 햇볕이 드는 곳
이용 부위	식용(줄기), 약용(뿌리줄기)
효능	보신강골, 신허요통, 활혈, 지혈, 주로 관절염, 어혈, 옹종, 요도염, 타박상, 피부소양증
약효	뿌리줄기
채취기간	뿌리줄기(봄~가을)
성미	성질은 따뜻하고 맛은 쓰다
독성 여부	없다
금기	기준량 이상 사용시 주의를 요한다
1회 사용량	뿌리줄기(8~10g)
물 용량	500~600mL(물이 반으로 줄 때까지 달인다)
약리 작용	항염 작용

과루인(하눌타리씨)

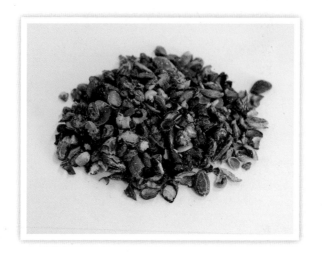

| 학명 | *Trichosanthes kirilowii* Maximowicz
| 생약명 | 천화분(天花粉)-말린 뿌리, 과루(瓜蔞)-익은 씨를 말린 것,
　　　　　과루근(瓜蔞根)-생뿌리
| 이명 | 하늘수박, 대원과, 새박, 단설

주요 효과 질환 호흡기·순환계 질환을 다스린다.

한 방 열매(해수, 기관지염, 부스럼, 악창, 종기, 수은 중독), 뿌리(당뇨병, 옹종, 종기, 폐열조해, 열사로 인한 상진)에 다른 약재와 처방한다.

약초 만들기 가을에 익은 열매를 따서 껍질을 제거하고 씨를 받아 햇볕에 말린다. 가을에 뿌리를 캐서 겉껍질을 벗겨버리고 잘게 썰어 햇볕에 말린다.

용 법 당뇨·황달에는 하눌타리 뿌리＋인삼＋맥문동을 각각 10g씩 배합하여 물에 달여 하루 3번 나누어 복용한다. 기관지 천식에는 하눌타리 뿌리를 캐서 물로 씻고 10g + 참대 껍질 2g을 물에 달여서 공복에 복용한다.

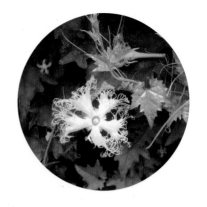

형태 하눌타리는 박과의 여러해살이 덩굴풀로 길이 2~5m 정도이다. 잎은 어긋나고 둥글며 손바닥처럼 5~7개로 갈라지고 거친 톱니가 있다. 밑은 심장형으로 양면에 털이 있고 고구마 같은 덩이뿌리가 있다. 꽃은 암수딴그루로 7~8월에 꽃자루에 1송이씩 흰색으로 피고, 열매는 10월에 장과로 여문다.

구분	특징
분포	전국 각지
생지	산기슭과 들
이용 부위	식용(꽃, 어린순, 열매, 뿌리), 약용(씨, 열매, 뿌리)
효능	열매(청열, 화담, 활장, 통변, 제습), 뿌리(청열, 생진, 소종, 배농), 주로 열매(해수, 기관지염, 부스럼, 악창, 종기, 수은 중독), 뿌리(당뇨병, 옹종, 종기, 폐열조해, 열사로 인한 상진)
약효	씨, 뿌리
채취기간	씨 · 뿌리(가을)
성미	맛은 달고 쓰며 성질은 차갑다
독성 여부	없다
금기	복용 중 생강 · 쇠무릎 · 폐모 · 모란을 주의한다
1회 사용량	뿌리(8~12g)
물 용량	500~600mL(물이 반으로 줄 때까지 달인다)
약리 작용	물 추출물은 쥐의 스트레스 궤양을 억제시키고, 토끼에게 에탄올 추출물을 투여하면 혈당 강하 작용이 있다

곽향(방아잎, 배초향)

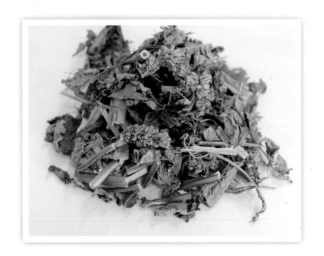

| **학명** | *Teucrium veronicoides* Maxim
| **생약명** | 산곽향(山藿香)—꽃을 포함한 지상부를 말린 것
| **이명** | 방아잎, 깨나물, 중개풀

주요 효과 질환 소화기 질환·혈증을 다스린다.

한방 감기, 두통, 복통, 설사, 소화불량, 관절염, 위염, 치질에 다른 약재와 처방한다.

약초 만들기 여름부터 가을 사이에 꽃이 피어 있을 때 지상부를 채취하여 그늘에서 말린다.

용법 감기에 의한 두통에는 전초 10g을 달여 먹는다. 구취에는 전초를 달인 물로 양치질을 한다.

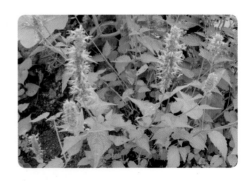

형태 　 배초향은 꿀풀과의 여러해살이풀로 높이 40~100cm 정도이다. 잎은 마주나고 끝이 뾰쪽한 염통 모양이며 가장자리에 둔한 톱니가 있다. 꽃은 7~9월에 원줄기 끝에 모여 빽빽하게 자주색으로 피고, 열매는 10월에 납작한 타원형으로 여문다.

구분	특징
분포	제주도
생지	산지
이용 부위	식용(꽃, 어린순), 약용(지상부)
효능	소화, 건위, 지사, 주로 감기, 두통, 복통, 설사, 소화불량, 관절염, 위염, 치질
약효	꽃이 피어 있는 지상부
채취기간	지상부(여름~가을)
성미	맛은 맵고 성질은 조금 따뜻하다
독성 여부	없다
금기	음허증에는 쓰지 않는다
1회 사용량	지상부(10g)
물 용량	500~600mL(물이 반으로 줄 때까지 달인다)
약리 작용	물로 달인 액은 백선균과 무좀균에 대하여 항진균 작용이 있다

관동화(머위꽃)

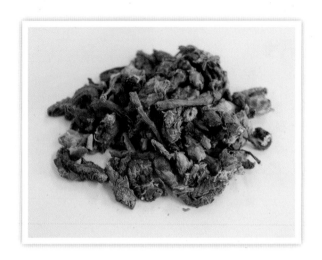

| **학명** | *Tussilago farfara* L.
| **생약명** | 봉두근(蜂斗根)-뿌리를 말린 것, 봉두채(蜂斗菜)-줄기를 말린 것,
　　　　관동화(款冬花)-꽃봉오리를 말린 것
| **이명** | 사두초, 머구, 머우, 관동

<u>주요 효과 질환</u> 호흡기 · 소화기 · 비뇨기 질환을 다스린다.

<u>한방</u> 해수, 기관지염, 비염, 식체(어류), 암(식도암), 어혈, 옹종, 인후염, 편도선염, 치루에 다른 약재와 처방한다.

<u>약초 만들기</u> 봄에 꽃봉오리를 따서 그늘에 말리고, 가을에 뿌리를 캐어 햇볕에 말린다.

<u>용법</u> 기관지염 · 천식에는 말린 꽃봉오리는 1회에 10~15g씩, 뿌리를 말린 약

재는 1회 3~6g씩 달이고 생것은 즙을 내어 복용한다. 피부병 치료에는 머위를 삶은 물로 목욕을 한다.

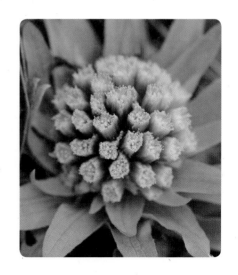

| 형태 | 관동화는 국화과의 여러해살이풀로 높이 50~60cm 정도이다. 땅속줄기에서 잎이 나고 잎자루가 길며, 전체에 털이 있고 가장자리는 톱니 모양이다. 꽃은 4월에 작은 꽃이 잎보다 먼저 꽃줄기 끝에 모여 피고, 열매는 6월에 원통형의 수과로 여문다.

구분	특징
분포	전국 각지
생지	산과 들의 습지
이용 부위	식용(꽃봉오리, 줄기, 잎), 약용(꽃봉오리, 뿌리)
효능	거담, 진해, 소종, 지통, 산어, 주로 기침, 가래 끓을 때, 인후염, 편도선염, 기관지염, 천식, 타박상, 토혈, 히스테리
약효	꽃봉오리, 뿌리
채취기간	꽃봉오리(3월), 뿌리(가을)
성미	맛은 맵고 성질은 따뜻하다
독성 여부	없다
금기	치유되면 중단한다
1회 사용량	꽃봉오리 · 뿌리(6~10g)
물 용량	500~600mL(물이 반으로 줄 때까지 달인다)
약리 작용	해독 작용

괴화(회화나무꽃)

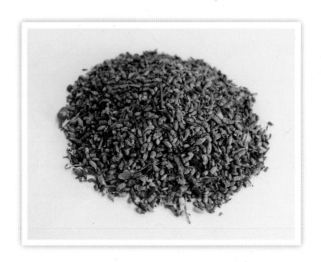

| **학명** | *Sophora japonica* Linne
| **생약명** | 괴미(槐米)-꽃봉오리를 말린 것, 괴화(槐花)-꽃을 말린 것, 괴근(槐根)-뿌리를
  말린 것, 괴엽(槐葉)-잎을 말린 것, 괴각자(槐角子)-열매를 말린 것
| **이명** | 홰나무, 괴두, 괴실, 괴목

주요 효과 질환 이비인후과 · 순환계 질환을 다스린다.

한방 고혈압, 각혈, 암, 임파선염, 종독, 진통, 치질, 토혈에 다른 약재와 처방
한다.

약초 만들기 꽃은 7~8월에 채취하여 그늘에 말린다. 열매는 가을에 채취하여 햇볕
에 말린다.

용법 음낭습진에는 잔가지를 달인 물로 씻는다. 치루에 의한 항문 하혈에는

말린 약재 8~15g을 물에 달여 하루에 3번 복용한다.

형태   회화나무는 콩과의 낙엽 활엽 교목으로 높이 25m 정도이다. 잎은 어긋나고 달걀 모양의 타원형이며 끝이 날카롭고 가장자리는 밋밋하다. 꽃은 8월에 새로 나온 잔가지 끝에 황록색으로 피고, 열매는 9~10월에 꼬투리가 염주처럼 잘록잘록한 협과로 여문다.

구분	특징
분포	전국 각지
생지	산이나 마을 근처
이용 부위	식용(어린잎), 약용(꽃봉오리 및 꽃, 열매, 뿌리)
효능	청열, 양혈, 지혈, 주로 꽃봉오리 및 꽃(혈변, 혈뇨, 충혈, 고혈압), 뿌리(치질, 인후염, 회충), 열매(장풍사혈, 치질에 의한 출혈, 심흉번민)
약효	꽃, 열매, 잔가지
채취기간	꽃(7~8월), 열매 및 잔가지(가을)
성미	성질은 서늘하고 맛은 맵다
독성 여부	없다
금기	비위가 허약한 사람
1회 사용량	꽃 · 열매 · 잔가지(8~15g)
물 용량	500~600mL(물이 반으로 줄 때까지 달인다)
약리 작용	모세혈관의 저항력을 유지시켜 혈압을 강하시키고 지혈 작용이 있다

구기자(구기자)

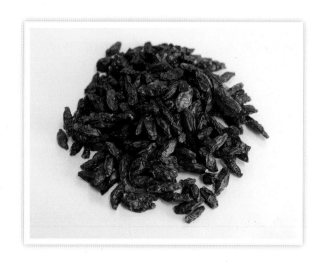

| **학명** | *Lycium chinense*
| **생약명** | 구기자(枸杞子)-익은 열매를 말린 것, 지골피(地骨皮)-뿌리껍질을 말린 것,
　　　　　 구기엽(枸杞葉)-잎을 말린 것
| **이명** | 지골자, 적보, 청정자, 천정자

주요 효과 질환 신진대사에 효험이 있고, 신경계 질환을 다스린다.

한 방 열매(당뇨병, 음위증, 요통, 요슬무력, 마른기침), 뿌리껍질(기침, 고혈압, 토혈, 혈뇨, 결핵)에 다른 약재와 처방한다.

약초 만들기 봄 또는 가을에 뿌리를 캐서 물에 씻고 껍질을 벗겨 감초탕에 담가 썰어서 햇볕에 말린다. 가을에 익은 열매를 따서 햇볕에 말린다.

용 법 당뇨병에는 가지를 채취하여 잘게 썬 후 물에 달여 차로 수시로 마신다.

몸이 허약할 때는 열매 10g＋황정 뿌리 10g을 물에 달여 수시로 장복한다.

형태 구기자나무는 가짓과의 갈잎떨기나무로 높이 1~2m 정도이다. 줄기는 다른 물체에 기대어 비스듬히 서고 끝이 늘어진다. 꽃은 6~9월에 잎겨드랑이에 1~4 송이씩 자주색 종 모양으로 피고, 열매는 8~9월에 타원형의 장과로 여문다.

구분	특징
분포	전국 각지
생지	마을 근처 재배
이용 부위	식용(꽃, 어린순, 열매), 약용(잎, 열매, 뿌리껍질)
효능	신체허약, 자보간신, 영양실조증, 폐결핵, 신경쇠약, 주로 열매(당뇨병, 음위증, 요통, 요슬무력, 마른기침), 뿌리껍질(기침, 고혈압, 토혈, 혈뇨, 결핵)
약효	잎, 줄기, 열매, 뿌리
채취기간	뿌리(봄, 가을), 열매(가을)
성미	열매(맛은 달고 성질은 평하다), 뿌리(맛은 달고 성질은 차갑다)
독성 여부	없다
금기	위장이 약하거나 설사를 자주 하는 사람
1회 사용량	열매(6~12g)
물 용량	500~600mL(물이 반으로 줄 때까지 달인다)
약리 작용	혈당 강하 작용, 혈압 강하 작용, 항지간 작용

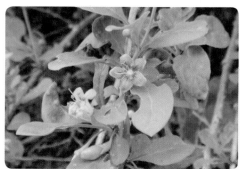
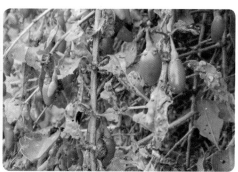

구맥(패랭이꽃)

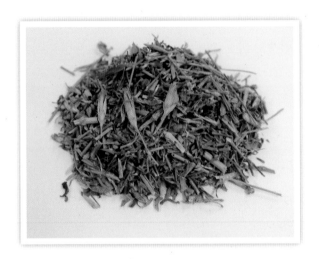

| 학명 | *Dianthus sinensis* L.
| 생약명 | 구맥(瞿麥)-전초를 말린 것
| 이명 | 석죽, 남천축초, 대란, 맥구강

주요 효과 질환 비뇨기·피부과·순환계 질환을 다스린다.

한방 열을 내리게 하는 증세, 소변불리, 무월경, 타박에 의한 어혈, 임질, 풍치에 다른 약재와 처방한다.

약초 만들기 여름부터 가을 사이에 꽃이나 지상부를 베어 햇볕에 말린다.

용법 생리불순이나 자궁염에 말린 지상부 전체를 1회에 2~4g을 달이거나 가루 내어 복용한다. 타박상·멍이 든 데·종기에는 약재를 가루 내어 기름으로 개어 환부에 바른다.

형태　패랭이꽃은 석죽과의 여러해살이풀로 들판의 건조한 곳에서 높이 30cm 정도 자란다. 잎은 마주나고 끝이 뾰쪽한 피침형이며 밑부분에 합쳐져 원줄기를 둘러싼다. 꽃은 6~8월에 진분홍색으로 가지 끝에 1송이씩 피고, 열매는 9~10월에 삭과로 여문다.

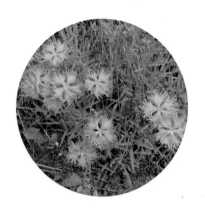

구분	특징
분포	전국 각지
생지	산기슭의 풀밭, 냇가의 모래땅
이용 부위	식용(꽃), 약용(꽃과 지상부)
효능	이뇨, 통경, 소염, 산어, 주로 소변불리, 대변불통, 신경쇠약, 요도염, 월경불순, 인후염, 타박상, 풍치
약효	꽃, 잎
채취기간	꽃 · 잎(여름~가을)
성미	맛은 쓰고 성질은 차갑다
독성 여부	없다
금기	임산부, 비위가 약한 사람
1회 사용량	지상부(2~4g)
물 용량	500~600mL(물이 반으로 줄 때까지 달인다)
약리 작용	물 추출물을 쥐에 투여하면 요량이 증가하여 이뇨 작용이 있고 장관을 수축시키며, 혈압 강하 작용, 항균 작용이 있다

구자(부추씨), 구채(부추)

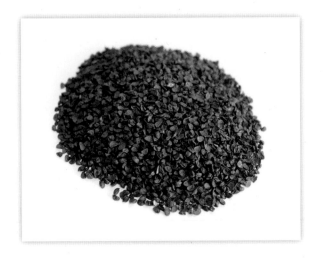

| **학명** | *Allium tuberosum* Rottler
| **생약명** | 구채(韭菜)–지상부, 구자(韭子)–씨를 말린 것
| **이명** | 솔, 구, 졸, 정구지

주요 효과 질환 간경에 효험이 있고, 심장 질환을 다스린다.

한 방 허약체질, 간염, 요슬냉통, 소변빈수, 유뇨, 대하, 몽설에 다른 약재와 처방한다.

약초 만들기 가을에 잘 익은 씨를 채취하여 햇볕에 말린다.

용법 간염에는 부추를 짓찧어 즙을 내서 하루 2번 공복에 소주잔으로 반 잔 마신다. 월경불순·토사곽란에는 부추를 짓찧어 생즙을 내서 먹는다.

형태　　부추는 백합과의 여러해살이풀로 높이 30~40cm 정도이고, 가늘고 긴 끈 모양의 잎이 비늘줄기에서 뭉쳐난다. 잎을 잘라내면 곧 새잎이 돋는다. 독특한 향기가 있다. 꽃은 7~9월에 줄기 끝에 작은 꽃줄기가 촘촘히 돋아 흰색으로 피고, 열매는 10월에 팽이를 거꾸로 세운 모양으로 여문다.

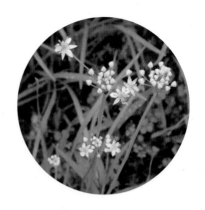

구분	특징
분포	전국 각지
생지	밭에서 재배
이용 부위	식용(꽃, 전초, 씨), 약용(씨)
효능	온중, 하기, 행기, 산혈, 보익간신, 난요슬, 주로 허약체질, 간염, 요슬냉통, 소변빈수, 대하, 몽설
약효	씨, 비늘줄기
채취기간	씨(가을)
성미	맛은 맵고 달며 성질은 따뜻하다
독성 여부	없다
금기	오래 써도 해롭지 않다
1회 사용량	씨(8~12g)
물 용량	500~600mL(물이 반으로 줄 때까지 달인다)
약리 작용	해독 작용

권백(부처손)

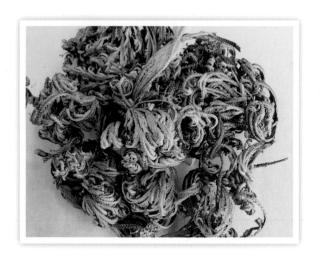

| **학명** | *Selaginella tamariscina* SPRING
| **생약명** | 권백(卷柏)-전초를 말린 것
| **이명** | 장생불사초, 불로초, 불사초, 바위손

주요 효과 질환 암, 산부인과 계통의 질환을 다스린다.

한방 암, 천식, 황달, 타박상, 탈항, 신장염, 대하증, 토혈, 혈변에 다른 약재와 처방한다.

약초 만들기 가을부터 이듬해 봄까지 전초를 통째로 채취하여 그늘에서 말린다.

용법 소종·무좀에는 생잎을 짓찧어 환부에 붙인다. 각종 암에는 말린 약재를 1회 3~6g을 물에 달여 복용한다.

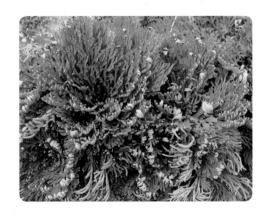

부처손은 부처손과의 여러해살이풀로 고산 지대의 건조한 바위틈에서 자라며 높이는 20cm 정도이다. 가는 뿌리가 서로 엉켜 실타래처럼 생긴 밑동에서 줄기가 나와 건조하면 안으로 말려서 공처럼 되고 습하면 다시 펴진다. 포자엽은 달걀 모양의 삼각형으로 가장자리에 톱니가 있다.

구분	특징
분포	전국 각지
생지	고산 지대의 건조한 바위틈
이용 부위	식용(전초), 약용(전초)
효능	지혈, 이뇨, 거담, 소종, 주로 각종 암, 천식, 황달, 타박상, 탈항, 신장염, 대하증, 토혈, 혈변
약효	전초
채취기간	전초(가을~이듬해 봄)
성미	맛은 맵고 성질은 평온하다
독성 여부	없다
금기	임산부는 복용을 금한다
1회 사용량	전초(3~6g)
물 용량	500~600mL(물이 반으로 줄 때까지 달인다)
약리 작용	항암(폐암) 작용

궐채(고사리)

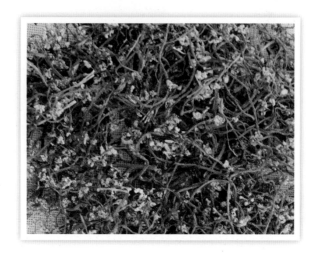

| **학명** | *Pteridium aquilinum var. latiusculum* (DESV.) UNDERW
| **생약명** | 궐엽(蕨葉)−잎을 말린 것, 궐근(蕨根)−뿌리줄기를 말린 것
| **이명** | 고자리, 고사리밥, 꼬사리, 길상채

주요 효과 질환 순환계·소화기를 다스린다.

한방 잎(고혈압, 식체, 장풍열독, 폭열, 야뇨증), 뿌리줄기(황달, 백대하, 근골동통, 해수, 해열)에 다른 약재와 처방한다.

약초 만들기 이른 봄에 어린순을 꺾어 살짝 데친 후 햇볕에 말린다. 늦가을에 고사리의 뿌리줄기를 캐서 햇볕에 말린다.

용법 피부가려움증에는 고사리를 태운 가루와 마늘즙을 섞어 환처에 바른다. 근골동통에는 말린 약재를 1회 4~8g씩 달여 복용한다.

형태   고사리는 고사릿과의 여러해살이풀로 높이 1m 정도이다. 굵은 땅속줄기가 옆으로 뻗고 군데군데 아기 주먹처럼 말려 어린순이 돋아난다. 봄에 잎의 가장자리가 뒤로 말리고 잎의 뒷면에 8~10월에 맥을 따라 포자낭이 붙는다.

구분	특징
분포	전국 각지
생지	산과 들, 햇볕이 잘 쬐는 양지
이용 부위	식용(말려 있는 어린순), 약용(잎, 뿌리)
효능	잎(이수, 청열, 윤장, 강기, 화담), 뿌리줄기(청열, 이습), 주로 잎(고혈압, 식체, 장풍열독, 폭열, 야뇨증), 뿌리줄기(황달, 백대하, 근골동통, 해수, 해열)
약효	뿌리줄기
채취기간	어린순(이른 봄), 뿌리(늦가을)
성미	맛은 달고 성질은 차갑다
독성 여부	고사리에는 발암물질인 브라켄톡신(bracken toxin)이라는 독성 물질이 있기 때문에 하룻밤 물에 담가 여러 차례 우려낸 뒤 먹는다
금기	오랫동안 먹으면 양기가 떨어져 성기능을 약하게 한다. 한꺼번에 많이 먹지 않는다
1회 사용량	뿌리줄기(4~8g)
물 용량	500~600mL(물이 반으로 줄 때까지 달인다)
약리 작용	혈압 강하 작용, 이뇨 작용

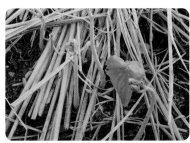 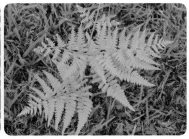

금불초(하국, 선복화)

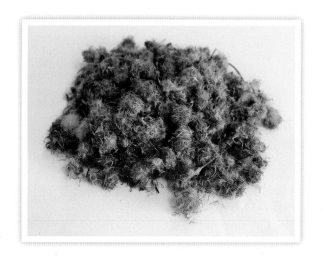

| **학명** | *Inula britannica var.* chinensis REGEL
| **생약명** | 선복화(旋覆花)–꽃을 말린 것, 금불초(金佛草)–지상부를 말린 것
| **이명** | 금비초, 하국, 하국꽃

주요 효과 질환 소화기·호흡기 질환을 다스린다.

한방 가래가 있어 기침이 나고 숨이 차는 증세, 소변을 누지 못하는 데, 딸꾹질, 트림, 만성 위염, 구토에 다른 약재와 처방한다.

약초 만들기 여름에 활짝 핀 꽃과 전초를 채취하여 햇볕에 말린다.

용법 소화불량·식적창만·위장염에는 말린 약재 1회 2~4g을 달이거나 가루 내어 복용한다. 가래·기침·딸꾹질·트림에는 말린 꽃 6g을 물에 달여 하루 동안 여러

차례 나누어 차처럼 마신다.

형태 금불초는 국화과의 여러해살이풀로 산과 들의 풀밭이나 논둑 등 습지에서 자란다. 높이는 30~60cm 정도이고, 잎은 어긋나고 긴 타원형이며 가장자리에 작은 톱니가 있다. 꽃은 7~9월에 노란색으로 피고 가지와 줄기 끝에 여러 송이가 산방상 두상화서로 달린다. 열매는 10월에 수과

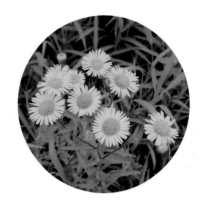

로 여문다. 금불초는 외국에서 들어온 귀화식물로 사람들이 많이 알고 있지만 우리 토종 식물이다.

구분	특징
분포	전국 각지
생지	들과 밭의 습지
이용 부위	식용(어린순), 약용(꽃, 전초)
효능	소담(消痰), 하기, 행수, 연견(軟堅), 주로 건위, 곽란, 구역증, 구토, 방광염, 복수, 소화불량, 식적창만, 위장염, 이뇨, 천식, 해수
약효	꽃, 전초
채취기간	꽃 · 전초(7~9월 개화기)
성미	성질은 따뜻하며 맛은 맵고 쓰다
독성 여부	없다
금기	몸이 냉하고 허약한 사람과 열을 수반하는 기침이나 쇠약한 사람이 가래 없이 마른기침을 할 때 쓰지 않는다
1회 사용량	꽃 · 전초(2~4g)
물 용량	500~600mL(물이 반으로 줄 때까지 달인다)
약리 작용	뿌리 및 지상의 분획물은 황색포도상구균에 대하여 항균 작용, 중추 신경 흥분 작용이 있다

길경(도라지)

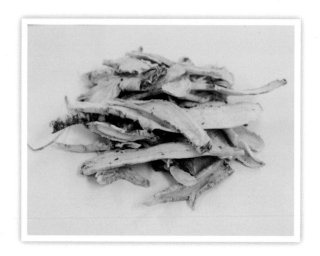

| **학명** | *Platycodon grandiflorum* A. de Candolle
| **생약명** | 길경(桔梗)－뿌리를 말린 것
| **이명** | 백약, 경초, 고경, 산도라지

주요 효과 질환 호흡기·이비인후과 질환을 다스린다.

한방 기침, 해수, 기관지염, 인후염, 인후종통, 이질복통에 다른 약재와 처방한다.

약초 만들기 가을부터 이듬해 봄까지 뿌리를 캐서 물에 씻고 겉껍질을 벗겨 버리고 햇볕에 말린다.

용법 잦은 기침에는 뿌리를 캐어 햇볕에 말린 후 10g을 물에 달여 하루 3번

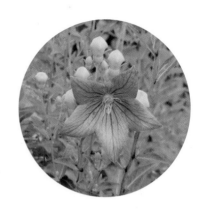

공복에 마신다. 기관지염에는 도라지를 캐서 물로 씻어 적당한 크기로 잘라 10g + 감초 2g을 1회 용량으로 하여 하루 3번 공복에 복용한다.

형태　도라지는 초롱과의 여러해살이풀로 높이 80~100cm 정도이다. 잎은 어긋나거나 3~4장씩 돌려나고 타원형으로 가장자리에 날카로운 톱니가 있다. 줄기를 자르면 흰색의 즙이 나온다. 꽃은 7~8월에 줄기와 가지 끝에 1송이씩 종 모양으로 위를 향해 보라색 또는 흰색으로 피고, 열매는 9~10월에 둥근 달걀 모양으로 여문다.

구분	특징
분포	전국 각지
생지	산과 들의 양지바른 곳, 밭에서 재배
이용 부위	식용(꽃, 어린순, 뿌리), 약용(뿌리)
효능	거담, 배농, 주로 기침, 해수, 기관지염, 인후염, 인후종통, 이질복통
약효	꽃, 뿌리
채취기간	꽃(7~8월), 뿌리(가을~이듬해 봄)
성미	맛은 쓰고 매우며 성질은 평하다
독성 여부	있다
금기	각혈을 하는 환자에게는 쓰지 않는다
1회 사용량	뿌리(10g)
물 용량	500~600mL(물이 반으로 줄 때까지 달인다)
약리 작용	사포닌 성분은 용혈시키고 국소를 자극하며, 위액 분비를 촉진시키고, 거담 작용, 항염증 작용, 항알레르기 작용이 있다

남과(호박)

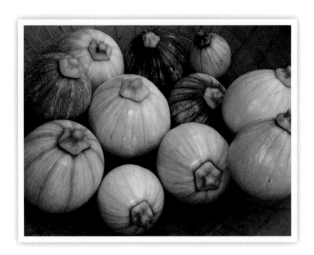

| **학명** | *Cucurbita moschata* DUCHESNE
| **생약명** | 남과인(南瓜仁) · 남과자(南瓜子)-씨를 말린 것,
　　　　남과근(南瓜根)-뿌리를 말린 것
| **이명** | 황과(黃瓜), 황과등, 번남과

주요 효과 질환 부인과 · 이비인후과 · 순환계 질환을 다스린다.

한 방 신체허약, 유즙부족, 불면증, 백일해, 일사병, 야맹증에 다른 약재와 처방한다.

약초 만들기 가을에 잘 여문 호박씨를 받아 물에 씻어 햇볕에 말린다.

용 법 산후부종에는 늙은 호박을 삶아서 먹거나 씨를 뺀 늙은 호박 속에 잔대＋밤＋대추＋꿀을 넣고 달여서 복용한다. 신장염에는 호박 속을 모두 버리고 그 속에 꿀을 넣고 삶은 물을 먹는다.

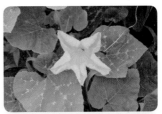

형태　호박은 박과의 한해살이 덩굴풀로 길이 8~10m 정도이다. 잎자루가 길며 큰 심장 모양의 잎이 어긋나고, 잎 가장자리는 5갈래로 얕게 갈라진다. 잎겨드랑이에서 덩굴손이 나와 물체를 감고 올라간다. 줄기를 자른 면은 오각형이고 전체에 거친 털이 있다. 꽃은 6~10월에 잎겨드랑이에 1송이씩 황색으로 피고, 열매는 7~10월에 노란색, 녹색, 붉은색으로 둥글고 크게 여문다.

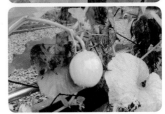

구분	특징
분포	전국 각지
생지	밭에서 재배, 두렁, 담장, 논둑
이용 부위	식용(꽃, 잎, 열매, 씨), 약용(씨)
효능	자양강장, 이습열, 통유즙, 주로 신체허약, 유즙부족, 불면증, 백일해, 일사병, 야맹증
약효	씨, 열매, 잎
채취기간	씨(가을), 열매(봄, 가을), 어린잎(봄)
성미	맛은 달고 성질은 평하다
독성 여부	없다
금기	많이 먹으면 각기와 황달을 유발한다
1회 사용량	씨 · 열매 · 잎(200~400g)
물 용량	500~600mL(물이 반으로 줄 때까지 달인다)
약리 작용	지렁이에게 씨에서 추출한 에탄올 엑스를 투여하면 구충 작용이 있고, 주혈흡충에 대해 살충 작용이 있다

남과

남성(천남성)

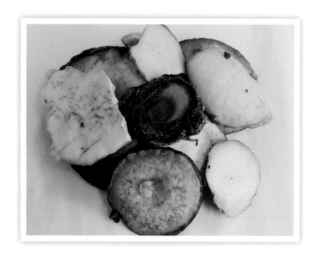

| **학명** | *Arisaema amurense* Maximowicz var. serratum Nakai
| **생약명** | 천남성(天南星) · 호장(虎掌)−덩이줄기를 말린 것
| **이명** | 제남성

주요 효과 질환 신경계 질환을 다스린다.

한방 중풍, 반신불수, 구안와사, 경련, 간질병, 임파선 종양, 파상풍, 타박골절, 종기에 다른 약재와 처방한다.

약초 만들기 가을에 덩이줄기를 캐어 줄기와 뿌리를 제거한 후 물에 씻어 껍질을 벗기고 잘게 썰어서 햇볕에 말린다. 우담남성은 남성말을 섣달에 소의 쓸개에 넣어 바람받이에 걸어 말린 것이다.

용법 　　천남성은 독이 강해 단방으로 쓸 때는 반드시 법제하여 쓴다. 중풍에는 말린 약재를 1회 1~1.5g씩 달여 하루 3번씩 장복한다. 종양·종기에는 약재를 가루 내어 기름에 개어서 환부에 바른다.

형태 　　천남성은 천남성과의 여러해살이 풀로 높이 15~20cm 정도이다. 잎은 1장 달리는데 여러 개로 나뉘며, 작은 잎은 양끝이 뾰쪽한 긴 타원형이다. 꽃은 암수한그루로 5~7월에 연한 녹색으로 피고, 열매는 10월에 붉은색으로 옥수수알처럼 장과로 여문다.

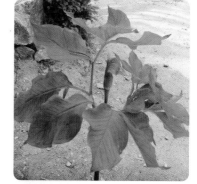

구분	특징
분포	전국 각지
생지	산지의 그늘지고 습한 곳
이용 부위	식용(먹을 수 없다), 약용(덩이줄기)
효능	거풍, 조습, 진경, 거담, 소종, 주로 중풍, 반신불수, 구안와사, 경련, 간질병, 임파선 종양, 파상풍, 타박골절, 종기
약효	덩이줄기
채취기간	덩이줄기(가을)
성미	성질은 따뜻하며 맛은 맵고 쓰다
독성 여부	독성이 있어 복용에 주의한다 ※ 법제
금기	임산부는 쓰지 않는다
1회 사용량	덩이줄기(1~1.5g)
물 용량	500~600mL(물이 반으로 줄 때까지 달인다)
약리 작용	암세포 억제 작용, 토끼에게 달인 물을 복강 주사하면 전기 쇼크에 의한 경련을 어느 정도 억제시키고, 수면 시간을 연장하며 거담 작용이 있다

내복자(단무씨)

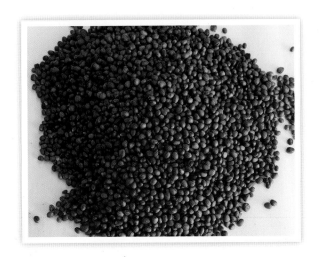

| 학명 | *Raphanus sativus* Linne L.
| 생약명 | 내복자(萊蔔子)-씨를 말린 것
| 이명 | 무시, 동삼, 나백자, 나소자

주요 효과 질환 호흡기 질환을 다스린다.

한방 거담, 기관지염, 고혈압, 당뇨병, 신경통, 요독증, 해수담천이나 식적기

체, 흉민복장(胸悶腹腸)에 다른 약재와 처방한다.

약초 만들기 여름에 무씨가 여문 다음 지상부를 베어 햇볕에 말리고 두드려 씨를 털

어내 잡질을 없앤다.

용법 감기에는 성숙된 무를 뽑아 물로 씻고 즙을 내서 한 컵씩 마신다. 코막

힘증에는 무를 강판에 갈아서 즙을 낸 후 코 안에 삽입한다.

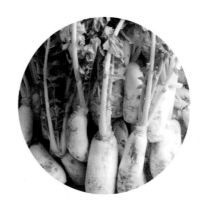

형태 무는 십자화과의 한해살이풀 또는 두해살이풀로 높이 30~50cm 정도이다. 뿌리 위쪽에서 대가 센 잎이 모여나며, 뿌리는 둥근 기둥 모양으로 굵고 물기가 많으며 시원한 맛이 있다. 잎과 줄기를 무청으로 부른다. 꽃은 4~5월에 십자 모양의 꽃이 줄기와 가지 끝에 흰색 또는 연한 자주색으로 피고, 열매는 7~8월에 길쭉한 꼬투리 속에 둥근 갈색 씨가 들어 있다.

구분	특징
분포	전국 각지
생지	밭에서 재배
이용 부위	식용(잎, 뿌리), 약용(씨, 뿌리)
효능	하기, 냉천, 정천, 소식, 화담, 소화촉진, 주로 거담, 기관지염, 고혈압, 당뇨병, 신경통, 요독증
약효	씨, 뿌리
채취기간	뿌리(연중), 씨(여름)
성미	성질은 평온하며 맛은 맵고 달다
독성 여부	없다
금기	지황과 함께 먹으면 지황의 효능이 없어진다
1회 사용량	씨 · 뿌리(10~15g)
물 용량	500~600mL(물이 반으로 줄 때까지 달인다)
약리 작용	씨를 달인 액 1% 농도에는 연쇄구균, 화농균, 폐렴쌍구균, 대장균에 대한 항균력이 있다. 6종의 피부 진균에 대하여 항진균 작용이 있다

내복자

단삼(단삼)

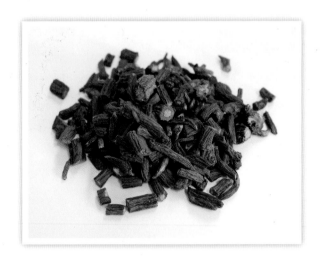

| **학명** | *Salvia miltiorrhiza* BUNGE
| **생약명** | 단삼(丹蔘)−덩이뿌리를 말린 것
| **이명** | 극선초, 목양유, 분마초, 적삼

주요 효과 질환 부인병·순환계 질환을 다스린다.

한 방 월경통, 월경불순, 대하증, 적병(뱃속 덩어리), 붕루, 심교통, 어혈복통, 골절동통에 다른 약재와 처방한다.

약초 만들기 가을에 덩이뿌리를 캐어 햇볕에 말린다.

용 법 대하증에는 말린 약재 6~12g을 물에 달여 하루 2~3회 복용한다. 시력회복에는 말린 약재를 달여 엽차처럼 마신다.

형태   단삼은 꿀풀과의 여러해살이풀로 높이 40~80cm 정도이고, 꽃은 5~6월에 층층으로 자줏빛으로 핀다. 꽃통은 양순형이고 길이 2~2.5cm로 갈라지며, 갈라진 조각의 끝이 패고 가장자리에 잔톱니가 있다. 수술이 길어 밖으로 나온다.

구분	특징
분포	전국 각지
생지	산지, 밭에서 재배
이용 부위	식용(꽃, 잎, 뿌리), 약용(덩이뿌리)
효능	거어, 청심제번, 양혈소옹, 배농지통, 주로 월경통, 월경불순, 대하증, 적병(뱃속 덩어리), 붕루, 심교통, 어혈복통, 골절동통
약효	덩이뿌리
채취기간	덩이뿌리(가을)
성미	성질은 약간 차고 맛은 쓰다
독성 여부	없다
금기	복용 중 여로 · 소금을 주의한다
1회 사용량	덩이뿌리(6~12g)
물 용량	500~600mL(물이 반으로 줄 때까지 달인다)
약리 작용	쥐나 고양이에게 에탄올을 투여하면 혈압을 강하시키고, 진정 작용, 진통 작용이 있다

ㄷ

단삼

당귀(승검초 뿌리)

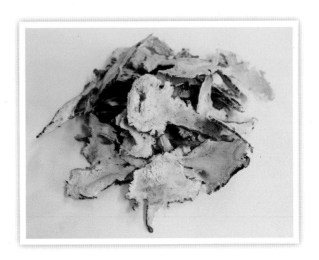

| **학명** | *Angelica gigas* Nakai
| **생약명** | 당귀(當歸)-뿌리를 말린 것
| **이명** | 일당귀, 참당귀, 조선당귀, 토당귀

주요 효과 질환 혈증·운동계 질환을 다스린다.

한방 신체허약, 관절통, 두통, 복통, 월경불순, 염좌에 다른 약재와 처방한다.

약초 만들기 가을부터 이듬해 봄까지 줄기가 나오지 않은 뿌리를 캐어 잎을 제거하고 햇볕에 말린다.

용법 빈혈에는 뿌리 10g을 물에 달여서 하루 3번 공복에 복용한다. 생리불순에는 뿌리 20g을 캐서 물로 씻고 적당한 크기로 잘라 물에 달여서 하루 3번 복용하거

78

나 달인 물로 하체를 씻는다.

당귀는 산형과의 여러해살이풀로 높이 1~2m 정도이다. 뿌리잎과 밑부분의 잎은 깃꼴겹잎이며 작은 잎은 타원형이고 가장자리에 톱니가 있다. 꽃은 8~9월에 가지 끝에서 자주색으로 피고, 열매는 10월에 타원형의 분과로 여문다.

구분	특징
분포	전국 각지
생지	산골짜기 냇가 근처
이용 부위	식용(어린잎, 뿌리), 약용(뿌리)
효능	거풍, 활혈, 보혈, 산어, 진통, 주로 신체허약, 관절통, 두통, 복통, 월경불순, 염좌
약효	뿌리, 씨
채취기간	뿌리(가을~이듬해 봄)
성미	맛은 쓰고 달며 성질은 따뜻하다
독성 여부	없다
금기	치유되면 중단한다
1회 사용량	뿌리(10~20g)
물 용량	500~600mL(물이 반으로 줄 때까지 달인다)
약리 작용	쥐와 토끼의 자궁에 에탄올을 투여하면 수축시키고 흥분 작용이 있으며, 정유 성분은 진정 작용이 있고, 대장균에 대하여 항균 작용, 진경 작용, 진통 작용이 있다

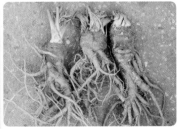

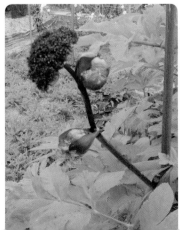

ㄷ

당귀

대계, 소계(엉겅퀴)

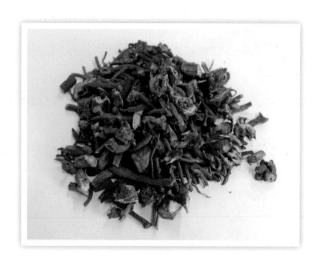

| **학명** | *Cirsium japonicum var. maackii* (Maxim.) Matsum.
| **생약명** | 대계(大薊)−전초 또는 뿌리를 말린 것
| **이명** | 가시나물, 야홍화, 산우엉, 호계

주요 효과 질환 뿌리는 신경통이나 근육통에 응용된다. 어혈·신진대사·소화기·혈증·운동계 질환을 다스린다.

한 방 어혈, 고혈압, 피로회복, 신장염, 월경출혈, 대하에 다른 약재와 처방한다.

약초 만들기 여름에 꽃이 필 때 전초를 채취하여 햇볕에 말린다.

용법 근육의 타박상이나 응어리를 풀고자 할 때는 탕에 엉겅퀴를 통째로 넣고 우린 물로 목욕을 한다. 외이염에는 엉겅퀴 뿌리를 캐서 물로 씻고 짓찧어 즙을 낸 다음 솜에 싸서 귓속에 밀어 넣는다.

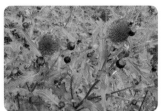

형태 엉겅퀴는 국화과의 여러해살이풀로 높이는 50~100cm 정도이다. 줄기는 곧게 서고 거미줄 같은 흰색 털이 있다. 잎에는 털과 가시가 있고 가장자리에 톱니와 가시가 있다. 꽃은 6~8월에 줄기와 가지 끝에서 자주색·붉은색·흰색으로 1송이씩 피고, 열매는 10월에 긴 타원형의 수과로 여문다.

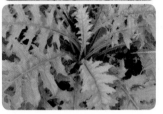

구분	특징
분포	전국 각지
생지	산과 들
이용 부위	식용(꽃, 잎, 뿌리), 약용(전초)
효능	해열, 양혈, 지혈, 소옹종, 강정, 주로 어혈, 고혈압, 피로회복, 신장염, 월경출혈, 대하
약효	꽃, 잎, 전초, 뿌리
채취기간	전초(6~8월), 뿌리(가을)
성미	맛은 달고 쓰며 성질은 서늘하다
독성 여부	없다
금기	치유되면 중단한다
1회 사용량	전초(4~12g)
물 용량	500~600mL(물이 반으로 줄 때까지 달인다)
약리 작용	토끼나 고양이에게 물 또는 에탄올 추출물을 투여하면 혈압을 강하시키고, 결핵균에 대하여 항균 작용이 있다

대두(흰콩), 대두황권(콩나물)

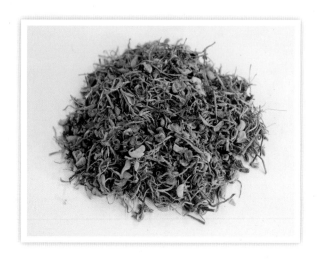

| 학명 | *Glycine max* Merrill
| 생약명 | 대두(大豆)·흑대두(黑大豆)·흑태(黑太)-익은 씨를 말린 것,
　　　　 대두황권(大豆黃券)-콩으로 기른 콩나물을 말린 것
| 이명 | 검은콩, 풋베기콩, 서리태, 대두벽

주요 효과 질환 자양강장에 효험이 있고, 소화기 질환을 다스린다.

한 방 　허약체질, 감기, 갑상선기능항진증, 강장보호, 고혈압, 골다공증, 당뇨병, 동맥경화, 빈혈, 편도선염에 다른 약재와 처방한다.

약초 만들기 　가을에 콩의 열매가 완전히 익으면 지상부를 햇볕에 말린 후 씨를 턴다.

용 법 　중풍에 의한 실음에는 콩즙을 만들어 끓여 먹으면 응급처치가 된다. 어류를 먹고 급체했을 때는 콩을 달인 물을 마시게 하여 토하게 한다.

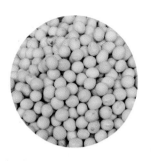

| 형 태 | 콩은 콩과의 한해살이풀로 높이 60~100cm 정도이다. 잎은 어긋나고 3장으로 된 겹잎이며 작은 잎은 달걀 모양이다. 꽃은 7~8월에 잎겨드랑이에서 나온 꽃줄기에 모여 붉은색 또는 흰색으로 피고, 열매는 9월에 타원형의 협과로 여문다. |

구분	특징
분포	전국 각지
생지	밭에서 재배
이용 부위	식용(익은 콩), 약용(씨)
효능	거풍, 진해, 이뇨, 소염, 해독, 주로 허약체질, 감기, 갑상선기능항진증, 강장보호, 고혈압, 골다공증, 당뇨병, 동맥경화, 빈혈, 편도선염
약효	씨
채취기간	씨(9~10월)
성미	맛은 달고 성질은 평온하다
독성 여부	없다
금기	오래 써도 무방하다
1회 사용량	씨(10~15개)
물 용량	500~600mL(물이 반으로 줄 때까지 달인다)
약리 작용	쥐의 적출한 소장에 투여하면 이완 작용이 있다

대산(마늘)

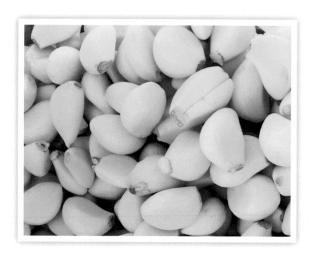

| **학명** | *Allium sativum* Linne
| **생약명** | 대산(大蒜)—비늘줄기(알뿌리)를 말린 것
| **이명** | 호산, 산채, 산산, 야산

주요 효과 질환 면역력을 강화해 주고, 순환계·운동계 질환을 다스린다.

한방 감기, 신경통, 동맥경화, 고혈압, 치질, 변비, 곽란, 암, 면역력 강화, 스태미나 강화, 해독, 냉증, 구충에 다른 약재와 처방한다.

약초 만들기 6~7월에 마늘의 알뿌리를 캐내 잎과 줄기를 제거하고 그늘에 말린다.

용법 기관지염에는 마늘을 으깨어 꿀에 반죽하여 식후에 먹는다. 정력증강에는 마늘＋검은 참깨＋꿀을 배합하여 가루 내어 환으로 만든 후 1회 20개씩 하루 3

번 먹는다.

마늘은 백합과의 여러해살이풀로 높이 60cm 정도이다. 길고 납작한 잎이 3~4개가 어긋나고, 비늘줄기는 5~6개의 작은 마늘쪽으로 되어 있으며 얇은 껍질에 쌓여 있다. 꽃은 7월에 꽃대 끝에서 둥글게 연한 자주색으로 피고, 열매는 맺지 않는다.

구분	특징
분포	전국 각지
생지	밭에서 재배
이용 부위	식용(비늘줄기, 알뿌리), 약용(비늘줄기)
효능	강장, 강정, 진통, 이뇨, 소종, 주로 감기, 신경통, 동맥경화, 고혈압, 치질, 변비, 곽란, 암, 면역력 강화, 스태미나 강화, 해독, 냉증, 구충
약효	비늘줄기
채취기간	잎이 고사할 때(6~7월)
성미	맛은 맵고 성질은 따뜻하다
독성 여부	없다
금기	복용 중 맥문동 · 백하수오 · 개고기를 주의한다. 어린이는 먹지 않는다. 위가 허약한 사람은 날 것으로 먹지 않는다. 음기가 허약한 사람은 복용을 주의한다. 과용하면 눈을 상하게 한다
1회 사용량	음식으로 먹으면 탈이 없다
물 용량	500~600mL(물이 반으로 줄 때까지 달인다)
약리 작용	항균 작용, 항진균 작용, 강심 작용

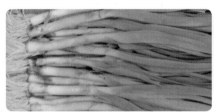 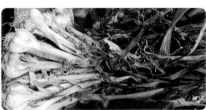

대조(대추)

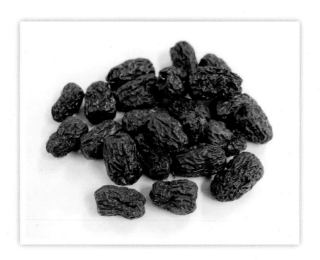

| **학명** | *Zizyphus jujuba* Miller var. *inermis* Rehder
| **생약명** | 대조(大棗)-익은 열매를 말린 것
| **이명** | 조목, 홍조, 너초, 양조

주요 효과 질환 허약체질에 효험이 있고, 소화기·호흡기 질환을 다스린다.

한방 잎(고혈압, 창절, 열창, 시기발열), 열매(불면증, 마른기침, 신경과민, 식욕부진, 복통), 씨(급성 인후부궤양, 경창, 복통), 뿌리(위통, 관절산통, 토혈, 월경불순, 풍진, 단독(丹毒))에 다른 약재와 처방한다.

약초 만들기 가을에 익은 열매를 따서 햇볕에 말린다.

용법 경창(脛瘡)·열창에는 씨의 핵을 가루 내어 환부에 문질러 바른다. 고혈압에는 잎 15g을 달여 복용한다.

형태 　대추나무는 갈매나뭇과의 갈잎큰키나무로 전체에 가시가 있다. 잎은 어긋나고 긴 달걀 모양이며 턱잎이 변한 가시가 있다. 꽃은 6월에 잎겨드랑이에 취산화서를 이루며 연한 황록색으로 피고, 열매는 9월에 타원형의 핵과로 여문다.

구분	특징
분포	전국 각지
생지	마을 부근 식재
이용 부위	식용(열매), 약용(열매, 씨, 뿌리)
효능	잎(혈압 강하), 씨(경창, 급성 인후궤양), 뿌리(관절산통, 위통, 월경불순), 주로 잎(고혈압, 창절, 열창, 시기발열), 열매(불면증, 마른기침, 신경과민, 식욕부진, 복통), 씨(급성 인후궤양, 경창, 복통), 뿌리(위통, 관절산통, 토혈, 월경불순, 풍진, 단독)
약효	잎, 열매, 열매꼭지
채취기간	열매(가을)
성미	맛은 달고 성질은 따뜻하다
독성 여부	없다
금기	복용 중 파·현삼을 주의한다, 날대추를 먹으면 야윈다
1회 사용량	잎(8~16g)
물 용량	500~600mL(물이 반으로 줄 때까지 달인다)
약리 작용	에탄올 엑스를 투여하면 위궤양을 예방하고 혈압을 강하시키며 항알레르기 작용이 있다

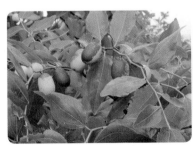
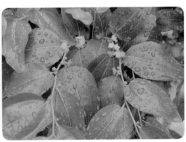

대황(장군풀)

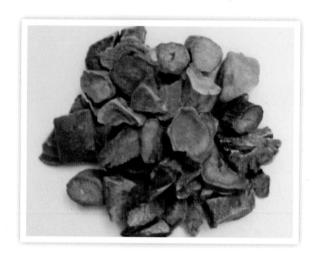

| 학명 | *Rheum palmatum*
| 생약명 | 대황(大黃)–뿌리 및 뿌리줄기를 말린 것
| 이명 | 장군풀, 황량, 부여, 금문대황

주요 효과 질환 통증에 효험이 있고, 소화기 질환을 다스린다.

한방 어혈, 숙변, 위경련, 소화불량, 목적동통, 비창, 산후체증, 습진, 식체, 해수, 황달에 다른 약재와 처방한다.

약초 만들기 봄에 뿌리를, 가을에 줄기를 채취하여 햇볕에 말린다.

용법 하제(下劑)로 사용할 때는 오래 달이지 않는다. 화상에는 잎을 짓찧어 즙으로 내어 환부에 붙인다. 소화불량·위경련에는 줄기뿌리를 달여 복용한다.

장군풀은 마디풀과의 여러해살이풀로 높이 2m 정도이다. 턱잎은 길이 8cm 정도의 넓은 달걀 모양이며 손바닥처럼 3개로 갈라지고 뒷면과 가장자리에 털이 있다. 꽃은 7~8월에 원줄기 끝에 커다란 겹총상 꽃차례를 이루며 붉은색으로 피고, 열매는 8~9월에 수과로 여문다.

구분	특징
분포	북부 지방
생지	고산지대
이용 부위	식용(잎), 약용(줄기, 뿌리)
효능	지혈, 구강염, 모낭염, 구순궤양, 진정, 주로 어혈, 숙변, 위경련, 소화불량, 목적동통, 비창, 산후체증, 습진, 식체, 해수, 황달
약효	줄기, 뿌리
채취기간	뿌리(봄), 줄기(가을)
성미	성질은 차며 맛은 쓰다
독성 여부	없다
금기	임산부는 금한다. 복용 중 찬물을 마시지 않는다. 허한 데는 쓰지 않는다
1회 사용량	줄기 · 뿌리(0.1~0.5g)
물 용량	500~600mL(물이 반으로 줄 때까지 달인다)
약리 작용	항암 작용(복수암, 유선암), 에탄올 추출물은 연쇄구균, 대장균, 디프테리아균, 탄저균에 대한 항균 작용이 있고, 대장의 운동을 촉진시켜 배변을 용이하게 한다

ㄷ

대
황

대회향(산미나리씨)

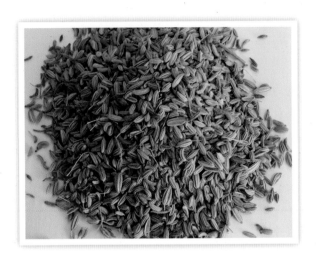

| **학명** | *Illicum verum* Hooker fil.
| **생약명** | 대회향(大茴香)—씨를 말린 것
| **이명** | 토회목, 곡회향, 회향풀, 소회향

주요 효과 질환 부인과·운동계·치과 질환을 다스린다.

한방 간질, 관절염, 구역증, 구충, 구토, 부인병, 대하증, 복통, 양기부족, 어혈, 위염에 다른 약재와 처방한다.

약초 만들기 가을에 줄기잎, 열매, 뿌리를 채취하여 햇볕에 말린다.

용법 소고기를 먹고 급체했을 때는 잎을 달여 복용한다. 부인의 냉증에는 5~7g을 달여 1일 2~3회, 5~6일 정도 복용한다.

회향은 미나릿과의 한해살이풀 또는 두해살이풀로 높이 1~2m 정도이다. 뿌리잎과 밑에서 자란 잎은 잎자루가 길고 위로 올라가면서 잎자루가 짧아져 잎집으로 되어 줄기를 감싼다. 줄기잎은 3~4회 깃 모양으로 갈라져 길이 4cm 정도의 실 모양이 된다. 꽃은 7~8월에 줄기 끝과 가지 끝에서 겹산형 꽃차례를 이루며 피고, 열매는 8~9월에 원기둥 모양의 분과로 여문다.

구분	특징
분포	전국 각지
생지	밭에서 재배
이용 부위	식용(회향유 기름), 약용(열매, 뿌리, 줄기잎)
효능	온신, 산한, 이기, 화위, 정유는 구풍의 효능이 있고, 주로 구역증, 구충, 구토, 부인병, 대하증, 복통, 양기부족, 어혈, 위염
약효	열매, 뿌리, 줄기잎
채취기간	열매 · 뿌리 · 줄기잎(가을)
성미	성질은 따뜻하며 맛은 맵다
독성 여부	없다
금기	치유되면 중단한다
1회 사용량	줄기잎(5~7g)
물 용량	500~600mL(물이 반으로 줄 때까지 달인다)
약리 작용	정유는 토끼의 적출 장관의 긴장 및 유동을 촉진하여 장내 가스를 배출시킨다. 아네톨을 개구리에 투여하면 중추신경을 억제하고, 심근을 흥분시킨 뒤 마비시킨다. 에탄올 엑스는 진경, 위 운동 항진 작용이 있다

도인(복숭아씨)

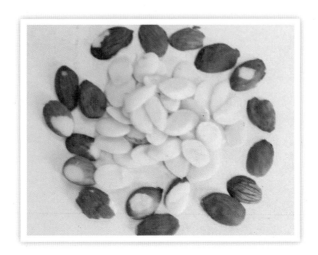

| **학명** | *Prunus persica* Batsch
| **생약명** | 도화(桃花)-꽃을 말린 것, 도인(桃仁)-속씨의 알갱이를 말린 것
| **이명** | 복사나무, 복상나무, 도, 도화수

주요 효과 질환 건강에 유익하고, 통증·피부 종독을 다스린다.

한 방 니코틴 해독, 거담, 기관지염, 기미, 주근깨, 식체, 요로결석, 장염, 해수, 변비, 부기, 어혈종통, 타박상에 다른 약재와 처방한다.

약초 만들기 여름에 잘 익은 열매를 따서 과육과 핵각을 제거한 후 씨를 분리하여 햇볕에 말린 다음 물에 넣어 씨껍질을 불려서 제거하고 다시 햇볕에 말린다. 5~8월에 잎과 잔가지를 채취하여 햇볕에 말린다.

용법   피부병·고운 살결을 원할 때에는 활짝 핀 꽃으로 환부를 씻는다. 대하증에는 가지를 삶은 물로 뒷물을 한다.

형태   복숭아나무는 장미과의 갈잎중키나무로 높이 3m 정도이다. 잎은 어긋나고 피침형이며 가장자리에 톱니가 있다. 꽃은 잎이 나기 전 4~5월에 잎겨드랑이에 1~2송이씩 옅은 홍색 또는 흰색으로 피고, 열매는 7~8월에 핵과로 여문다.

구분	특징
분포	전국 각지
생지	밭(과수원) 재배
이용 부위	식용(꽃, 열매), 약용(꽃, 씨, 잎, 잔가지)
효능	통경, 행어, 윤조, 활장, 주로 니코틴 해독, 거담, 기관지염, 기미, 주근깨, 식체, 요로결석, 장염, 해수, 변비, 부기, 어혈종통, 타박상
약효	씨, 잔가지, 잎
채취기간	씨(7~8월), 잎과 잔가지(5~8월)
성미	맛은 쓰고 성질은 평하다
독성 여부	없다
금기	임산부는 금한다, 복용 중 삽주를 주의한다
1회 사용량	씨(10~15g)
물 용량	500~600mL(물이 반으로 줄 때까지 달인다)
약리 작용	물로 달인 액은 기관지 수축을 억제하고 이완 반응을 증강시킨다

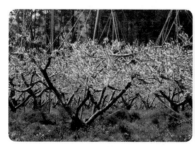
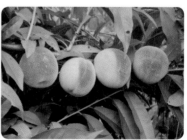

독활(멧두릅)

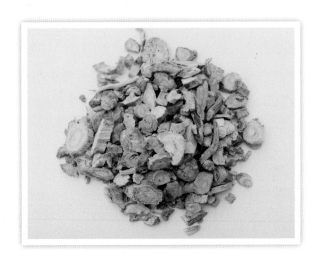

ㄷ

독
활

| 학명 | *Aralia continentalis* Kitagawa
| 생약명 | 독활(獨活)–뿌리를 말린 것
| 이명 | 땃두릅, 땅두릅, 옛두릅

주요 효과 질환 운동계·신경계·비뇨계 질환을 다스린다.

한방 두통, 편두통, 류머티즘, 신경통, 당뇨병, 간경변증, 강장보호, 현훈에 다른 약재와 처방한다.

약초 만들기 이른 봄 싹이 나오기 전이나 가을에 잎이 시들 때 뿌리를 캐서 햇볕에 말린다.

용법 두통에는 독활 뿌리 10g을 달여 마신다. 류머티즘에는 말린 약재를 달인 액으로 환부를 씻는다.

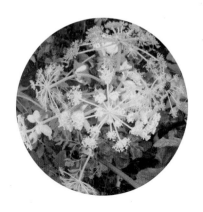

형 태　　독활은 두릅나뭇과의 여러해살이풀로 높이 1.5m 정도이다. 잎은 어긋나고 깃꼴겹잎이며 잎자루가 짧고 전체에 털이 있다. 꽃은 7~8월에 연한 녹색으로 원줄기 끝 또는 윗부분의 잎겨드랑이에 피고, 열매는 9~10월에 흑자색의 둥근 장과로 여문다.

독
활

구분	특징
분포	전국 각지
생지	산지의 바위틈, 높은 산 중턱, 밭에서 재배
이용 부위	식용(꽃, 잎, 뿌리), 약용(뿌리)
효능	거풍, 진통, 이뇨, 소종, 발한, 주로 두통, 편두통, 류머티즘, 신경통, 당뇨병, 간경변증, 강장보호, 현훈
약효	뿌리
채취기간	뿌리(가을~이듬해 봄)
성미	맛은 맵고 쓰며 성질은 따뜻하다
독성 여부	없다
금기	치유되면 중단한다
1회 사용량	뿌리(8~12g)
물 용량	500~600mL(물이 반으로 줄 때까지 달인다)
약리 작용	혈당 강하 작용, 항염 작용

동규자(아욱씨)

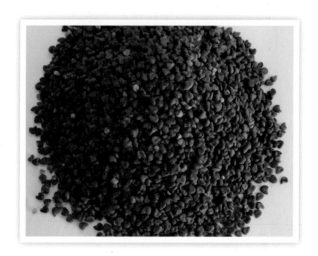

ㄷ

동규자

| **학명** | *Malva verticillata* Linne
| **생약명** | 동규엽(冬葵葉)-잎을 말린 것, 동규근(冬葵根)-뿌리를 말린 것,
　　　　　동규자(冬葵子)-씨를 말린 것
| **이명** | 동규, 규자, 규채자, 규

주요 효과 질환　소화기·비뇨기 질환을 다스린다.

한 방　구토, 대변불통, 소변불통, 숙취, 이뇨, 해수, 황달, 유방염, 허약체질을 개선하는데 다른 약재와 처방한다.

약초 만들기　여름부터 가을 사이에 씨가 다 여물면 열매를 채취하여 햇볕에 말린다.

용 법　아욱씨 3g + 사인 2g을 배합하여 가루 내어 젖이 잘 나오지 않는 데 쓴다. 1회 4~5g씩 하루 3번 복용한다. 해롭지는 않으나 치유되면 중단한다. 대변불통에는 말린 약재 1회 3~9g씩 복용한다.

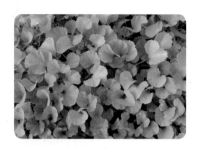

형태 아욱은 아욱과의 한해살이풀 또는 두해살이풀로 높이 60~90cm 정도이다. 잎은 어긋나고 둥글며, 손바닥 모양으로 갈라지고 가장자리에 뭉툭한 톱니가 있다. 꽃은 6~7월에 잎겨드랑이에 연한 분홍색으로 피고, 열매는 꽃받침에 싸여 삭과로 여문다.

구분	특징
분포	전국 각지
생지	밭에서 재배
이용 부위	식용(잎), 약용(씨)
효능	이수, 활장, 최유, 완하(緩下), 주로 구토, 대변불통, 소변불통, 숙취, 이뇨, 해수, 황달, 유방염, 허약체질
약효	씨
채취기간	씨(6~9월)
성미	성질은 차며 맛은 달다
독성 여부	없다
금기	서리가 내린 후에 먹으면 담이 동하여 좋지 않다
1회 사용량	씨(3~9g)
물 용량	500~600mL(물이 반으로 줄 때까지 달인다)
약리 작용	산성 다당체인 MVS-IVA, MVS-V는 면역 기능을 증강시키고, 식균 작용을 한다

동규자

두충(두충나무 껍질)

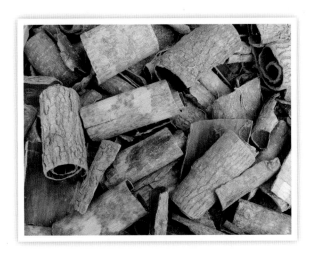

| 학명 | *Eucommia ulmoides* OLIV.
| 생약명 | 두충(杜沖)—줄기껍질을 말린 것
| 이명 | 사금목, 옥사피, 목면, 사면피

주요 효과 질환 통증에 효험이 있고, 비뇨기·신경계·운동계 질환을 다스린다.

한방 요통, 요배산통, 좌골신경통, 관절염, 근무력증, 신경통, 고혈압, 잔뇨, 임산부의 자궁출혈, 자양강장에 다른 약재와 처방한다.

약초 만들기 봄부터 여름에 줄기껍질을 벗겨내어 겉껍질을 긁어 버리고 햇볕에 말린다.

용법 당뇨병·고혈압에는 두충나무 잎 20g + 구기자 20g을 물에 달여서 하루

3번 공복에 마신다. 요통·관절통에는 두충나무 잎 20g을 따서 잘게 썰어 하얗게 나오는 실을 제거한 후 물에 달여서 하루 3번 공복에 복용한다.

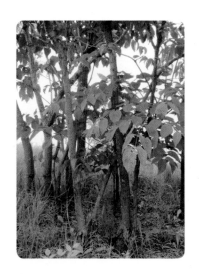

형태 　두충나무는 두충과의 갈잎큰키나무로 높이 10m 정도이다. 잎은 어긋나고 뾰족한 타원형이며 가장자리에 톱니가 있다. 줄기껍질, 잎, 열매를 자르면 고무 같은 실이 나온다. 꽃은 암수딴그루로 4~5월에 암꽃은 가지 밑에 담녹색으로 피고, 열매는 10~11월에 납작한 긴 타원형으로 여문다.

구분	특징
분포	중남부 지방
생지	산지 재배
이용 부위	식용(어린순), 약용(잎, 씨, 줄기껍질)
효능	강근골, 보간, 보신, 안태, 주로 요통, 요배산통, 좌골신경통, 관절염, 근무력증, 신경통, 고혈압, 잔뇨, 임산부의 자궁출혈, 자양강장
약효	15년 이상 된 줄기껍질
채취기간	줄기껍질(5~6월)
성미	맛은 달고 성질은 따뜻하다
독성 여부	없다
금기	치유되면 중단한다
1회 사용량	잎(6~12g)
물 용량	500~600mL(물이 반으로 줄 때까지 달인다)
약리 작용	개에게 줄기껍질 달인 액을 정맥주사하면 혈압이 현저하게 강하되고, 이뇨 작용이 있다

등심(골속, 골풀)

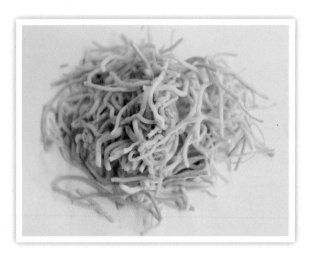

| **학명** | *Juncus effusus var. decipiens* BUCHEN
| **생약명** | 등심초(燈心草)-골풀의 줄기를 말린 것
| **이명** | 골풀, 수등심, 석룡추, 용수초

주요 효과 질환 소아과·산부인과 질환을 다스린다.

한방 불면증, 산후부종, 당뇨병, 심번, 진통, 출혈, 편도선염, 황달, 종기에 다른 약재와 처방한다.

약초 만들기 5~6월에 꽃이 피어 있는 전초를 채취하여 햇볕에 말린다.

용법 불면증에는 말린 약재를 차로 마신다. 종기에는 생풀을 짓찧어 환부에 붙인다.

골풀은 골풀과의 여러해살이풀로 들의 습지에서 높이 1m 정도 자란다. 원줄기는 원기둥 모양이며 마디가 없고, 잎은 줄기 비늘 모양으로 붙어 있다. 꽃은 5~8월에 원줄기 끝에 녹갈색으로 피고, 열매는 7~8월에 달걀 모양의 삭과로 여문다.

구분	특징
분포	전국 각지
생지	들의 습지
이용 부위	식용(술), 약용(전초)
효능	이뇨, 지혈, 해열, 주로 불면증, 산후부종, 당뇨병, 심번, 진통, 출혈, 편도선염, 황달, 종기
약효	전초
채취기간	전초(5~6월)
성미	맛은 달고 담백하며 성질은 조금 차갑다
독성 여부	없다
금기	소변불리가 있는 사람
1회 사용량	전초(1~12g)
물 용량	500~600mL(물이 반으로 줄 때까지 달인다)
약리 작용	개에게 에탄올 추출물을 투여하면 혈압 강하시키고 이뇨 작용이 있다

등심

마치현(쇠비름)

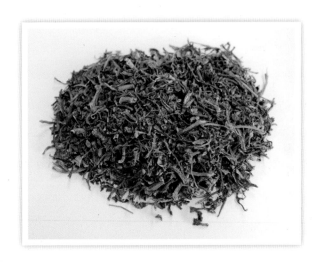

| **학명** | *Portulaca oleracea* Linne
| **생약명** | 마치현(馬齒莧)–잎과 줄기를 말린 것
| **이명** | 장명채, 오행채, 오행초, 마치초

주요 효과 질환 신진대사·부인과·이비인후과 질환을 다스린다.

한방 선종, 용종, 소변불리, 요도염, 대장염, 유종, 대하, 임파선염, 악창, 종기, 습진, 마른버짐, 이질에 다른 약재와 처방한다.

약초 만들기 여름부터 가을 사이에 지상부를 채취하여 증기로 찌거나 살짝 데친 후 햇볕에 말린다.

용법 종양·용종·선종·악창에는 쇠비름 효소를 담가 찬물에 희석해서 먹는다. 장복해야 효과를 볼 수 있다. 백전풍(白癜風)에는 전초를 짓찧어 즙을 짜서 백반＋식초를 넣고 물에 달인 물을 환부에 붙인다.

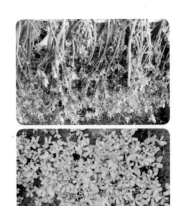

형태 쇠비름은 쇠비름과의 한해살이풀로 길이 30cm 정도이고, 전체가 통통하고 물기가 많다. 줄기는 누워 퍼지고 붉은 빛이 도는 갈색이며, 잎은 주걱 모양으로 어긋나거나 마주나고 가지 끝에서는 돌려난다. 꽃은 6~10월에 가지 끝에서 한낮에만 잠시 노란색으로 피었다가 진다. 열매는 8월에 타원형으로 여문다.

구분	특징
분포	전국 각지
생지	길가, 밭, 빈터
이용 부위	식용(꽃, 어린순과 줄기), 약용(잎과 줄기)
효능	해열, 소종, 억균, 주로 선종, 용종, 소변불리, 요도염, 대장염, 유종, 대하, 임파선염, 악창, 종기, 습진, 마른버짐, 이질
약효	줄기가 달린 전초
채취기간	지상부(여름~가을)
성미	맛은 시고 성질은 차갑다
독성 여부	없다
금기	치유되면 중단한다
1회 사용량	전초(20~40g)
물 용량	500~600mL(물이 반으로 줄 때까지 달인다)
약리 작용	달인 약은 적리균, 간균에 대한 항균 작용이 있고, 토끼의 자궁 적출에 물 추출액을 투여하면 흥분 작용이 있고, 개구리 심장에 대한 수축 작용이 있다

마치현

맥문동(맥문동 덩이뿌리)

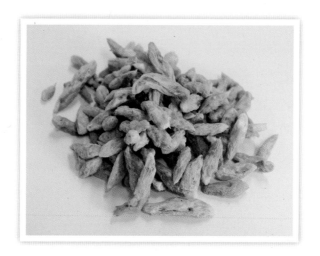

| **학명** | *Liriope platyphylla F. T. Wang & T. Tang*
| **생약명** | 맥문동(麥門冬)-덩이뿌리를 말린 것
| **이명** | 넓인잎맥문동, 알꽃맥문동, 문동, 불사약

주요 효과 질환 호흡기·순환계 질환을 다스린다.

한방 폐 건조로 인한 마른기침, 만성 기관지염, 당뇨병, 부종, 소변불리, 변비, 비출혈, 기침에 다른 약재와 처방한다.

약초 만들기 가을부터 이듬해 봄까지 덩이뿌리를 캐어 물에 씻고 햇볕에 말린다.

용법 당뇨병·기관지염에는 말린 약재를 1회 2~5g씩 물에 달여 하루에 2~3회 복용한다. 숨이 차고 입안이 마르고 맥이 약할 때는 맥문동 10g + 인삼 6g + 오미자

6g을 배합하여 물에 달여 복용한다.

맥문동은 백합과의 여러해살이풀로 높이 20~50cm 정도이고, 굵은 뿌리줄기에서 잎이 모여나서 포기를 형성한다. 잎은 진녹색을 띠고 선형이다. 꽃은 5~6월에 꽃줄기 1마디에 3~5송이씩 연분홍색으로 피고, 열매는 10~11월에 둥근 삭과로 여문다.

구분	특징
분포	중부 이남
생지	산지의 그늘진 곳
이용 부위	식용(꽃, 덩이뿌리), 약용(덩이뿌리)
효능	양음윤폐, 청심제번, 양위생진, 주로 폐 건조로 인한 마른기침, 만성 기관지염, 당뇨병, 부종, 소변불리, 변비, 비출혈, 기침
약효	덩이뿌리
채취기간	덩이뿌리(가을~이듬해 봄)
성미	맛은 달고 조금 쓰며 성질은 조금 차갑다
독성 여부	없다
금기	복용 중 무 · 마늘 · 파 · 오이풀을 주의한다, 기가 약하고 위가 차가운 사람은 주의한다
1회 사용량	덩이뿌리(2~5g)
물 용량	500~600mL(물이 반으로 줄 때까지 달인다)
약리 작용	토끼에게 달인 액을 경구 투여하면 혈당이 강하되고, 에탄올 추출물은 항염증 작용이 있다

맥문동

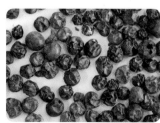
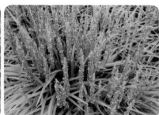
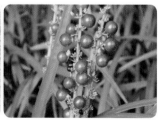

맥아(엿기름보리)

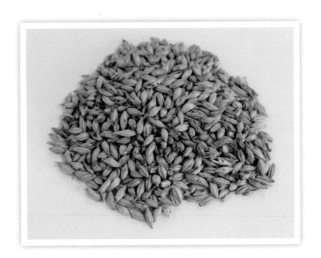

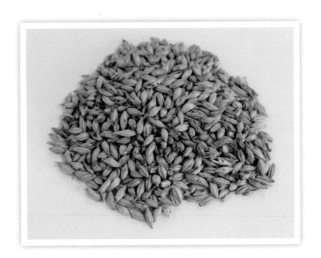

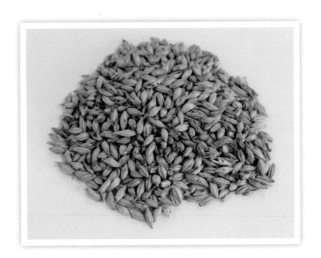

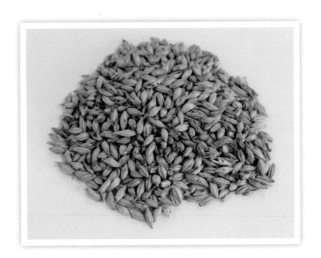

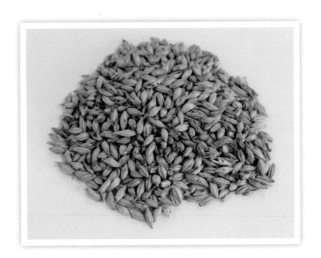

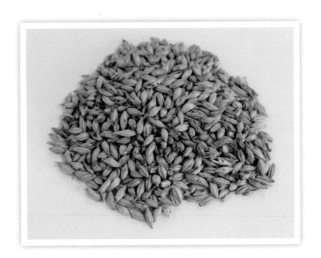

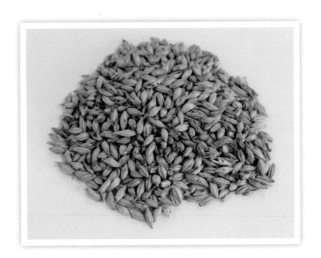

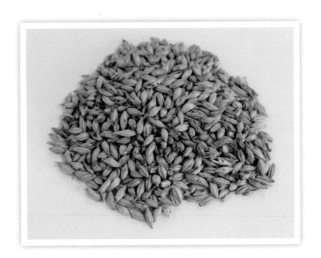

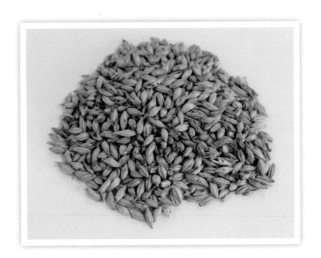

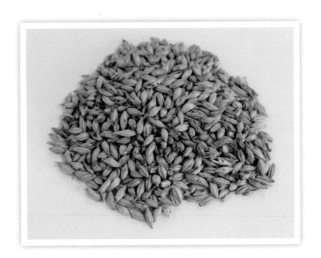

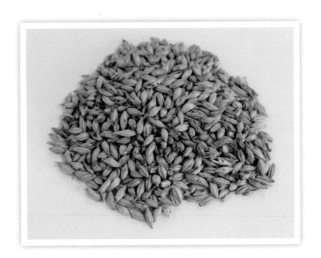

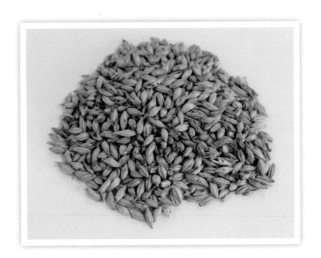

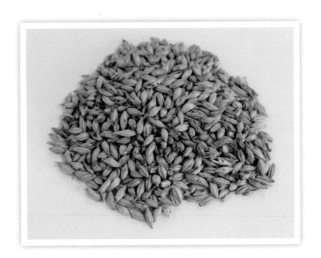

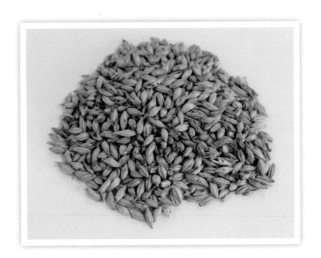

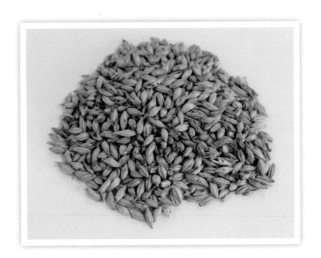

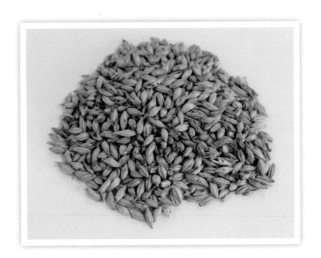

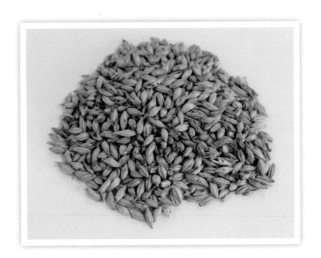

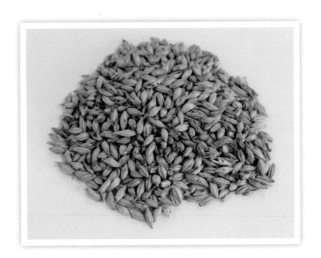

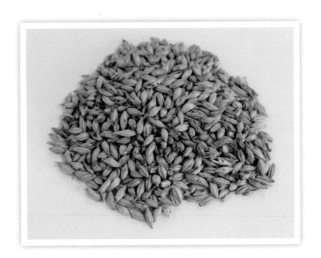

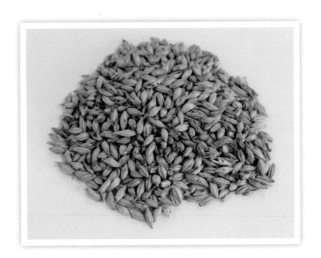

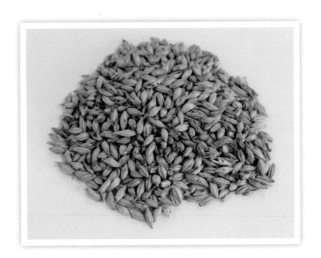

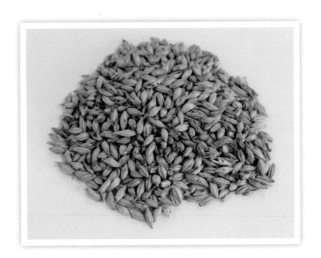

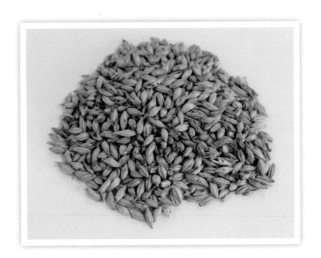

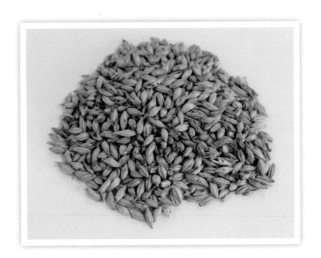

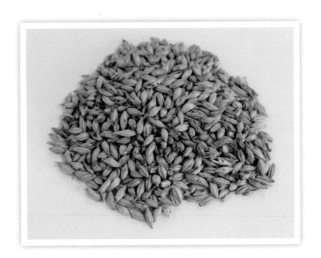

| **학명** | *Hordeum vulgare* Linne var. *hexastichon* Aschers
| **생약명** | 맥아(麥芽)−열매의 씨를 말린 것
| **이명** | 대맥, 모맥, 숙맥

주요 효과 질환 건위식으로 이용하고, 각종 음식 체증을 다스린다.

한방 간기능 회복, 당뇨병, 복부팽만, 빈혈, 소변불리, 소화불량, 식욕부진, 식체, 요독증, 위궤양, 천식에 다른 약재와 처방한다.

약초 만들기 잘 여문 보리와 겉보리의 보리를 물에 불린 다음 따뜻한 곳에서 물을 뿌려 주어 싹을 낸 후 햇볕 또는 건조실에서 말린다.

용법 설사에는 겉보리를 1회 12~15g씩 달여서 하루 2~3회 복용한다. 무좀

에는 씨를 가루 내어 물에 타 환부를 한동
안 4~5회 담근다.

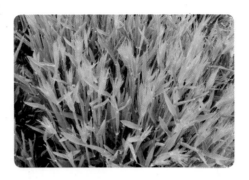

형태　　　보리는 볏과의 두해살이풀
로 높이 1m 정도이다. 잎은 어긋나고 넓
은 피침형이며 밑동이 잎집으로 되어 원
줄기를 완전히 감싼다. 꽃은 4~5월에 줄
기 끝에 수상화서로 피고, 열매는 6월에 영과로 여문다.

구분	특징
분포	중남부 지방
생지	농가에서 재배
이용 부위	식용(탈곡한 보리), 약용(열매(겉보리))
효능	소화촉진, 화중, 하기(下氣), 강장, 주로 간기능 회복, 당뇨병, 복부팽만, 빈혈, 소변불리, 소화불량, 식욕부진, 식체, 요독증, 위궤양, 천식
약효	겉보리
채취기간	겉보리(6~7월)
성미	맛은 달고 성질은 평하다
독성 여부	없다
금기	젖을 나오지 않게 하기 때문에 유아에게 젖을 먹이는 산모에게 쓰지 않는다
1회 사용량	겉보리(12~15g)
물 용량	500~600mL(물이 반으로 줄 때까지 달인다)
약리 작용	혈당 강하 작용

맥
아

모란피(모란 뿌리껍질)

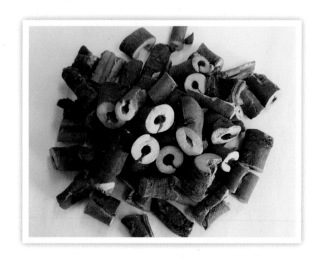

| **학명** | *Paeonia suffuruticosa* Andr.
| **생약명** | 단피(丹皮) · 목단피(牧丹皮)−뿌리껍질을 말린 것
| **이명** | 목단, 목단근피, 목작약, 부귀화

주요 효과 질환 신진대사 · 부인과 질환을 다스린다.

한방 고혈압, 골증열, 관상동맥질환, 관절염, 대하증, 부인병, 암(자궁암), 야뇨증, 어혈, 월경불순, 종기, 타박상에 다른 약재와 처방한다.

약초 만들기 가을부터 이듬해 봄까지 뿌리를 캐어 물에 씻고 줄기와 잔뿌리를 제거한 후에 쪼갠 다음 목부를 제거하고 껍질만 햇볕에 말린다.

용법 고혈압에는 말린 약재를 1회 2~4g씩 뭉근하게 달여 복용한다. 종기 ·

타박상에는 잎을 짓찧어 환부에 붙인다.

형태 모란은 미나리아재빗과의 갈잎떨기나무로 높이 2m 정도이다. 잎은 어긋나고 깃털 모양이며 가장자리에 톱니가 있다. 꽃은 5월에 가지 끝에서 겹꽃을 이루며 붉은색으로 피고, 열매는 7~8월에 골돌과로 여문다.

구분	특징
분포	전국 각지
생지	원예 정원에 재배
이용 부위	식용(꽃), 약용(뿌리껍질)
효능	청열, 양혈, 화혈, 소어, 진경, 주로 고혈압, 골증열, 관상동맥질환, 관절염, 대하증, 부인병, 암(자궁암), 야뇨증, 어혈, 월경불순, 종기, 타박상
약효	꽃, 뿌리껍질
채취기간	뿌리껍질(가을~이듬해 봄)
성미	성질은 서늘하며 맛은 맵고 쓰다
독성 여부	있다
금기	임산부는 쓰지 않는다
1회 사용량	뿌리껍질(2~4g)
물 용량	500~600mL(물이 반으로 줄 때까지 달인다)
약리 작용	쥐나 고양이에게 달인 액을 주사하면 혈압이 강하되고, 쥐의 다리의 부종을 억제시키며, 진정 작용, 최면 작용, 진통 작용, 항균 작용이 있다

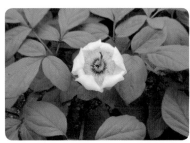
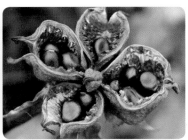

목과(모과)

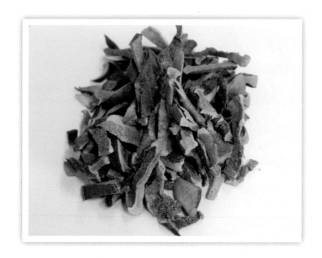

| **학명** | *Chaenomeles sinensis* Koebhne
| **생약명** | 모과(木瓜)-열매를 말린 것
| **이명** | 모개나무, 목리, 명사

주요 효과 질환 호흡기·소화기 질환을 다스린다.

한 방 천식, 해수, 기관지염, 폐렴, 신경통, 근육통, 빈혈증, 이질, 설사, 구역증, 소갈증, 식체, 진통, 좌섬요통에 다른 약재와 처방한다.

약초 만들기 9월에 노랗게 익은 열매를 따서 물에 5~10시간 담갔다가 건져서 잘게 썰어 햇볕에 말린다.

용법 천식·기관지염에는 말린 약재를 1회 2~3g씩 달여 복용한다. 피로회복·자양강장·식욕증진에는 열매로 모과주를 담가 잠들기 전에 한 잔 마신다.

형태 모과나무는 장미과의 갈잎중키나무로 높이 10m 정도이고, 나무껍질이 벗겨져서 흰 얼룩무늬가 된다. 잎은 어긋나고 가장자리에 뾰쪽한 잔톱니가 있다. 꽃은 5월에 가지 끝에 1송이씩 연한 홍색으로 피고, 열매는 9월에 둥근 이과로 여문다.

구분	특징
분포	숭부 이남
생지	마을 부근 식재
이용 부위	식용(꽃, 열매), 약용(열매)
효능	자양강장, 피로회복, 거풍습, 진해, 지사, 주로 천식, 해수, 기관지염, 폐렴, 신경통, 근육통, 빈혈증, 이질, 설사, 구역증, 소갈증, 식체, 진통, 좌섬요통
약효	열매
채취기간	열매(9월)
성미	맛은 시고 성질은 따뜻하다
독성 여부	없다
금기	치유되면 중단한다
1회 사용량	열매(2~3g)
물 용량	500~600mL(물이 반으로 줄 때까지 달인다)
약리 작용	항염 작용

목과

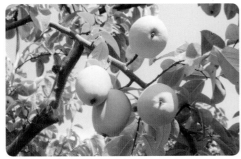
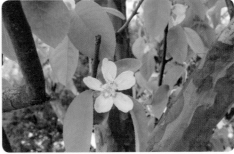

목적(속새풀)

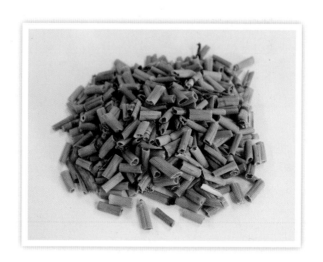

| **학명** | *Equisetum hyemale* Linne
| **생약명** | 목적(木賊)·찰초(擦草)—지상부를 말린 것
| **이명** | 절골초, 주석초, 상자풀

주요 효과 질환 안과·순환계 질환을 다스린다.

한 방 안질, 결막염, 명목, 인후염, 인후통, 장염, 암치질, 탈항, 붕루, 옹종, 이뇨에 다른 약재와 처방한다.

약초 만들기 여름부터 가을 사이에 지상부를 베어 햇볕에 말린다.

용 법 장염에는 말린 약재를 1회 2~4g씩 달여 복용한다. 탈항·암치질에는 줄기를 짓찧어 즙을 내어 수시로 환부에 바른다.

112

형태 속새는 속샛과의 늘푸른 여러해살이풀로 높이 30~60cm 정도이다. 땅속줄기는 옆으로 뻗으며 가까운 곳에서 여러 개로 갈라져 나오기 때문에 줄기가 모여나는 것처럼 보인다. 잎은 비늘 같은 작은 잎이 마디를 둘러싼다. 4~5월에 원추형의 포자낭 이삭이 줄기 끝에 달린 후 노란색으로 변한다.

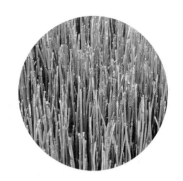

구분	특징
분포	제주도, 강원도
생지	숲 속 습지, 고산 지대의 습한 그늘
이용 부위	식용(차), 약용(지상부)
효능	소풍, 산열, 발한, 해기, 이뇨, 주로 안질, 결막염, 명목, 인후염, 인후통, 장염, 암치질, 탈항, 붕루, 옹종, 이뇨
약효	지상부
채취기간	지상부(여름~가을)
성미	맛은 달고 쓰며 성질은 평온하다
독성 여부	없다
금기	기혈이 허한 사람, 너무 많이 쓰면 중독 현상이 일어나 설사를 한다
1회 사용량	지상부(2~4g)
물 용량	500~600mL(물이 반으로 줄 때까지 달인다)
약리 작용	소염 작용, 해열 작용

목적

목통(으름덩굴)

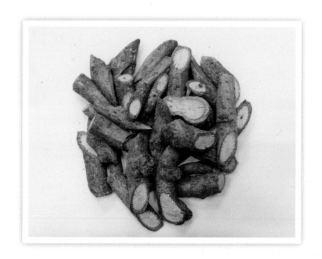

| **학명** | *Akebia quinata* Decaisne
| **생약명** | 목통(木通)-줄기를 말린 것, 통초(通草)-뿌리를 말린 것,
         팔월찰(八月札)-열매를 말린 것
| **이명** | 만년등, 임하부인, 유름, 통초

주요 효과 질환 부인과·신경계 질환을 다스린다.

한방 부종, 신경통, 관절염, 당뇨병, 월경불순, 해수, 유즙불통, 빈뇨, 배뇨곤란, 불면증, 이명, 진통, 창종에 다른 약재와 처방한다.

약초 만들기 가을부터 이듬해 봄까지 줄기를 잘라 겉껍질을 벗기고 적당한 길이로 잘라 햇볕에 말린다.

용법 당뇨병·급성 신장염에는 말린 약재를 1회 2~6g씩 물에 달여 복용한

114

다. 악창·종기에는 잎을 짓찧어 즙을 환부에 붙인다.

형태 으름덩굴은 으름덩굴과의 갈잎덩굴나무로 길이 6~8m 정도이다. 잎은 어긋나고 5~8개가 모여 손바닥 모양을 이루며, 줄기는 다른 나무를 감고 올라간다. 꽃은 암수한그루로 5월에 암자색으로 피는데 수꽃은 작고 많이 피고, 암꽃은 크고 적게 핀다. 열매는 9~10월에 길이 6~10cm의 타원형이며 장과로 여문다.

구분	특징
분포	전국 각지
생지	산기슭, 숲 속
이용 부위	식용(꽃, 잎, 가지, 열매, 씨앗), 약용(줄기)
효능	줄기(혈맥통리, 사화), 열매(이기, 서간, 활혈, 지통, 제번, 이뇨), 주로 부종, 신경통, 관절염, 당뇨병, 월경불순, 해수, 유즙불통, 빈뇨, 배뇨곤란, 불면증, 이명, 진통, 창종
약효	줄기
채취기간	줄기(가을~이듬해 봄)
성미	맛은 쓰고 성질은 차갑다
독성 여부	없다
금기	치유되면 중단한다
1회 사용량	줄기(2~6g)
물 용량	500~600mL(물이 반으로 줄 때까지 달인다)
약리 작용	줄기의 에탄올 엑스 및 사포닌의 경구 투여는 스트레스성 위궤양 예방 효과가 있고, 부종 억제 및 이뇨 작용이 있다

목통

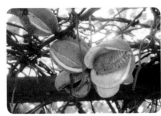 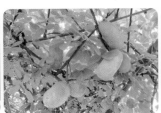 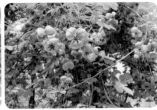

목향_(밀향, 오향)

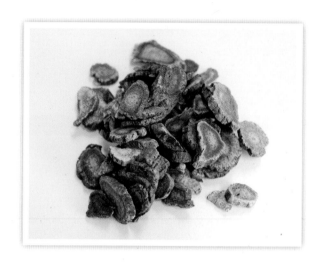

| **학명** | *Inula helenium* L.
| **생약명** | 목향(木香) · 토목향(土木香)−뿌리를 말린 것
| **이명** | 향초, 청목향, 토목향, 밀향

주요 효과 질환 호흡기 · 소화기 질환을 다스린다.

한방 이질, 구토, 소변불리, 말라리아, 촌충구제, 개창, 위염, 기관지염, 해수, 위경련, 복통에 다른 약재와 처방한다.

약초 만들기 가을에 뿌리를 캐서 물로 씻고 햇볕에 말린다.

용법 위경련 · 위염에는 건조시킨 뿌리 10g을 달여 먹는다. 개창 · 종기에는 잎을 짓찧어 즙을 낸 후 환부에 붙인다.

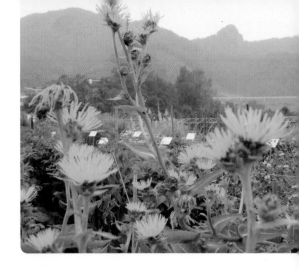

형태 목향은 국화과의 여러해살이 풀로 높이 1~2m 정도이다. 잎은 어긋나고 가장자리에 불규칙한 톱니가 있다. 꽃은 7~8월에 줄기 위쪽의 잎겨드랑이에 1개씩 황색으로 피고, 열매는 9~10월에 연한 적갈색의 관모가 있는 수과로 여문다.

구분	특징
분포	전국 각지
생지	밭에서 재배
이용 부위	식용(꽃, 전초), 약용(뿌리)
효능	건위, 강장보호, 주로 이질, 구토, 소변불리, 말라리아, 촌충구제, 개창, 위염, 기관지염, 해수, 위경련, 복통
약효	뿌리
채취기간	뿌리(가을)
성미	맛은 맵고 쓰며 성질은 따스하다
독성 여부	없다
금기	치유되면 중단한다
1회 사용량	뿌리(10g)
물 용량	500~600mL(물이 반으로 줄 때까지 달인다)
약리 작용	구충 작용, 항균 작용

미후도(다래)

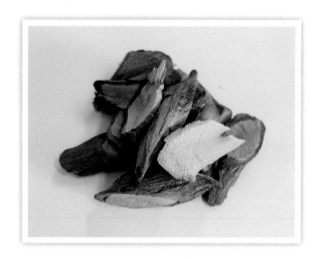

| **학명** | *Actinidia arguta* (Siebold & Zucc.) Planch. ex miq. var. *arguta*
| **생약명** | 미후리(獼猴梨) · 미후도(獼猴桃)-열매를 말린 것,
　　　목천료(木天蓼)-충영(나무벌레의 혹)
| **이명** | 개다래, 참다래, 섬다래나무, 쥐다래나무

주요 효과 질환 간장을 보호해 주고, 소화기 · 호흡기 질환을 다스린다.

한 방 잎(소화불량, 황달, 류머티즘성 관절통, 구토, 당뇨병), 열매(요통, 석림), 뿌리 (이뇨, 통경, 암), 충영(수족냉증, 요통, 류머티즘, 신경통, 중풍), 수액(위장병, 신장병)에 다른 약재와 처방한다.

약초 만들기 가을에 열매가 익으면 채취하여 햇볕에 말린다. 가을에 충영을 따서 끓는 물에 한 번 데친 후 햇볕에 말린다.

118

용법 류머티즘성 관절염·관절통에는 다래나무 껍질을 채취하여 물에 달여서 하루 3번 공복에 복용한다. 통풍·결석에는 열매로 효소를 담가 물에 희석해서 마신다.

형태 다래나무는 다래나뭇과의 덩굴성 갈잎 떨기나무로 길이 5~10m 정도이다. 잎은 어긋나고 넓은 타원형이며 가장자리에 날카로운 톱니가 있고, 줄기는 다른 물체를 감거나 기댄다. 꽃은 암수딴그루로 5~6월에 잎겨드랑이에 3~6송이가 모여 흰색으로 피고, 열매는 9~10월에 황록색으로 여문다.

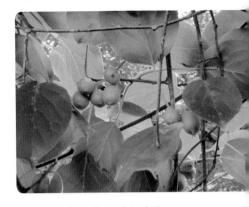

구분	특징
분포	전국 각지
생지	깊은 산속, 골짜기
이용 부위	식용(꽃, 어린순, 열매, 수액), 약용(열매, 충영)
효능	잎(건위, 청열, 최유, 이습), 열매(지갈, 번열), 뿌리(이뇨, 통경), 충영(수족냉증, 요통, 류머티즘, 신경통), 주로 잎(소화불량, 황달, 류머티즘성 관절통, 구토, 당뇨병), 열매(요통, 석림), 뿌리(이뇨, 통경, 암), 충영(수족냉증, 요통, 류머티즘, 신경통, 중풍), 수액(위장병, 신장병)
약효	열매, 충영
채취기간	열매(가을)
성미	맛은 달고 시며 성질은 차갑다
독성 여부	없다
금기	과다 복용이나 장복시 주의를 요한다
1회 사용량	열매(10~20g)
물 용량	500~600mL(물이 반으로 줄 때까지 달인다)
약리 작용	고양이에게 달인 액을 투여하면 중추신경을 흥분시키고 혈당 강하 작용이 있다

미후도

박하(영생이)

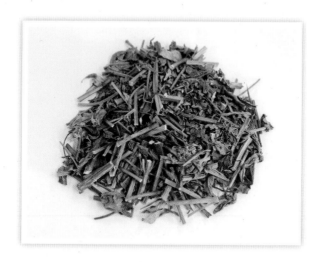

| 학명 | *Mentha arvensis var. piperascens* MALINV.
| 생약명 | 박하(薄荷)-전초를 말린 것
| 이명 | 영생, 번하채, 남박하, 승양채

주요 효과 질환 열병 및 통증에 효험이 있고, 소화기·신경계 질환을 다스린다.

한방 두통, 인후종통, 소화불량, 치통, 소아경풍, 구취에 다른 약재와 처방한다.

약초 만들기 여름부터 가을 사이에 꽃이 피기 전 또는 꽃이 피기 시작하는 시기에 전초를 베어 그늘에서 말린다. 박하는 오랜 시간 끓이면 약효가 떨어진다.

용법 피부소양증에는 전초를 짓찧어 즙을 낸 후 환부에 바른다. 구취에는 전초를 입안에 넣고 가글을 한다.

120

형태　박하는 꿀풀과의 여러해살이풀로 전체에 짧은 털이 있고 향기가 있다. 높이는 50cm 정도이고, 잎은 마주나고 긴 타원형이며 가장자리에 날카로운 톱니가 있다. 꽃은 7~9월에 잎겨드랑이에 모여 이삭처럼 연한 자줏빛으로 피고, 열매는 9월에 타원형의 분과로 여문다.

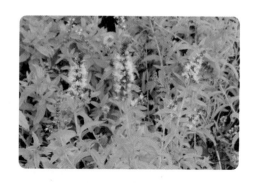

구분	특징
분포	전국 각지
생지	저지대의 습지에서 재배
이용 부위	식용(꽃, 잎), 약용(전초)
효능	건위, 거풍, 해독, 산예, 주로 두통, 인후종통, 소화불량, 치통, 소아경풍, 구취
약효	전초
채취기간	전초(여름~가을)
성미	맛은 맵고 성질은 서늘하다
독성 여부	없다
금기	땀이 나는 데는 쓰지 않는다
1회 사용량	전초(4~8g)
물 용량	500~600mL(물이 반으로 줄 때까지 달인다)
약리 작용	모세혈관 확장 작용

반하(끼무릇)

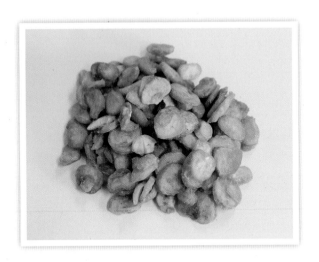

| **학명** | *Pinellia ternate* (Thunb.) Breit.
| **생약명** | 반하(半夏)–덩이줄기를 말린 것
| **이명** | 꿩의무릇, 끼무릇, 수옥, 제비구슬

주요 효과 질환 호흡기·순환계 질환을 다스린다.

한방 심통, 심계항진, 위염, 곽란, 복부팽만, 불면증, 당뇨병, 어혈, 연주창, 인후염, 인후통에 다른 약재와 처방한다.

약초 만들기 7~9월에 덩이줄기를 캐서 겉껍질을 벗겨낸 다음 물에 씻고 햇볕에 말린다.

용법 독성이 강하여 한의사와 상담 후 사용한다. 위염(급성, 만성)에는 말린 약재를 1회 1.3~3g씩 달여서 복용한다. 어혈·옹종에는 잎을 짓찧어 환부에 붙인다.

형태　　　반하는 천남성과의 여러해살이풀로 높이 30cm 정도이다. 잎은 1~2장 나고 3장으로 나뉘며 작은 잎은 달걀 모양이고 가장자리에 톱니가 있다. 꽃은 암수한 그루로 5~7월에 꽃줄기 끝에 대통 모양의 황백색으로 피고, 열매는 8~10월에 장과로 여문다.

구분	특징
분포	전국 각지
생지	산과 들의 밭
이용 부위	식용(술), 약용(덩이줄기)
효능	조습, 화담, 지토, 진해, 진정, 산결, 주로 심통, 심계항진, 위염, 곽란, 복부팽만, 불면증, 당뇨병, 어혈, 연주창, 인후염, 인후통
약효	덩이줄기
채취기간	덩이줄기(7~9월)
성미	맛은 맵고 성질은 따뜻하다
독성 여부	독성이 있으므로 복용에 주의를 요한다 ※ 법제
금기	독성이 있으므로 생강과 함께 쓴다
1회 사용량	덩이줄기(1.3~3g)
물 용량	500~600mL(물이 반으로 줄 때까지 달인다)
약리 작용	물로 달인 액은 침의 분비를 증가시킨다, 에탄올 엑스는 구토 억제, 자발 운동 억제, 위장 분비 억제, 장 내용물 배출 촉진 작용이 있다

방기(댕댕이덩굴)

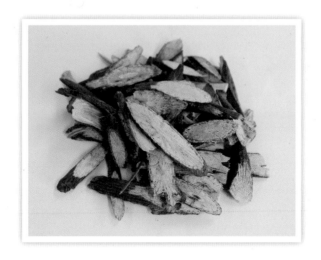

| **학명** | *Sinomenium acutum* REHDER et WILS.
| **생약명** | 청풍등(青風藤)—줄기를 말린 것
| **이명** | 한방기, 석해, 해리

주요 효과 질환 통증에 효험이 있고, 신경계 질환을 다스린다.

한 방 고혈압, 각기, 관절염, 소변불통, 신경통, 전립선비대증에 다른 약재와 처방한다.

약초 만들기 가을에는 줄기를, 뿌리는 연중 채취하여 햇볕에 말린다.

용 법 고혈압에는 줄기 15g을 달여 하루에 3번 나누어 복용한다. 외용에는 고약을 만들어 붙이거나 달인 액으로 환부를 씻는다.

형태 　방기는 방기과 또는 새모래덩굴과의 낙엽 활엽 덩굴나무로 길이는 7m 정도이다. 잎은 어긋나고 심장 모양이며 가장자리는 밋밋하다. 꽃은 6월에 잔꽃이 잎 겨드랑이에서 원추꽃차례를 이루며 연한 녹색으로 피고, 열매는 10월에 둥근 핵과로 여문다.

구분	특징
분포	남부 섬 지방
생지	산기슭의 양지
이용 부위	식용(술), 약용(줄기, 뿌리)
효능	진통, 소염, 이뇨, 풍습, 풍비, 주로 고혈압, 각기, 관절염, 소변불통, 신경통, 전립선비대증
약효	줄기, 뿌리
채취기간	줄기(가을), 뿌리(연중)
성미	맛은 쓰고 성질은 평온하다
독성 여부	없다
금기	하지에 열이 있는 사람은 주의한다
1회 사용량	줄기(15g)
물 용량	500~600mL(물이 반으로 줄 때까지 달인다)
약리 작용	쥐나 토끼에게 투여하면 혈압이 강하하고 적출 장관을 억제시키며, 진정 작용, 진통 작용이 있다

방풍(방풍나물 뿌리)

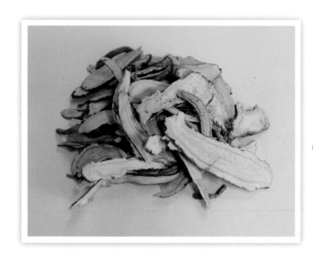

| **학명** | *Ledebouriella seseloides* WOLFF.
| **생약명** | 방풍(防風)—뿌리를 말린 것
| **이명** | 갯기름나물, 동예, 수방풍, 식방풍

주요 효과 질환 풍과 열증에 효험이 있고, 운동계 질환을 다스린다.

한방 외감풍한, 두통, 수근경직, 근골산통, 관절염, 신경통, 치통에 다른 약재와 처방한다.

약초 만들기 가을부터 이듬해 봄까지 뿌리를 캐서 줄기와 잔뿌리를 제거한 후 물로 씻어 햇볕에 말린다.

용법 반신불수·사지관절이 굴신이 안 될 때는 뿌리를 적당한 크기로 잘라 물에 달여 하루 3번 공복에 복용한다. 중풍 예방이나 중풍을 맞았을 때는 방풍으로 효소를 담가 장복한다.

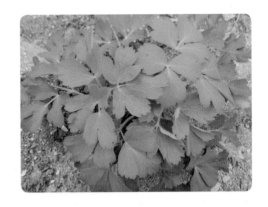

형 태　방풍은 산형과의 여러해살이풀 또는 세해살이풀로 높이 1m 정도이다. 뿌리잎은 모여나고 줄기잎은 어긋나며 깃꼴겹잎이고 작은 잎은 끝이 뾰쪽한 선형이다. 꽃은 7~8월에 원줄기 끝과 가지 끝에 겹산형 꽃차례를 이루며 백색으로 피고, 열매는 편평한 넓은 타원형의 분과로 여문다.

구분	특징
분포	제주도, 중부 지방
생지	건조한 모래땅으로 된 풀밭
이용 부위	식용(꽃, 잎과 줄기, 뿌리), 약용(2년 된 뿌리)
효능	발표, 거풍, 지통, 해열, 주로 외감풍한, 두통, 수근경직, 근골산통, 관절염, 신경통, 치통
약효	뿌리
채취기간	뿌리(가을~이듬해 봄)
성미	맛은 맵고 달며 성질은 조금 따뜻하다
독성 여부	약간의 독이 있다
금기	열이 나면 쓰지 않는다
1회 사용량	뿌리(5~10g)
물 용량	500~600mL(물이 반으로 줄 때까지 달인다)
약리 작용	혈액 응고를 저지한다

백개자(겨자씨)

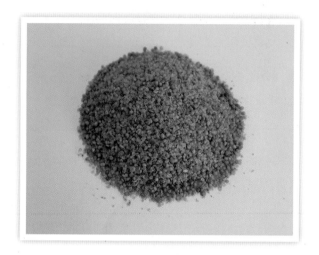

| 학명 | *Brassica juncea var. integrifolia* SINSK
| 생약명 | 개자(芥子)–씨를 말린 것
| 이명 | 겨자, 촉개, 랄채자, 황개자

주요 효과 질환 호흡기·소화계·운동계 질환을 다스린다.

한방 관절염, 구취, 기관지염, 신경통, 사지동통, 월경불통, 설사, 식적창만, 인후염, 치질출혈, 종독, 타박상, 피부염에 다른 약재와 처방한다.

약초 만들기 5월에 익은 씨를 채취하여 햇볕에 말린다.

용법 기관지염에는 씨 1~3g을 달여서 복용한다. 타박상에는 잎을 짓찧어 환부에 붙인다.

형 태　　　겨자는 십자화과의 한해살이풀 또는 두해살이풀로 높이는 1~2m 정도이고, 잎은 무와 비슷하다. 뿌리잎은 깃꼴로 갈라지고 톱니가 있으나 줄기잎은 톱니가 없다. 꽃은 4월에 노란색으로 피고, 열매는 5월에 원기둥 모양의 꼬투리가 달린다.

구분	특징
분포	전국 각지
생지	밭에서 재배
이용 부위	식용(잎), 약용(씨)
효능	건위, 강심, 소화불량, 주로 관절염, 구취, 기관지염, 신경통, 사지동통, 월경불통, 설사, 식적창만, 인후염, 치질출혈, 종독, 타박상, 피부염
약효	씨
채취기간	씨(5월)
성미	맛은 맵고 성질은 따뜻하다
독성 여부	없다
금기	치질, 혈변, 폐열이 있는 사람은 장복하지 않는다
1회 사용량	씨(1~3g)
물 용량	500~600mL(물이 반으로 줄 때까지 달인다)
약리 작용	이뇨 작용

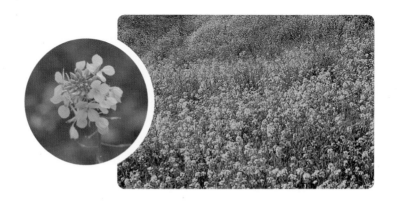

백과(은행)

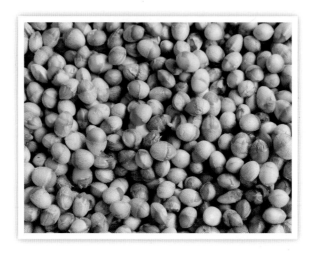

| 학명 | *Gingko biloba* Linne
| 생약명 | 백과(白果)-속씨의 열매를 말린 것, 백과엽(白果葉)-잎을 말린 것
| 이명 | 은행목, 압각수, 공손수, 은빛 살구

주요 효과 질환 성인병에 좋고, 순환계 · 호흡기 질환을 다스린다.

한 방 혈전용해, 심장병, 고혈압, 당뇨병, 관상동맥질환, 거담, 뇌졸중, 대하증, 말초혈관장애, 식체, 야뇨증, 요도염, 위염, 종독, 치매, 협심증, 해수, 천식에 다른 약재와 처방한다.

약초 만들기 가을에 노란 잎과 익은 열매를 따서 과육을 제거한 다음 물로 씻은 후 햇볕에 말린다.

용법 　고혈압·당뇨병에는 말린 잎을 1회 2~4g씩 달여 복용한다. 기침·천식에는 은행씨를 굽거나 삶아서 그 즙과 함께 복용한다.

형태 　은행나무는 은행나뭇과의 갈잎큰키나무로 높이 5~10m 정도이다. 잎은 어긋나고 부채꼴이며 잎맥은 2개씩 달린다. 꽃은 암수딴그루로 4월에 짧은 가지에 녹색으로 피고, 열매는 10월에 둥근 핵과로 여문다. 열매의 겉껍질에서는 역한 냄새가 난다.

구분	특징
분포	전국 각지
생지	가로수 식재, 인가 부근, 향교
이용 부위	식용(열매), 약용(잎, 열매)
효능	진해, 항이뇨, 항결핵, 수렴, 진경, 익기, 지사, 주로 혈전용해, 심장병, 고혈압, 당뇨병, 관상동맥질환, 거담, 뇌졸중, 대하증, 말초혈관장애, 식체, 야뇨증, 요도염, 위염, 종독, 치매, 협심증, 해수, 천식
약효	잎, 햇순(1년생 가지), 씨
채취기간	씨(9~10월), 햇순(9월~이듬해 봄)
성미	잎(맛은 달고 쓰며 성질은 따뜻하다), 열매(맛은 쓰고 떫으며 성질은 조금 평하다)
독성 여부	잎(없다), 열매·씨(있다)
금기	열매와 씨에는 독성이 약간 있으므로 기준량을 넘지 않는다, 한꺼번에 많이 먹지 않는다
1회 사용량	잎(2~4g), 열매(5~12개)
물 용량	500~600mL(물이 반으로 줄 때까지 달인다)
약리 작용	혈관 확장 작용, 진경 작용, 항산화 작용

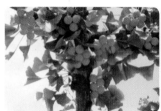 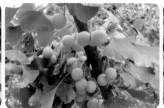 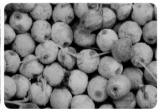

백급(대암풀, 자란)

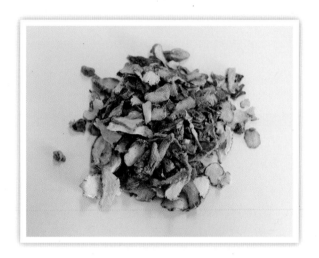

| **학명** | *Bletilla striata* Reichenbach fil.
| **생약명** | 백급(白笈)-덩이줄기를 말린 것
| **이명** | 대암풀, 큰잎조개나물, 자혜근, 군구자

주요 효과 질환 외상 질환에 효험이 있고, 혈증·호흡기 질환을 다스린다.

한 방 늑막염, 옹종, 출혈, 토혈, 폐결핵, 피부궤양, 종독, 종창, 각혈, 코피, 십이지장궤양에 다른 약재와 처방한다.

약초 만들기 가을에 덩이줄기를 채취하여 잔뿌리와 잎을 제거한 다음 살짝 쪄서 겉껍질을 벗겨내고 햇볕에 말린다.

용법 피를 토할 때는 백급 4g + 띠 8g을 배합하여 2~3일 복용한다. 종기·습진에는 약재를 가루 내어 환부에 뿌리거나 기름으로 개어서 환부에 바른다.

형태 자란은 난초과의 여러해살이풀로 높이 20~30cm 정도이고, 둥근 알뿌리에서 나온 잎이 서로 감싸면서 줄기처럼 된다. 잎은 긴 칼 모양으로 밑부분이 좁아져 알집처럼 되며 세로 주름이 많이 있다. 꽃은 5~6월에 꽃줄기 끝에 홍자색으로 피고, 열매는 둥근 견과로 여문다.

구분	특징
분포	남부 지방
생지	산의 양지바른 바위틈
이용 부위	식용(꽃, 뿌리(약술)), 약용(덩이줄기)
효능	보폐, 지혈, 배농, 소종, 수렴, 주로 늑막염, 옹종, 출혈, 토혈, 폐결핵, 피부궤양, 종독, 종창, 각혈, 코피, 십이지장궤양
약효	덩이줄기
채취기간	덩이줄기(가을)
성미	성질은 평탄하며 약간 차고 맛은 쓰다
독성 여부	없다
금기	치유되면 중단한다
1회 사용량	덩이줄기(5~10g)
물 용량	500~600mL(물이 반으로 줄 때까지 달인다)
약리 작용	국소 지혈 작용, 항균 작용

백모근(띠 뿌리)

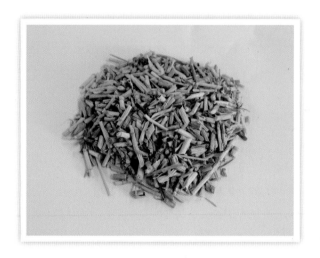

| **학명** | *Imperata cylindrica* Beauvois *var. koenigii* Durand et Schinz
| **생약명** | 백모근(白茅根)–띠 뿌리줄기를 말린 것
| **이명** | 삐비, 모근, 여근, 지근근

주요 효과 질환 비뇨기·순환기 질환을 다스린다.

한방 고혈압, 방광결석, 방광염, 신장병, 혈액순환, 코피, 어혈, 해열, 갈증, 황달, 딸꾹질, 만성 신장염, 타박상에 다른 약재와 처방한다.

약초 만들기 봄 또는 가을에 띠 뿌리줄기를 캐어 줄기와 수염뿌리 및 비늘잎을 제거한 다음 물에 씻고 햇볕에 말린다.

용법 딸꾹질에는 띠 뿌리줄기 8~10g을 달여 2~3회 복용한다. 코피가 날 때는 꽃이삭으로 뭉쳐서 피가 나오는 콧구멍을 막는다.

형 태 띠는 볏과의 여러해살이풀로 높이 30~120cm 정도이다. 잎은 모여나고 납작한 선형이며 가장자리에 털이 있다. 꽃은 5~6월에 원추상 수상화서로 피고, 포영은 막질이며 피침형이고 꽃밥은 노란색이다.

구분	특징
분포	전국 각지
생지	산기슭, 들, 길가
이용 부위	식용(꽃봉오리), 약용(뿌리)
효능	양혈, 지혈, 통경, 청열, 주로 고혈압, 방광결석, 방광염, 신장병, 혈액순환, 코피, 어혈, 해열, 갈증, 황달, 딸꾹질, 만성 신장염, 타박상
약효	뿌리줄기
채취기간	뿌리줄기(봄, 가을)
성미	성질은 차고 맛은 달다
독성 여부	없다
금기	치유되면 중단한다
1회 사용량	뿌리줄기(8~10g)
물 용량	500~600mL(물이 반으로 줄 때까지 달인다)
약리 작용	토끼에게 물로 달인 액을 투여하면 이뇨 작용, 적리균과 포도상구균에 대하여 항균 작용이 있다

백미(백미 뿌리)

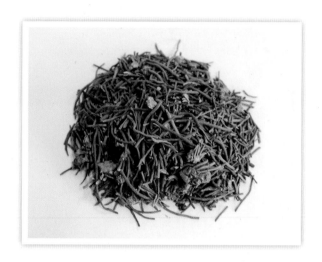

| **학명** | *Cynanchum atratum* Bunge
| **생약명** | 백미(白薇)—뿌리를 말린 것
| **이명** | 골미, 미초, 백막, 백용수

주요 효과 질환 간경과 소화 기능을 돕고, 호흡기 질환을 다스린다.

한방 강장보호, 냉병, 늑막염, 부종, 어혈, 폐결핵, 해수, 헛배 나온 데, 풍, 학질, 한열에 다른 약재와 처방한다.

약초 만들기 가을에서 이듬해 봄까지 뿌리를 캐어 햇볕에 말린다.

용법 한기와 열로 인하여 인사불성일 때는 뿌리 6~10g을 물에 달여서 하루 2~3회 복용한다.

형태   백미꽃은 박주가릿과의 여러해살이풀로 높이 50cm 정도이다. 잎은 마주나고 끝이 뾰쪽하며 밑은 둥근 모양이고 가장자리는 밋밋하다. 꽃은 5~7월에 잎겨드랑이에 자주색으로 피고, 열매는 10월에 골돌과로 여문다.

구분	특징
분포	전국 각지
생지	산과 들
이용 부위	식용(잎), 약용(뿌리)
효능	청열, 양혈, 주로 강장보호, 냉병, 늑막염, 부종, 어혈, 폐결핵, 해수, 헛배 나온 데, 풍, 학질, 한열
약효	뿌리
채취기간	뿌리(가을~이듬해 봄)
성미	성질은 대단히 차고 맛은 쓰다
독성 여부	없다
금기	치유되면 중단한다
1회 사용량	뿌리(6~10g)
물 용량	500~600mL(물이 반으로 줄 때까지 달인다)
약리 작용	항염 작용

백부자(흰바꽃, 노랑돌쩌귀)

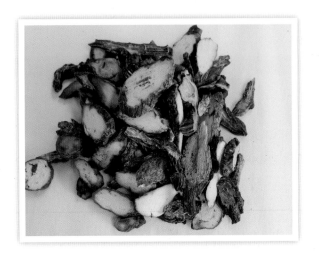

| **학명** | *Aconitum coreanum* (H. Lev.) Rapaics
| **생약명** | 백부자(白附子)-덩이뿌리를 말린 것
| **이명** | 관부자, 강흰바꽃, 독각련, 관백부

주요 효과 질환 간경에 효험이 있고, 운동계 질환을 다스린다.

한방 간질, 강심, 관절염, 중풍, 구안와사, 경간 진정, 냉통, 신경통, 이뇨, 피부 소양증에 다른 약재와 처방한다.

약초 만들기 봄 또는 가을에 덩이뿌리를 캐어 줄기와 잔뿌리를 제거한 후 물로 씻고 햇볕에 말린다.

용법 중풍에는 백부자 10g + 홍화 10g + 방풍 15g을 배합하여 달인 물에 전갈가루 2g을 넣고 하루 2번 복용한다. 피부소양증에는 전초를 짓찧어 환부에 바른다.

형태　　　노랑돌쩌귀는 미나리아재빗과의 여러해살이풀로 높이 1m 정도이다. 잎은 어긋나고 둥근 염통 모양이며 3~5개로 갈라진다. 꽃은 7~8월에 줄기 끝에 총상화서를 이루며 노란색으로 피고, 열매는 골돌과로 여문다.

구분	특징
분포	중북부 지방
생지	풀밭이나 과목 숲, 습한 골짜기
이용 부위	식용(꽃), 약용(덩이뿌리)
효능	진경, 풍습화담, 거풍담, 한습, 주로 간질, 강심, 관절염, 중풍, 구안와사, 경간 진정, 냉통, 신경통, 이뇨, 피부소양증
약효	꽃, 덩이뿌리
채취기간	덩이뿌리(봄, 가을)
성미	맛은 맵고 달며 성질은 따뜻하다
독성 여부	독성이 있으므로 주의한다
금기	열이 나는 환자, 허약한 사람은 쓰지 않는다
1회 사용량	덩이뿌리(0.5~1g)
물 용량	500~600mL(물이 반으로 줄 때까지 달인다)
약리 작용	결핵균 억제 작용

백선피(검화 뿌리)

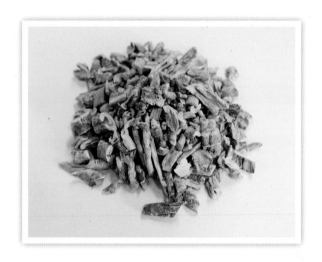

| **학명** | *Dictamnus dasycarpus* Turcz.
| **생약명** | 백선피(白鮮皮) · 백양피(白羊皮)―뿌리껍질을 말린 것
| **이명** | 검화풀, 백양선

주요 효과 질환 ┃ 피부과 · 신경계 질환을 다스린다.

한방 ┃ 류머티즘성 관절통, 풍과 습기로 인한 배꼽 부근이 단단하여 누르면 아픈 증세, 대장염, 황달, 버짐, 옴, 습진, 창독에 다른 약재와 처방한다.

약초 만들기 ┃ 가을부터 이듬해 봄까지 뿌리를 캐내어 속의 딱딱한 심부를 제거하고 햇볕에 말린다.

용법 ┃ 습진 · 종기에는 생뿌리를 짓찧어 환부를 씻거나 붙인다. 소변이 찔끔거리며 시원치 않을 때는 말린 약재를 1회 2~5g씩 달여서 복용한다. 외상에 출혈이 있을 때는 백선피 가루를 뿌려준다.

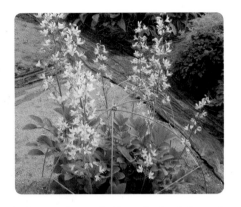

형 태 백선은 운향과의 여러해살이 풀로 높이 50~80cm 정도이다. 잎이 마주나고 깃꼴겹잎이며, 작은 잎은 타원형이고 가장자리에 톱니가 있다. 꽃은 5~6월에 줄기 끝에 여러 송이가 모여 총상화서를 이루며 노란색으로 피고, 열매는 8월에 삭과로 여문다.

구분	특징
분포	전국 각지
생지	산기슭
이용 부위	식용(꽃, 잎), 약용(뿌리껍질)
효능	거풍, 조습, 청열, 이담, 억균, 주로 류머티즘성 관절통, 풍과 습기로 인한 배꼽 부근이 단단하여 누르면 아픈 증세, 대장염, 황달, 버짐, 옴, 습진, 창독
약효	뿌리껍질
채취기간	뿌리껍질(가을~이듬해 봄)
성미	성질은 차며 맛은 쓰다
독성 여부	없다
금기	오한과 두통이 있을 때는 쓰지 않는다
1회 사용량	뿌리껍질(2~5g)
물 용량	500~600mL(물이 반으로 줄 때까지 달인다)
약리 작용	암세포 증식을 억제한다

백자인(측백나무씨)

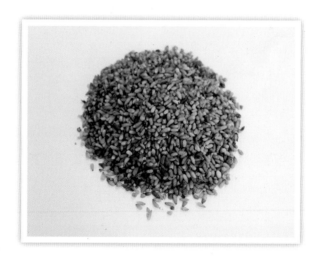

| **학명** | *Thuja orientalis* Linne
| **생약명** | 백엽(柏葉)·측백엽(側柏葉)−잎을 말린 것, 백자인(柏子仁)−익은 씨를 말린
것, 백근백피(柏根白皮)−뿌리줄기를 말린 것
| **이명** | 총백엽, 측백, 강백, 측백목

주요 효과 질환 혈증·소화기 질환을 다스린다.

한방 잎(고혈압, 대장염, 이질, 토혈, 혈뇨, 비출혈(코피), 장출혈), 씨(신체허약증,
불면증, 요통, 변비, 식은땀, 유정, 신경쇠약)에 다른 약재와 처방한다.

약초 만들기 봄과 가을에 잎이 붙은 어린 가지를 잘라 그늘에서 말린다. 가을에 여문
씨를 채취하여 햇볕에 말린다.

용법 고혈압에는 잎을 1회 3~5g을 달이거나 가루 내어 복용한다. 땀띠·습

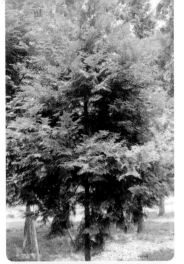

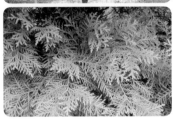

진·피부병에는 측백잎을 헝겊주머니에 넣어 목욕제로 이용한다.

형태 측백나무는 측백나뭇과의 늘푸른 큰키나무로 높이 10m 정도이다. 잎은 바늘처럼 생기고 마주나거나 3개씩 달리고, 어릴 때는 바늘잎이지만 성장 후에는 비늘같이 부드럽게 되는 것도 있다. 꽃은 암수한그루이고 가지 끝이나 잎겨드랑이에 달리며, 열매는 구과로 여문다.

구분	특징
분포	전국 각지
생지	울타리, 정원
이용 부위	식용(차, 술), 약용(잎, 잔가지, 씨)
효능	잎(거담, 지혈, 수렴), 씨(자양강장, 진정, 안신, 통변완화), 주로 잎(고혈압, 대장염, 이질, 토혈, 혈뇨, 비출혈(코피), 장출혈), 씨(신체허약증, 불면증, 요통, 변비, 식은땀, 유정, 신경쇠약)
약효	잎, 잔가지, 씨
채취기간	잎이 붙은 어린 가지(봄, 가을), 씨(가을)
성미	성질은 서늘하며 맛은 맵고 약간 쓰다
독성 여부	없다
금기	복용 중에 국화·대황·소리쟁이를 주의한다
1회 사용량	잎(3~5g)
물 용량	500~600mL(물이 반으로 줄 때까지 달인다)
약리 작용	쥐에게 에탄올 추출물을 투여하면 거담 작용이 있고, 잎에는 진해 작용이 있다

백작약(함박꽃 뿌리)

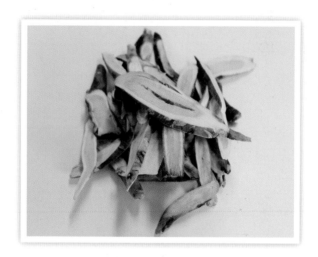

| **학명** | *Paeonia japonica* (Makino) Miyabe & Takeda
| **생약명** | 작약(芍藥)-뿌리를 말린 것
| **이명** | 초작약, 개삼, 산작약, 홍작약

주요 효과 질환 부인과·호흡기·이비인후과·순환계 질환을 다스린다.

한방 두통, 복통, 위통, 월경불순, 대하, 식은땀, 현훈, 신체허약에 다른 약재
와 처방한다.

약초 만들기 가을부터 이듬해 봄까지 뿌리를 캐서 줄기와 잔뿌리를 제거한 후 물로
씻어 햇볕에 말린다.

용법 월경불순에는 뿌리 10g을 물에 달여 먹는다. 현기증에는 환제나 산제로

만들어 먹는다.

형태 　작약은 미나리아재빗과의 여러해
살이풀로 높이 40~50cm 정도이다. 잎은 어긋나
고 깃털 모양이며 작은 잎은 긴 타원형이다. 뿌리
는 굵고 육질이며 밑부분이 비늘 같은 잎으로 싸
여 있다. 꽃은 5~6월에 원줄기 끝에서 1송이씩 백
색 또는 적색으로 피고, 열매는 9~10월에 골돌로
내봉선으로 터진다.

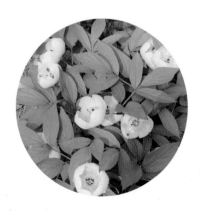

구분	특징
분포	전국 각지
생지	정원, 밭에서 재배
이용 부위	식용(꽃, 어린잎), 약용(뿌리)
효능	유간지통, 양혈염음, 조혈, 지한, 주로 두통, 복통, 위통, 월경불순, 대하, 식은땀, 현훈, 신체 허약
약효	3~4년 된 뿌리
채취기간	뿌리(가을~이듬해 봄)
성미	맛은 쓰고 성질은 조금 차갑다
독성 여부	없다
금기	치유되면 중단한다
1회 사용량	뿌리(10g)
물 용량	500~600mL(물이 반으로 줄 때까지 달인다)
약리 작용	물로 달인 액은 장 내용물의 배출을 촉진시키고 평활근을 이완시켜 위의 스트레스성 궤양을 억제하고 운동을 항진시킨다. 그 외 진경 작용, 진정 작용, 혈압 강하 작용, 혈관 확장 작용, 항염증 작용이 있다

백지(구릿대 뿌리)

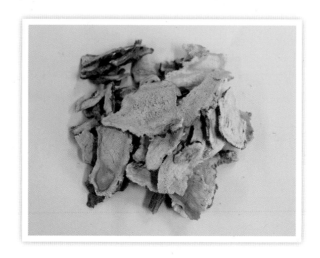

| **학명** | *Angelica dahurica* Benth. *et* Hook.
| **생약명** | 백지(白芷)−뿌리를 말린 것
| **이명** | 향백지, 방향, 대활, 구리대

주요 효과 질환 부인과·신경계 질환을 다스린다.

한 방 두통, 감기, 치통, 요통, 부스럼, 옹종, 장출혈, 신경통에 다른 약재와 처방한다.

약초 만들기 가을에 줄기가 나오지 않은 뿌리를 캐서 잎자루와 잔뿌리를 다듬고 물로 씻어 햇볕에 말린다.

용 법 치통에는 잎을 짓찧어 즙을 내서 양치질을 한다. 대하증에는 백지 뿌리

10g＋인동덩굴꽃 10g을 물에 달여서 하루 3번 공복에 복용한다.

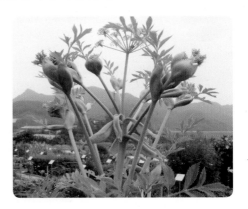

<table>
  <tr>형 태</tr>
</table>

형 태   구릿대는 산형과의 여러 해살이풀로 높이 1~2m 정도이다. 잎은 2~3회 깃꼴겹잎이고 작은 잎은 긴 타원형이며 가장자리에 날카로운 톱니가 있다. 꽃은 6~8월에 산형화서로 줄기와 가지 끝에 흰색으로 피고, 열매는 10월에 편평한 타원형의 분과로 여문다.

구분	특징
분포	전국 각지
생지	산골짜기
이용 부위	식용(꽃, 어린순, 뿌리), 약용(뿌리)
효능	거풍, 조습, 소종, 지통, 주로 두통, 감기, 치통, 요통, 부스럼, 옹종, 장출혈, 신경통
약효	뿌리
채취기간	줄기가 나오지 않은 뿌리(가을)
성미	맛은 맵고 성질은 따뜻하다
독성 여부	없다
금기	음기가 허약한 사람은 장복하지 않는다, 발한에 쓰지 않는다
1회 사용량	뿌리(6~12g)
물 용량	500~600mL(물이 반으로 줄 때까지 달인다)
약리 작용	에탄올 엑스는 해열 작용이 있고, 국소 진통 및 마비 작용이 있으며, 쿠마린류는 항진균 작용과 지방 분해 촉진 작용이 있다

백질려(남가새)

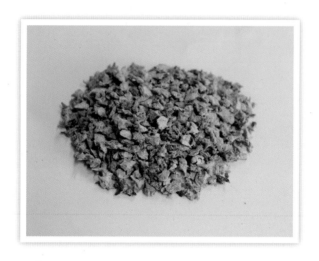

| **학명** | *Tribulus terrestris* Linne
| **생약명** | 백질려(白蒺藜)−씨를 말린 것, 질려근(蒺藜根)−뿌리를 말린 것,
　　　　질려묘(蒺藜苗)−줄기와 잎을 말린 것
| **이명** | 승추, 지행, 체익, 질리자

주요 효과 질환 신진대사·염증성 질환을 다스린다.

한방 　고혈압, 월경불순, 임파선염, 두드러기, 두통, 명목, 현훈, 옴, 옹종에 다른 약재와 처방한다.

약초 만들기 8~9월에 익은 씨를 채취하여 햇볕에 말린다.

용법 　가려운 종기와 백반, 두창, 가려서 잘 보이지 않는 눈을 밝게 한다. 볶아서 가시를 버리고 분말로 해서 쓴다. 1회 6~12g 복용한다.

형태　　　　남가새는 남가샛과의 한해살이풀로 높이 1m 정도이다. 잎은 마주나고 끝은 둔하며 가장자리가 밋밋하고 뒷면에 흰색의 누운 털이 나 있다. 꽃은 7월에 잎겨드랑이에서 나온 짧은 꽃자루 끝에 1개씩 노란색으로 피고, 열매는 8~9월에 열려서 익으면 5개로 갈라지는데 갈라진 조각마다 2개의 뾰쪽한 줄기가 있고 겉껍질은 각질이다.

구분	특징
분포	제주도, 남쪽 해안과 섬 지방
생지	바닷가 모래땅
이용 부위	식용(꽃), 약용(씨)
효능	진정, 주로 고혈압, 월경불순, 임파선염, 두드러기, 두통, 명목, 현훈, 옴, 옹종
약효	꽃, 씨
채취기간	씨(8~9월)
성미	성질은 따뜻하며 맛은 쓰고 맵다
독성 여부	없다
금기	치유되면 중단한다
1회 사용량	씨(6~12g)
물 용량	500~600mL(물이 반으로 줄 때까지 달인다)
약리 작용	열매의 알코올 추출물은 마취된 동물의 혈압을 강하시킨다

백출(삽주 뿌리)

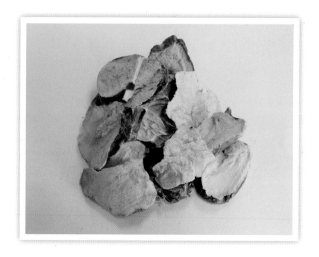

| **학명** | *Atractylodes japonica Koidz.*
| **생약명** | 백출(白朮)-껍질을 벗겨낸 햇뿌리를 말린 것,
　　　　　창출(蒼朮)-껍질을 벗겨내지 않은 묵은 뿌리를 말린 것
| **이명** | 화창출, 복창출, 천생출, 동출

주요 효과 질환 건위 또는 냉병에 효험이 있고, 소화기 질환을 다스린다.

한 방 백출(비위기약, 소화불량, 식욕부진, 황달, 관절염), 창출(습성곤비, 감기, 구토, 야맹증, 담음)에 다른 약재와 처방한다.

약초 만들기 봄부터 가을까지 삽주 덩이뿌리를 캐서 잔뿌리를 제거하고 겉껍질을 제거한 후 햇볕에 말려서 쓰거나 그대로 말린다.

용 법 소화불량에는 뿌리를 캐서 말린 후 썰어서 가루 내어 환을 만든 다음

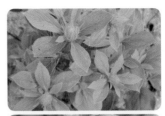

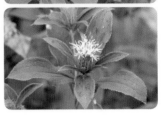

하루 3번 식후에 30~40개씩 복용한다. 습한 열로 무릎이 붓고 아플 때는 창출＋황경피＋우슬＋율무씨를 같은 양으로 배합하여 1회에 3~5g씩 달여 하루 3번 복용한다.

형태 삽주는 국화과의 여러해살이풀로 높이 30~100cm 정도이다. 뿌리에서 나온 잎은 꽃이 필 때 시들고 어긋나며 잎자루는 없다. 줄기 밑부분의 잎은 깃꼴로 깊게 갈라지지만 윗부분의 잎은 갈라지지 않는다. 꽃은 7~10월에 줄기 끝에서 1송이씩 흰색 또는 연한 분홍색으로 피고, 열매는 10~11월에 긴 타원형으로 여문다.

구분	특징
분포	전국 각지
생지	산지의 건조한 곳
이용 부위	식용(꽃, 어린순), 약용(뿌리)
효능	백출(보비, 익위, 조습, 건위, 거담, 이뇨, 안태), 창출(건비, 조습, 거풍, 발한, 해울), 주로 백출(비위기약, 소화불량, 식욕부진, 황달, 관절염), 창출(습성곤비, 감기, 구토, 야맹증, 담음)
약효	뿌리
채취기간	뿌리(봄~가을)
성미	백출(맛은 쓰고 달며 성질은 따뜻하다), 창출(맛은 맵고 성질은 따뜻하다)
독성 여부	없다
금기	복용 중에 복숭아·자두를 주의한다, 열이 있을 때·땀이 많이 날 때 주의한다
1회 사용량	뿌리(10~20g)
물 용량	500~600mL(물이 반으로 줄 때까지 달인다)
약리 작용	물 추출물은 혈관을 확장시켜 혈압이 강하하며, 정유는 방부 작용이 있다

백합(백합)

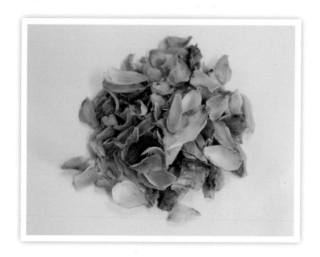

| **학명** | *Lilium longiflorum* THUNB.
| **생약명** | 백합(百合)−비늘줄기를 말린 것
| **이명** | 우리나라에는 유사종인 중나리, 참나리, 말나리, 털중나리가 있다.

주요 효과 질환 허약체질에 효험이 있고, 호흡기 질환을 다스린다.

한방 각혈, 강장보호, 기관지염, 신경쇠약, 위장염, 자율신경실조증, 자폐증, 정신분열증, 중이염, 치질, 종기에 다른 약재와 처방한다.

약초 만들기 가을에 비늘줄기를 채취하여 햇볕에 말린다.

용법 기관지염·위장염에는 말린 약재 8~10g을 물에 달여 하루 3번 복용한다. 종기·치질에는 잎을 짓찧어 환부에 붙인다.

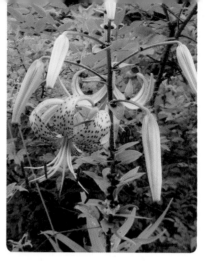

형태   백합은 백합과의 여러해살이풀
로 높이 30~60cm 정도이다. 잎은 어긋나거나
때로는 돌려나기도 하는데 잎자루가 없다. 꽃
은 5~6월에 원줄기 끝에 나팔처럼 흰색으로
피고, 열매는 8~10월에 긴 타원형의 삭과로 여
문다.

구분	특징
분포	전국 각지
생지	관상용으로 재배
이용 부위	식용(어린순), 약용(비늘줄기)
효능	보기, 보폐, 진정, 주로 각혈, 강장보호, 기관지염, 신경쇠약, 위장염, 자율신경실조증, 자폐증, 정신분열증, 중이염, 치질, 종기
약효	비늘줄기
채취기간	비늘줄기(가을)
성미	성질은 평온하며 맛은 달고 약간 쓰다
독성 여부	없다
금기	치유되면 중단한다
1회 사용량	비늘줄기(8~10g)
물 용량	500~600mL(물이 반으로 줄 때까지 달인다)
약리 작용	이뇨 작용

복령(소나무뿌리혹), 복신(백복신)

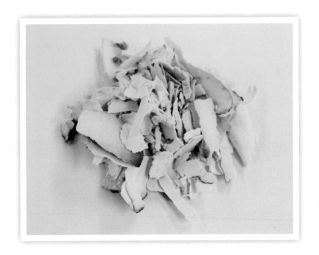

> | **학명** | *Poria cocos*
> | **생약명** | 복령(茯笭)-소나무 뿌리에 기생하는 균체(菌體)의 혹, 복신(茯神)-소나무 뿌리를 내부에 감싸고 자란 것, 복신목(茯神木)-복신을 관통한 소나무 뿌리
> | **이명** | 솔풍령, 송령, 복토, 운령

주요 효과 질환 부인병에 효험이 있고, 심경을 다스린다.

한 방 부인병, 강심제, 심장병, 심장판막증, 강장보호, 불면증, 우울증, 건망증, 경련, 고혈압, 당뇨병, 허약체질, 기미, 주근깨, 어혈, 종독에 다른 약재와 처방한다.

약초 만들기 벌목한 지 3~4년 지난 소나무 뿌리에서 채취하여 물에 담근 다음 부드러워졌을 때 알맞게 잘라 햇볕에 말린다.

용 법 심장병에는 복령 8~15g을 달여 하루 3회 복용한다. 주근깨·기미에는 복령을 가루 내어 얼굴팩을 한다.

형태   소나무 뿌리의 주변을 쇠꼬챙이로 찔러서 찾는다. 복령은 소나무 뿌리와 엉켜 있는데 크기와 형태는 일정하지 않으나 대개 10~30cm 정도의 공 모양 또는 타원형이고 표면은 꺼칠꺼칠한 적갈색 또는 흑갈색이다. 빛깔이 흰색인 것은 백복령(적송에 자생), 적색인 것은 적복령(곰솔에 자생)이다.

구분	특징
분포	전국 각지
생지	벌목 후 3~4년이 지난 소나무 뿌리
이용 부위	식용(술), 약용(소나무뿌리혹)
효능	진정, 해열, 주로 부인병, 강심제, 심장병, 심장판막증, 강장보호, 불면증, 우울증, 건망증, 경련, 고혈압, 당뇨병, 허약체질, 기미, 주근깨, 어혈, 종독
약효	균괴(菌塊)
채취기간	소나무뿌리혹(가을~이듬해 봄)
성미	성질은 평온하며 맛은 담백하고 달다
독성 여부	없다
금기	복용 중 뽕나무 · 오이풀 · 진범을 주의한다
1회 사용량	소나무뿌리혹(8~15g)
물 용량	500~600mL(물이 반으로 줄 때까지 달인다)
약리 작용	혈압 강하 작용, 혈당 강하 작용

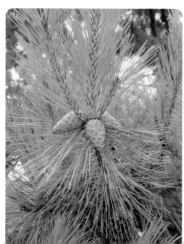
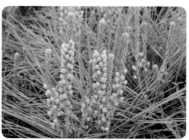

복분자(산딸기)

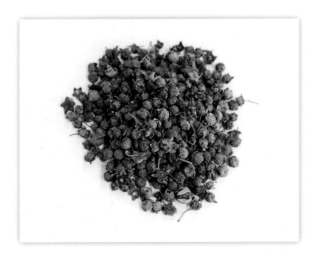

| 학명 | *Rubus coreanus* Miquel
| 생약명 | 복분자(覆盆子)−덜 익은 열매를 말린 것
| 이명 | 복분, 곰딸, 곰의딸, 대맥매

주요 효과 질환 원기회복과 자양강장에 효험이 있고, 순환계 질환을 다스린다.

한방 신체허약, 양기부족, 음위, 유정, 빈뇨, 이뇨, 시력 회복, 스태미나 강화에 다른 약재와 처방한다.

약초 만들기 초여름에 덜 익은 푸른 열매를 따서 햇볕에 말린다.

용법 음위증에는 복분자를 술에 담갔다가 건져내어 약한 불에 말려 가루 낸 후 물에 타서 복용한다. 스태미나 강화·신체허약에는 말린 약재를 1회 2~4g씩 물에 달여 하루 3번 나누어 복용한다.

형태　　　복분자는 장미과의 갈잎떨기나무로 높이 3m 정도이다. 잎은 어긋나고 깃꼴겹잎이며, 작은 잎은 타원형이고 가장자리에 예리한 톱니가 있다. 꽃은 5~6월에 가지 끝에 흰색이나 연홍색으로 피고, 열매는 7~8월에 반달 모양의 복과로 여문다.

구분	특징
분포	전국 각지
생지	산기슭의 양지
이용 부위	식용(꽃, 어린순, 익은 열매), 약용(덜 익은 열매)
효능	자양, 강장, 강정, 명목, 축뇨, 주로 신체허약, 양기부족, 음위, 유정, 빈뇨, 이뇨, 시력 회복, 스태미나 강화
약효	덜 익은 푸른 열매
채취기간	덜 익은 푸른 열매(6~7월), 성숙한 열매(가을)
성미	맛은 달고 시며 성질은 따뜻하다
독성 여부	없다
금기	치유되면 중단한다
1회 사용량	덜 익은 푸른 열매(2~4g)
물 용량	500~600mL(물이 반으로 줄 때까지 달인다)
약리 작용	주로 말초혈관을 확장시켜 주고, 정액 분비 촉진 작용이 있다

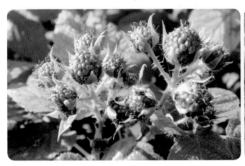
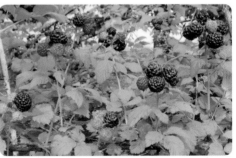

부자(바꽃, 초오)

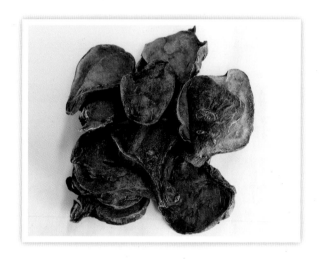

| **학명** | *Aconitum carmichaeli* Debeaux
| **생약명** | 부자(附子) · 초오(草烏)−덩이뿌리를 말린 것
| **이명** | 바꽃, 쌍란국, 투구꽃, 누람자

주요 효과 질환 염증 · 통증 · 풍증을 다스린다.

한 방 강심제, 심장병, 심복통, 고혈압, 당뇨병, 요통, 류머티즘, 마비, 반신불수, 견비통, 어혈, 신경통, 관절염에 다른 약재와 처방한다.

약초 만들기 늦가을에 덩이뿌리를 채취하여 햇볕에 말린다. 감부자는 감초와 검은 콩을 삶은 물에 담갔다 사용한다. 포부자는 부자를 120°C 정도로 가열하여 독성을 없앤다. 생부자는 소금물에 담갔다가 석회 가루를 뿌려 말린다.

용법 맹독성 약재인 부자는 옛날에 극약으로 사용할 정도로 매우 위험하므로 반드시 한의사의 처방을 받아야 한다.

형태 바꽃은 미나리아재빗과의 여러해살이풀로 높이 1m 정도이다. 잎은 어긋나며 손바닥 모양으로 갈라지고 가장자리에 거친 톱니가 있다. 꽃은 9월에 자주색으로 피고, 열매는 10월에 타원형의 골돌과로 여문다.

구분	특징
분포	속리산 이북
생지	깊은 산골짜기, 밭에서 재배
이용 부위	식용(먹을 수 없다), 약용(덩이뿌리)
효능	회양구역, 보화조양, 진통, 자양, 진경, 소종, 주로 강심제, 심장병, 심복통, 고혈압, 당뇨병, 요통, 류머티즘, 마비, 반신불수, 견비통, 어혈, 신경통, 관절염
약효	덩이뿌리(탕, 산제, 환제)
채취기간	덩이뿌리(늦가을)
성미	맛은 맵고 성질은 덥고 극성이 있다
독성 여부	있다(극약으로 사약의 재료)
금기	부자를 복용할 때는 목욕이나 음주를 했을 때는 물론이고 난방 등 따뜻해진 상태에서는 복용을 금한다. 열이 많은 사람이나 혈압이 높은 사람, 임산부는 금한다 ※ 한의사와 상담 후 복용 5일간 담갔다가 썰어서 껍질과 배꼽을 버리고 다시 3일간 냉수침하여 흑두 및 감초와 함께 끓여서 햇볕에 말린다
1회 사용량	덩이뿌리(1.5~4g)
물 용량	500~600mL(물이 반으로 줄 때까지 달인다)
약리 작용	소량 사용 시 온열중추를 진정시키고 혈관을 확장시켜 심장 기능을 저하시킨다. 해열 진통 작용, 강심 작용이 있다

부평초(개구리밥)

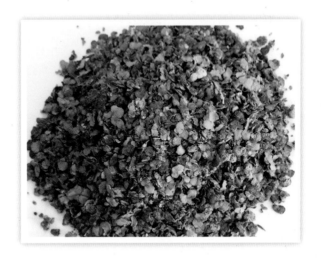

| 학명 | *Spirodela polyrhiza* (L.) SCHLEID
| 생약명 | 부평(浮萍)-전초를 말린 것
| 이명 | 수화전, 수선, 머구리밥풀

주요 효과 질환 해독 작용에 효험이 있고, 열증·이비인후과 질환을 다스린다.

한 방 부기, 이뇨, 편두통, 소변불통, 두드러기, 당뇨병, 종독, 피부소양증, 풍치에 다른 약재와 처방한다.

약초 만들기 여름에 물 위의 전초를 건져내어 물에 씻고 햇볕에 말린다.

용 법 소변을 누지 못할 때는 말린 약재 8g을 달여 하루 3번 나누어 복용한다. 두드러기에는 부평 + 우엉 열매를 각각 10g씩 배합하여 달인 후 하루 3번 나누어 복용한다.

형태　개구리밥은 개구리밥과의 여러해살이 부유성 수생식물로 엽상체의 길이가 5~10cm 정도이다. 엽상체는 달걀 모양이고 앞면은 녹색이며 뒷면은 자주색이다. 꽃은 7~8월에 흰색으로 피고, 열매는 포과이다.

구분	특징
분포	전국 각지
생지	논이나 연못의 수면 위
이용 부위	식용(양어장용), 약용(전초)
효능	강장, 발한, 소종, 주로 부기, 이뇨, 편두통, 소변불통, 두드러기, 당뇨병, 종독, 피부소양증, 풍치
약효	전초
채취기간	전초(7~9월)
성미	맛은 맵고 성질은 따뜻하다
독성 여부	없다
금기	표피가 허하여 저절로 땀이 나는 데는 쓰지 않는다
1회 사용량	전초(10~15g)
물 용량	500~600mL(물이 반으로 줄 때까지 달인다)
약리 작용	물로 달인 액은 개구리에 대하여 강심 작용이 있고, 다량 투여 시 혈관이 수축되고 혈압이 상승한다. 토끼에게 경구 투여하면 해열 작용이 있고, 해충에 대하여 살충 작용이 있다

비파엽(비파나무 잎)

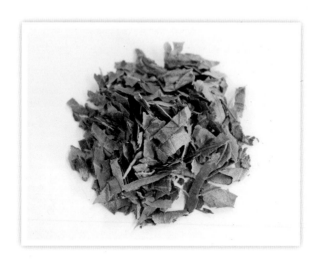

| **학명** | *Eriobotrya japonica* Lindley
| **생약명** | 비파(枇杷)-열매를 말린 것, 비파엽(枇杷葉)-잎을 말린 것
| **이명** | 파엽(巴葉), 파엽(把葉)

주요 효과 질환 간경과 방광경을 다스린다.

한 방 급성 간염, 고혈압, 부인병, 부종, 요통, 견비통, 위통, 골절증, 천식, 기관지염, 무좀, 타박상, 피부염에 다른 약재와 처방한다.

약초 만들기 연중 잎을 채취하여 그늘에 말린다.

용 법 고혈압에는 말린 약재 5~10g을 달여서 하루 3번 나누어 복용한다. 무좀에는 잎을 짓찧어 즙을 내 환부에 바른다.

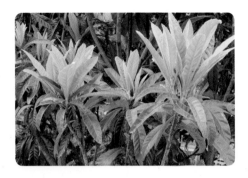

비파나무는 장미과의 상록 활엽 소교목으로 높이 5m 정도이다. 잎은 어긋나고 넓은 댓잎피침형으로서 끝이 뾰족하고 가장자리에 이빨 모양의 톱니가 있다. 꽃은 10~11월에 가지 끝에 원추꽃차례를 이루며 흰색으로 피고, 열매는 꽃이 지고 난 후 6월경에 공 모양 또는 타원형으로 여문다.

구분	특징
분포	남부 지방
생지	온실 재배
이용 부위	식용(열매), 약용(잎, 씨)
효능	윤폐, 지갈, 하기, 청폐, 강기, 화담, 주로 급성 간염, 고혈압, 부인병, 부종, 요통, 견비통, 위통, 골절증, 천식, 기관지염, 무좀, 타박상, 피부염
약효	잎
채취기간	연중(잎)
성미	성질은 평온하며 맛은 쓰다
독성 여부	없다
금기	치유되면 중단한다
1회 사용량	잎(5~10g)
물 용량	500~600mL(물이 반으로 줄 때까지 달인다)
약리 작용	진통 작용, 거담 작용

사간(범부채)

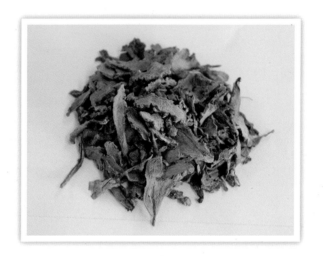

| **학명** | *Belamcanda chinensis* Leman.
| **생약명** | 사간(射干)·오선(烏扇)—뿌리줄기를 말린 것
| **이명** | 나비꽃, 산포선, 호선초, 호접화

주요 효과 질환 이비인후과·호흡기 질환을 다스린다.

한방 가래를 삭일 때, 편도선염, 인후가 붓고 아플 때, 거담, 진해, 임파선염, 구취, 옹종창독에 다른 약재와 처방한다.

약초 만들기 가을에 뿌리줄기를 캐어 잔뿌리를 제거하고 물에 씻어 햇볕에 말린다.

용법 인후염에 범부채 + 황금 + 도라지 + 감초를 각각 9g씩 달여서 하루 3번 나누어 복용한다. 종기에는 말린 약재를 가루 내어 환부에 뿌린다.

형 태　　　범부채는 붓꽃과의 여러해살이풀로 산과 들에서 높이 50~100cm 정도 자란다. 잎은 어긋나고 칼 모양이며 2줄로 늘어선다. 꽃은 7~8월에 황적색으로 피고 꽃잎에 흑자색 반점이 있다. 열매는 9~10월에 달걀 모양의 삭과로 여문다.

구분	특징
분포	전국 각지
생지	산과 들
이용 부위	식용(꽃, 어린잎), 약용(뿌리줄기)
효능	지통, 산혈, 주로 가래를 삭일 때, 편도선염, 인후가 붓고 아플 때, 거담, 진해, 임파선염, 구취, 옹종창독
약효	뿌리줄기
채취기간	뿌리줄기(가을)
성미	맛은 쓰고 성질은 차갑다
독성 여부	약간 있다
금기	나물로 먹을 때는 독성이 있어 오랫동안 우려낸 뒤에 먹는다, 성한하고 독이 있다
1회 사용량	뿌리줄기(2~4g)
물 용량	500~600mL(물이 반으로 줄 때까지 달인다)
약리 작용	물로 달인 액은 피부사상균에 대하여 항진균 작용이 있다

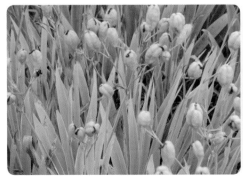
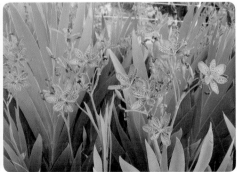

사삼(더덕)

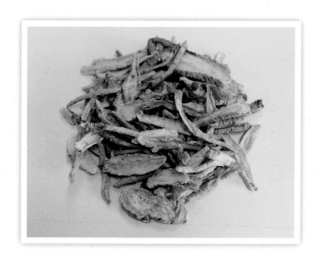

| **학명** | *Adenophora triphylla var. japonica* Hara
| **생약명** | 산해라(山海螺) · 양유근(洋乳根) · 토당삼(土黨蔘) · 통유초(通乳草)─뿌리를 말
린 것
| **이명** | 양유, 백삼, 노삼

주요 효과 질환 호흡기 질환에 효험이 있고, 비뇨기 · 순환계 · 신경계 질환을 다스린다.

한방 오랜 기침, 기관지염, 유선염, 편도선염, 백대하, 고혈압, 불면증, 종독,
피부소양증에 다른 약재와 처방한다.

약초 만들기 가을부터 이듬해 봄까지 더덕의 뿌리를 캐서 잔뿌리를 제거하고 물에
씻은 후 햇볕에 말린다.

용법 젖이 부족한 산모는 더덕에서 나오는 하얀 유액인 양유(羊乳)가 좋기

166

때문에 더덕을 생으로 먹는다. 거담·백대하에는 더덕을 물에 달여서 하루 3번 공복에 복용한다.

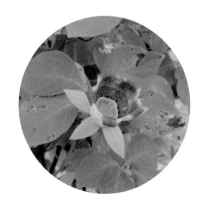

형태 더덕은 초롱과의 여러해살이 덩굴풀로 길이는 1.5~2m 정도이다. 잎 앞면은 녹색이고 뒷면은 흰색이며, 잎은 어긋나고 가지 끝에서 4장이 모여 마주나고 가장자리는 밋밋하다. 잎이나 줄기, 뿌리를 자르면 흰색 즙이 나오고 독특한 향이 난다. 8~9월에 종 모양의 연한 녹색의 꽃이 밑을 향해 피는데 꽃잎 안쪽에 자주색 반점이 있다. 열매는 10~11월에 납작한 팽이를 거꾸로 세운 모양으로 여문다.

구분	특징
분포	전국 각지
생지	깊은 산지나 밭
이용 부위	식용(꽃, 어린잎, 뿌리), 약용(뿌리)
효능	소종, 해독, 배농, 거담, 하유즙(下乳汁), 주로 오랜 기침, 기관지염, 유선염, 편도선염, 백대하, 고혈압, 불면증, 종독, 피부소양증
약효	꽃, 뿌리
채취기간	꽃(8~9월), 뿌리(가을~이듬해 봄)
성미	맛은 달고 매우며 성질은 평하다, 인삼은 더운 약성이고, 더덕은 찬 약성을 가지고 있다
독성 여부	없다
금기	치유되면 중단한다
1회 사용량	꽃(4g), 뿌리(6~10g)
물 용량	500~600mL(물이 반으로 줄 때까지 달인다)
약리 작용	토끼에게 물로 달인 액을 투여하면 거담 작용이 있고, 두꺼비의 적출 심장에 대한 강심 작용이 있다

사상자(배암도랏씨)

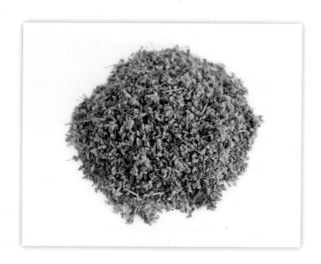

| 학명 | *Torilis japonica* (Houtt.) DC.
| 생약명 | 사상자(蛇床子)-열매를 말린 것
| 이명 | 사미, 사주, 사상인, 마상

주요 효과 질환 부인병·피부병을 다스린다.

한방 부인음증종통, 음낭습양, 자궁한랭불임, 풍습비통, 어혈, 종창, 피부병, 옴, 풍, 개선습창에 다른 약재와 처방한다.

약초 만들기 가을에 열매를 채취하여 햇볕에 말린다.

용법 불임증에는 말린 약재 5~6g을 달여서 하루 2~3회, 20일 이상 복용한다. 종창·어혈에는 전초를 채취하여 짓찧어 환부에 붙인다.

사상자는 미나릿과의 두해살이풀로 높이 30~70cm 정도이고, 잎은 어긋나고 깃꼴겹잎이다. 꽃은 6~8월에 가지와 원줄기 끝에 겹산형 꽃차례를 이루며 흰색으로 피고, 열매는 달걀 모양으로 여문다.

구분	특징
분포	전국 각지
생지	산과 들
이용 부위	식용(꽃, 전초), 약용(열매)
효능	온신, 장양, 거풍, 주로 부인음증종통, 음낭습양, 자궁한랭불임, 풍습비통, 어혈, 종창, 피부병, 옴, 풍, 개선습창
약효	열매
채취기간	열매(가을)
성미	성질은 따스하고 맛은 약간 맵고 쓰다
독성 여부	없다
금기	치유되면 중단한다
1회 사용량	열매(10g)
물 용량	500~600mL(물이 반으로 줄 때까지 달인다)
약리 작용	물로 달인 액은 피부진균의 성장을 억제한다

산두근(땅비싸리)

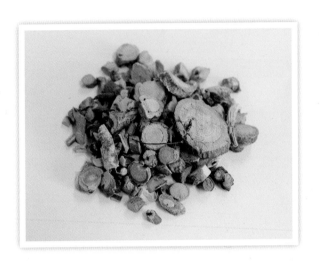

| **학명** | *Sophora tokinensis* Gagnepain
| **생약명** | 산암황기(山岩黃芪)-뿌리를 말린 것
| **이명** | 논싸리, 황결, 고두근, 덧밤나무

주요 효과 질환 악성 피부염증·부인과 질환을 다스린다.

한방 신장기능 강화, 해수, 인후염, 인후통, 구내염, 치은염, 대하증, 종독, 종창, 치질에 다른 약재와 처방한다.

약초 만들기 가을부터 이듬해 봄까지 뿌리를 캐어 물로 씻고 햇볕에 말린다.

용법 인후염·인후통에는 말린 약재 6~10g을 달여서 하루 3회 복용한다. 종독·치질에는 전초를 채취하여 짓찧어 즙을 낸 후 환부에 붙인다.

땅비싸리는 콩과의 낙엽 활엽 관목으로 높이 1m 정도이다. 잎은 어긋나고 원형 또는 거꾸로 된 달걀꼴로서 양면에 털이 있고 끝이 뾰쪽하다. 꽃은 5~6월에 잎겨드랑이에 총상꽃차례를 이루며 엷은 자홍색으로 피고, 열매는 10월에 선형의 협과로 여문다.

구분	특징
분포	전국 각지
생지	산기슭
이용 부위	식용(전초), 약용(뿌리)
효능	표허에 의한 자한, 진통, 주로 신장기능 강화, 해수, 인후염, 인후통, 구내염, 치은염, 대하증, 종독, 종창, 치질
약효	뿌리
채취기간	뿌리(가을~이듬해 봄)
성미	성질은 차며 맛은 쓰다
독성 여부	없다
금기	치유되면 중단한다
1회 사용량	뿌리(6~10g)
물 용량	500~600mL(물이 반으로 줄 때까지 달인다)
약리 작용	항염 작용

산사육(당구자, 산사나무 열매)

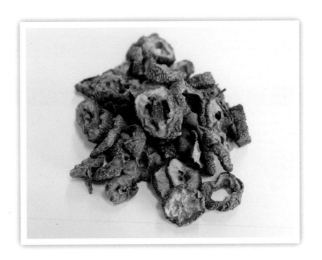

| 학명 | *Crataegus pinnatifida* Bunge
| 생약명 | 산사자(山査子)-익은 열매를 말린 것
| 이명 | 당구자, 산리홍, 산사자, 산조홍

주요 효과 질환 소화기·순환계 질환을 다스린다.

한 방 소화불량, 고혈압, 동맥경화, 심장병, 고지혈증, 이질, 식체, 장염, 요통, 월경통, 고지방혈증, 진통, 복부팽만, 복통, 어혈, 현기증, 갈증에 다른 약재와 처방한다.

약초 만들기 9~10월에 익은 열매를 따서 햇볕에 말린다.

용 법 소화불량·고기를 먹고 체했을 때에는 열매를 먹는다. 개고기를 먹고 체했을 때에는 산사자 + 행인을 함께 진하게 달여 복용한다. 고혈압·동맥경화에는 말린 약재를 1회 2~5g씩 달여 복용한다.

형태 산사나무는 장미과의 갈잎중키나무로 높이 6~7m 정도이고 가시가 있다. 잎은 어긋나고 넓은 달걀 모양이며 깃 모양으로 갈라지고 가장자리에 톱니가 있다. 꽃은 가지 끝에 산방화서를 이루며 흰색으로 피고, 열매는 9월에 붉게 이과로 여문다.

구분	특징
분포	전국 각지
생지	산지, 마을 부근
이용 부위	식용(열매), 약용(열매)
효능	건위, 소화, 지사, 주로 소화불량, 고혈압, 동맥경화, 심장병, 고지혈증, 이질, 식체, 장염, 요통, 월경통, 고지방혈증, 진통, 복부팽만, 복통, 어혈, 현기증, 갈증
약효	열매
채취기간	성숙한 열매(9~10월)
성미	맛은 시고 달며 성질은 따뜻하다
독성 여부	없다
금기	치유되면 중단한다
1회 사용량	열매(2~5g)
물 용량	500~600mL(물이 반으로 줄 때까지 달인다)
약리 작용	두꺼비의 전신 혈관에 주사하면 혈관이 확장된다. 토끼에게 열매 알코올 추출물을 정맥 주사하면 혈압을 강하시켜 3시간 지속된다. 달인 액은 적리균, 녹농균에 대하여 항균 작용이 있다

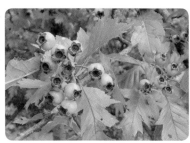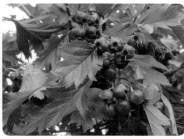

산수유(산수유나무 열매)

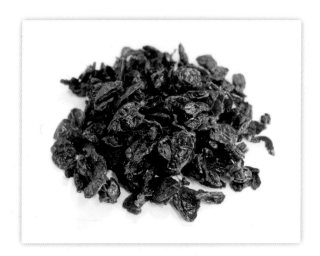

| 학명 | *Cornus officinalis*
| 생약명 | 산수유(山茱萸)·석조(石棗)─열매를 말린 것
| 이명 | 춘황금화, 산채황, 실조아수, 산대추나무

주요 효과 질환 비뇨기·신경계 질환을 다스린다.

한 방 원기부족, 빈뇨, 이명, 요슬산통, 현훈, 유정, 월경과다, 식은땀, 기관지염, 소변불통, 양기부족, 요실금, 전립선염, 자양강장, 음위에 다른 약재와 처방한다.

약초 만들기 가을에 익은 열매를 따서 씨를 제거하고 햇볕에 말린다.

용 법 남성의 전립선염이나 여성의 요실금에는 빨갛게 익은 열매를 따서 씨를 제거한 후 물에 달여 차로 마신다. 피로회복·자양강장에는 열매로 술을 담가 식후에 조금씩 마신다.

형태　　　　　산수유나무는 층층나뭇과의 갈잎큰키나무로 4~7m 정도이다. 잎은 마주나고 달걀 모양이며 가장자리는 밋밋하다. 꽃은 잎이 나기 전 3~4월에 20~30송이가 무리지어 노란색으로 피고, 열매는 10~11월에 타원형의 핵과로 여문다.

구분	특징
분포	중부 이남
생지	산기슭이나 인가 부근
이용 부위	식용(꽃, 열매), 약용(열매)
효능	보익간신, 정기수렴, 강장, 강정, 주로 원기부족, 빈뇨, 이명, 요슬산통, 현훈, 유정, 월경과다, 식은땀, 기관지염, 소변불통, 양기부족, 요실금, 전립선염, 자양강장, 음위
약효	씨를 제거한 과육
채취기간	성숙한 열매(10~11월)
성미	맛은 시고 성질은 조금 따뜻하다
독성 여부	과육(없다), 씨(있다)
금기	복용 중 도라지 · 방기를 주의한다
1회 사용량	열매(6~16g)
물 용량	500~600mL(물이 반으로 줄 때까지 달인다)
약리 작용	열매 달인 액은 황색포도상구균에 대하여 항균 작용이 있고, 개에게 투여하면 혈압 강하와 이뇨 작용이 있다

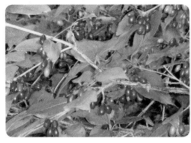
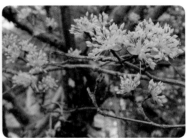

산약(마)

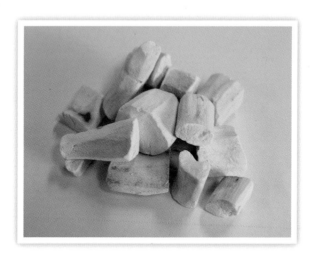

| **학명** | *Dioscorea batatas* DECNE
| **생약명** | 산약(山藥)—덩이뿌리를 말린 것, 산약등(山藥藤)—덩이줄기를 말린 것,
　　　　　주아(珠芽)—잎겨드랑이에 달린 열매, 풍차아(風車兒)—열매
| **이명** | 산우, 서여, 야산두, 당마

주요 효과 질환 건강을 유익하게 하는 데 많이 쓴다.

한방 당뇨병, 해수, 정액고갈, 이명, 건망증, 대하, 빈뇨에 다른 약재와 처방한다.

약초 만들기 가을부터 이듬해 봄까지 뿌리를 캐서 줄기와 잔뿌리를 제거하고 물에 씻은 후 겉껍질을 벗겨 버리고 증기에 쪄서 햇볕에 말린다.

용법 유옹·피부습진에는 생마를 짓찧어 환부에 붙인다. 이명(耳鳴)에는 열

매를 따서 술이나 효소를 담가 찬물에 희석해서
먹는다.

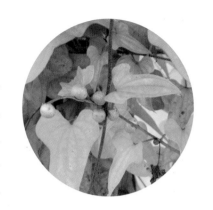

형태 마는 맛과의 여러해살이 덩굴풀로
길이는 1m 정도이다. 잎은 마주나거나 돌려나고
삼각형이다. 꽃은 암수딴그루로 6~7월에 잎겨드
랑이에서 수상화로 달리는데 수꽃은 곧게 서고, 암
꽃은 아래로 처진다. 열매는 9~10월에 둥글게 삭
과로 여문다.

구분	특징
분포	전국 각지
생지	산과 들
이용 부위	식용(꽃, 주아, 잎, 덩이뿌리), 약용(줄기, 덩이뿌리, 열매)
효능	자양, 강장, 강정, 지사, 건비, 건폐, 보신, 익정, 주로 당뇨병, 해수, 정액고갈, 이명, 건망증, 대하, 빈뇨
약효	덩이뿌리
채취기간	덩이뿌리(가을~이듬해 봄)
성미	맛은 달고 성질은 평하다
독성 여부	없다
금기	치유되면 중단한다
1회 사용량	덩이뿌리(10~20g)
물 용량	500~600mL(물이 반으로 줄 때까지 달인다)
약리 작용	토끼에게 달인 액을 주사하면 혈당량이 감소한다

산자고(가채무릇)

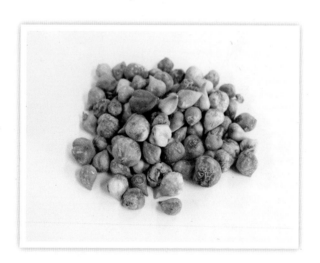

| **학명** | *Tulipa edulis* Bak.
| **생약명** | 산자고(山紫枯)-비늘줄기를 말린 것
| **이명** | 까치무릇, 금등, 물구, 주고

주요 효과 질환 통증에 효험이 있고, 신장계를 다스린다.

한 방 암(유방암, 전립선암), 강심제, 요로결석, 폐결핵, 등창, 옹종, 종독에 다른 약재와 처방한다.

약초 만들기 가을부터 이듬해 봄까지 비늘줄기를 채취하여 그늘에 말린다.

용 법 요로결석에는 말린 약재 2~4g을 달여 하루에 3번 나누어 복용한다. 옹종·종독에는 비늘줄기를 짓찧어 즙을 내 환부에 붙인다.

형 태 산자고는 백합과의 여러해살이풀로 높이 30~40cm 정도이고, 잎은 선형으로 끝이 뾰족하다. 꽃은 4~5월에 꽃줄기를 내어 1개의 육판화가 위를 향하여 흰색으로 피고, 열매는 둥근 삭과로 여문다.

구분	특징
분포	제주도, 전남(무등산), 전북(백양사)
생지	양지바른 풀밭
이용 부위	식용(꽃), 약용(비늘줄기)
효능	소종, 산결, 해독, 진정, 행기, 행열, 주로 암(유방암, 전립선암), 강심제, 요로결석, 폐결핵, 등창, 옹종, 종독
약효	비늘줄기
채취기간	비늘줄기(가을~이듬해 봄)
성미	맛은 약간 맵고 성질은 차다
독성 여부	약간 독이 있다
금기	투여 후 3~6시간 뒤에 오심, 구토, 설사 등이 나타난다
1회 사용량	비늘줄기(2~4g)
물 용량	500~600mL(물이 반으로 줄 때까지 달인다)
약리 작용	쥐에게 피하 주사하면 세포의 유사 분열이 억제된다

산조인(묏대추씨)

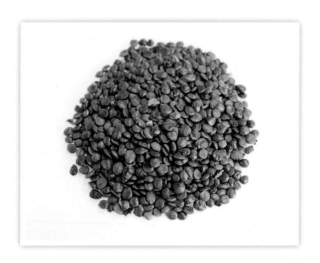

| 학명 | *Zizyphus jujuba* Miller var. *spinosa* Hu ex H. F. Chou
| 생약명 | 대조(大棗)-익은 열매를 말린 것
| 이명 | 조목, 홍조, 너초, 양조

주요 효과 질환 허약체질·소화기·호흡기 질환을 다스린다.

한 방 잎(고혈압, 창절, 열창, 시기발열), 씨(불면증, 마른기침, 신경과민, 식욕부진, 복통), 열매(급성 인후부궤양, 경창, 복통), 뿌리(위통, 관절산통, 토혈, 월경불순, 풍진, 단독)에 다른 약재와 처방한다.

약초 만들기 가을에 익은 열매를 따서 햇볕에 말린다.

용 법 경창·열창에는 씨의 핵을 가루 내어 환부에 문질러 바른다. 고혈압에는 잎 15g을 달여 복용한다.

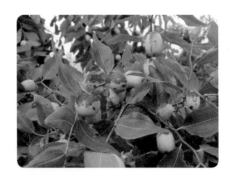

형 태　대추나무는 갈매나뭇과의 갈
잎큰키나무로 전체에 가시가 있다. 잎은 어긋
나고 긴 달걀 모양이며 턱잎이 변한 가시가
있다. 꽃은 6월에 잎겨드랑이에 모여 짧은 취
산화서를 이루며 연한 황록색으로 피고, 열매
는 9월에 타원형의 핵과로 여문다.

구분	특징
분포	전국 각지
생지	마을 부근 식재
이용 부위	식용(열매), 약용(열매, 씨, 뿌리)
효능	잎(혈압 강하), 열매(강장, 진경, 진정, 보비, 익기), 씨(경창(脛瘡), 급성 인후부궤양, 복통), 주로 잎(고혈압, 창절, 열창, 시기발열), 씨(불면증, 마른기침, 신경과민, 식욕부진, 복통), 열매(급성 인후부궤양, 경창, 복통), 뿌리(위통, 관절산통, 토혈, 월경불순, 풍진, 단독)
약효	잎, 가지, 열매
채취기간	익은 열매(9~10월)
성미	맛은 달고 성질은 따뜻하다
독성 여부	없다
금기	치유되면 중단한다
1회 사용량	잎(6~15g)
물 용량	500~600mL(물이 반으로 줄 때까지 달인다)
약리 작용	쥐에게 달인 액을 투여하면 진정 및 최면 작용이 있고, 쥐의 복강경에 주사하면 진통 및 혈압이 강하하고 항경련 작용이 있다

삼릉(매자기 뿌리)

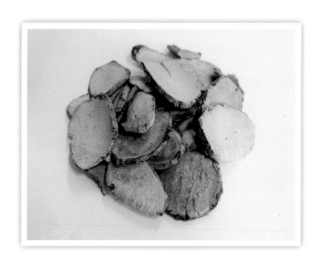

| **학명** | *Sparganium stoloniferum*
| **생약명** | 삼릉(三稜)−덩이줄기(알뿌리)를 말린 것(흑삼릉과 다르다)
| **이명** | 삼릉초, 형삼릉

주요 효과 질환 부인과 질환을 다스린다.

한 방 어혈, 월경불순, 심복통, 유즙분비부전, 적취, 구토, 복부팽만, 산증에 다른 약재와 처방한다.

약초 만들기 가을에 서리가 내린 후 덩이줄기를 캐내어 겉껍질을 벗겨내고 햇볕에 말린다.

용 법 월경불순에는 말린 약재 1회 3~10g씩 달여서 하루에 3번 나누어 복용한다.

형태   매자기는 사초과의 여러해살이풀로 높이 80~150cm 정도이다. 잎은 어긋나고 선형이며 밑은 엽초가 되어 줄기를 감싼다. 꽃은 6~10월에 꽃줄기 끝에 산방화서를 이루며 노란색으로 피고, 열매는 10월에 세모진 수과로 여문다.

구분	특징
분포	제주도, 중남부 지방
생지	연못, 하천가 얕은 물, 논, 늪
이용 부위	식용(술에 담갔다가 볶음), 약용(덩이줄기)
효능	파혈행기, 소적지통, 통경, 건위, 사하, 주로 어혈, 월경불순, 심복통, 유즙분비부전, 적취, 구토, 복부팽만, 산증
약효	덩이줄기
채취기간	덩이줄기(가을에 서리가 내린 후)
성미	성질은 따스하고 맛은 쓰다
독성 여부	없다
금기	임산부, 몸이 허약한 사람에게 쓰지 않는다
1회 사용량	덩이줄기(3~10g)
물 용량	500~600mL(물이 반으로 줄 때까지 달인다)
약리 작용	진통 작용

상엽(뽕잎)

상백피(뽕나무 뿌리껍질), 상지(뽕나무 가지), 상심자(오디)

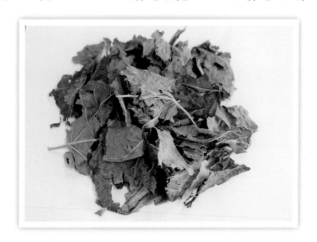

| **학명** | *Morus alba* Linne
| **생약명** | 상엽(桑葉)-잎을 말린 것, 상백피(桑白皮)-뿌리껍질을 말린 것,
　　　　　상지(桑枝)-가지를 말린 것, 상심자(桑椹子)-덜 익은 열매를 말린 것,
　　　　　상기생(桑寄生)-뽕나무 겨우살이, 상표초(桑螵蛸)-뽕나무 사마귀집
| **이명** | 오디나무, 포화, 상, 상수

주요 효과 질환 소화기·순환계·신경계·호흡기 질환을 다스린다.

한방 잎(고혈압, 구갈, 기관지천식, 불면증, 피부병, 류머티즘), 열매(소갈, 이명, 관절통, 변비, 어혈, 이뇨), 가지(관절염, 류머티즘, 수족마비, 피부소양증), 뿌리껍질(고혈압, 기관지염, 부종, 소변불리, 자양강장, 천식, 피부소양증, 황달, 해수)에 다른 약재와 처방한다.

약초 만들기 6월에 붉은 빛의 덜 익은 열매를 따서 햇볕에 말린다. 6월경 잎을 채취하여 햇볕에 말린다. 가을에 뿌리껍질을 캐서 속껍질만 따로 떼어 햇볕에 말린다. 흙

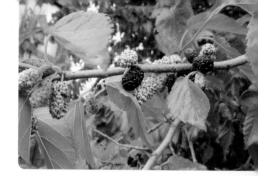

밖으로 나온 뿌리는 쓰지 않는다.

용법 　암에는 뽕나무에서 나오는 상황버섯이나 겨우살이를 채취하여 잘게 썰어 물에 달여서 하루 3번 공복에 복용한다. 고혈압에는 뿌리를 캐서 물로 씻고 15g을 물에 달여 하루 3번 공복에 마신다. 장복해야 효과를 볼 수 있다.

형태 　뽕나무는 뽕나뭇과의 갈잎큰키나무로 높이는 5~10m 정도이다. 잎은 달걀 모양이고 3~5갈래로 갈라지며 가장자리에 둔한 톱니가 있고 끝이 뾰쪽하다. 꽃은 암수딴그루로 4~5월에 연두색으로 피고, 열매는 6~7월에 검은색으로 여문다.

구분	특징
분포	전국 각지
생지	마을 부근 식재
이용 부위	식용(꽃, 잎, 가지, 열매, 뿌리껍질), 약용(잎, 가지, 뿌리껍질, 덜 익은 열매)
효능	잎(거풍, 청열, 양혈, 명목), 열매(보간, 익신, 지해), 뿌리껍질(해열, 진해, 소종), 주로 잎(고혈압, 구갈, 기관지천식, 불면증, 피부병, 류머티즘), 열매(소갈, 이명, 관절통, 변비, 어혈, 이뇨), 가지(관절염, 류머티즘, 수족마비, 피부소양증), 뿌리껍질(고혈압, 기관지염, 부종, 소변불리, 자양강장, 천식, 피부소양증, 황달, 해수), 뽕나무 사마귀집(몽정, 건망증)
약효	꽃, 잎, 가지, 열매, 뿌리껍질
채취기간	뿌리껍질(수시), 꽃 · 잎 · 가지 · 열매(6~7월)
성미	잎(맛은 달고 쓰며 성질은 차갑다), 가지(맛은 쓰고 성질은 평하다), 뿌리와 열매(맛은 달고 성질은 차갑다), 뽕나무 사마귀집(성질은 평범하고 맛은 짜다)
독성 여부	없다
금기	치유되면 중단한다
1회 사용량	꽃, 잎, 가지, 열매, 뿌리껍질 각 2g, 상표초(뽕나무 사마귀집) 9~18g
물 용량	500~600mL(물이 반으로 줄 때까지 달인다)
약리 작용	쥐에게 잎을 알록산으로 처리한 뒤 투여하면 혈당이 강하하고, 토끼에게 뿌리껍질 달인 액을 투여하면 이뇨 작용, 혈압 강하 작용이 있으며, 쥐에게 투여하면 진정 작용이 있다

생강(생강)

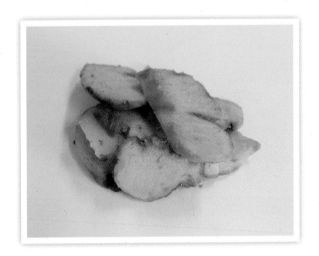

| **학명** | *Zingiber officinale* Roscoe
| **생약명** | 생강(生薑)·선생강(鮮生薑)−캐낸 생뿌리줄기,
　　　건강(乾薑)−뿌리줄기를 말린 것, 포강(炮薑)−생강을 불에 구운 것
| **이명** | 새망, 새앙, 새양, 생이

주요 효과 질환 건위제로 효험이 있고, 호흡기 질환을 다스린다.

한 방 생강(위가 차서 구토를 하는 증상), 건강(몸 전체가 차가운 증상), 포강(복부의 냉증으로 인한 혈액순환을 시킬 때), 냉증, 관절통, 천남성과 반하의 중독, 생선 중독, 구토, 담식, 소화불량, 복통에 다른 약재와 처방한다.

약초 만들기 가을에서 초겨울 사이에 뿌리줄기를 캐서 잔뿌리를 제거하고 마르지 않도록 습한 모래에 묻어 서늘한 곳에 보관한다.

186

용법   만성 위염에는 생강 4g을 캐서 물로 씻고 적당한 크기로 잘라 물에 달여 마신다. 감기에 걸렸을 때는 생강과 대추를 물에 달여 꿀을 타서 먹는다. 몸이 냉할 때는 생강을 캐서 햇볕에 말린 후 곱게 갈아 식사할 때마다 한두 스푼씩 먹는다.

형태   생강은 생강과의 여러해살이풀로 높이 30~50cm 정도이다. 잎은 좁고 길며 어긋나고, 줄기가 곧게 자란다. 뿌리줄기는 연한 노란색으로 울퉁불퉁한 마디가 있다. 독특한 향기와 매운맛이 있다. 꽃은 6월에 연한 노란색으로 피고, 열매는 10월에 긴 타원형의 붉은색으로 여문다.

구분	특징
분포	경기도 이남
생지	밭에서 재배
이용 부위	식용(뿌리줄기), 약용(뿌리줄기)
효능	발한발표, 온중, 지토, 거담, 주로 생강(위가 차서 구토를 하는 증상), 건강(몸 전체가 차가운 증상), 포강(복부의 냉증으로 인한 혈액순환을 시킬 때), 냉증, 관절통, 천남성과 반하의 중독, 생선 중독, 구토, 담식, 소화불량, 복통
약효	뿌리줄기
채취기간	뿌리줄기(서리 내리기 전 9~10월)
성미	맛은 맵고 성질은 따뜻하다
독성 여부	없다
금기	치유되면 중단한다
1회 사용량	뿌리줄기(3~6g)
물 용량	500~600mL(물이 반으로 줄 때까지 달인다)
약리 작용	추출한 물은 자색 백선균, 질 트리코모나스균에 대하여 항균 작용이 있다

서과(수박)

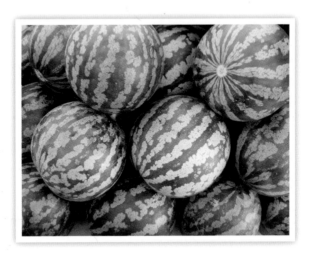

| 학명 | *Citrullus vulgaris* SCHRAD.
| 생약명 | 서과(西瓜)-익은 열매를 졸인 것, 서과피(西瓜皮)-익은 열매껍질을 말린 것
| 이명 | 과, 한과, 서과등, 대과

주요 효과 질환 비뇨기·피부과 질환을 다스린다.

한 방 신장염, 소변불리, 요독증, 고혈압, 당뇨병, 구내염, 기관지염, 편도선염, 구갈심번, 요도염, 방광염에 다른 약재와 처방한다.

약초 만들기 여름에 익은 열매껍질을 모아 햇볕에 말린다.

용법 부종에는 수박씨를 1회 8g씩 하루에 3번 물로 달여서 마신다. 수박씨는 이뇨 작용이 탁월하다. 신장병에는 수박을 졸인 서과당을 1회 한 숟가락씩 하루에 10

번 복용하거나 수박씨만을 모아서 물에 달인 물을 먹는다.

형 태 수박은 박과의 한해살이 덩굴풀로 길이 2~3m 정도이다. 잎은 흰빛이 도는 녹색이고 가장자리에 불규칙한 톱니가 있다. 줄기는 땅 위를 기고 마디에서 덩굴손이 나오며 전체에 흰색 털이 있다. 꽃은 5~7월에 잎겨드랑이에 연한 노란색으로 피고, 열매는 6~9월에 큰 공 모양으로 여문다.

구분	특징
분포	전국 각지
생지	밭에서 재배
이용 부위	식용(과육, 과즙), 약용(씨, 껍질)
효능	청열, 해서, 제번지갈, 주로 신장염, 소변불리, 요독증, 고혈압, 당뇨병, 구내염, 기관지염, 편도선염, 구갈심번, 요도염, 방광염
약효	씨, 껍질
채취기간	익은 열매껍질(여름)
성미	성질은 차며 맛은 달다
독성 여부	없다, 위가 약한 데는 좋지 않다
금기	냉한 사람은 먹지 않는다
1회 사용량	씨(8~10g), 과육은 양껏 먹는다
물 용량	500~600mL(물이 반으로 줄 때까지 달인다)
약리 작용	이뇨 작용을 촉진한다

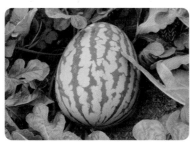
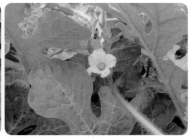

서점자(우엉씨)

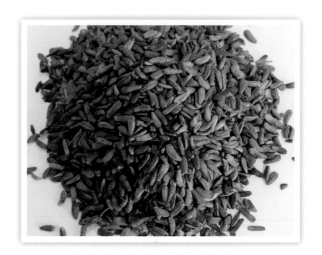

| 학명 | *Arctium lappa* Linne

| 생약명 | 악실(惡實)·우방자(牛蒡子)-여문 씨를 말린 것,

　　　　　우방근(牛蒡根)-뿌리를 말린 것, 우방경엽(牛蒡莖葉)-잎을 말린 것

| 이명 | 우채, 우력대, 대도자, 우편채

주요 효과 질환 피부과·운동계·치과 질환을 다스린다.

한 방 열매(인후종통, 반신불수, 관절염, 옹종, 창종, 풍진), 뿌리(당뇨병, 안면부종, 현훈, 인후열종, 치통, 해수)에 다른 약재와 처방한다.

약초 만들기 가을에 익은 열매를 따거나 뿌리를 캐서 햇볕에 말린다.

용 법 안면신경마비에는 우엉씨 30g + 구릿대 뿌리 10g을 물에 달여 하루에 3번 먹는다. 피부병·종기에는 잎을 짓찧어 환부에 붙인다.

형태 우엉은 국화과의 한해살이풀로 30~150cm 정도 자란다. 꽃잎은 마주나고 타원상 피침형이며 3~5개로 갈라진다. 꽃은 8~10월에 가지 끝에 1개씩 노란색으로 피고, 열매는 가장자리에 가시가 있어 다른 물체에 붙어 씨를 퍼트린다.

구분	특징
분포	전국 각지
생지	밭에서 재배
이용 부위	식용(꽃, 어린순, 뿌리), 약용(잎, 씨, 뿌리)
효능	거풍혈, 소종, 해독, 주로 열매(인후종통, 반신불수, 관절염, 옹종, 창종, 풍진), 뿌리(당뇨병, 안면부종, 현훈, 인후열종, 치통, 해수)
약효	잎, 씨, 뿌리
채취기간	성숙한 열매 또는 뿌리(가을)
성미	맛은 맵고 쓰며 성질은 차갑다
독성 여부	없다
금기	치유되면 중단한다
1회 사용량	씨(4~7g), 잎·뿌리(8~12g)
물 용량	500~600mL(물이 반으로 줄 때까지 달인다)
약리 작용	추출한 물은 혈당을 저하시키고 항피부진균 작용이 있으며, 쥐나 고양이에게 투여하면 이뇨 작용이 있다

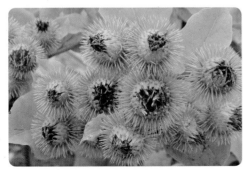 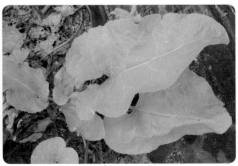

석곡(석곡)

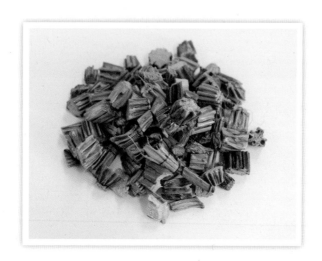

| **학명** | *Dendrobium moniliforme* SW
| **생약명** | 석곡(石斛)−전초를 포함한 지상부를 말린 깃
| **이명** | 금생, 임란, 장생초

주요 효과 질환 불안증·뼈를 다스린다.

한 방 고혈압, 열병상진, 구건, 병후허열, 식욕부진, 음위, 불안증, 위통, 건구역질에 다른 약재와 처방한다.

약초 만들기 전초를 수시로 채취하여 그늘에 말린다.

용 법 고혈압에는 말린 약재 10g을 물에 달여 엽차처럼 마신다. 허열(필요 없는 열)로 인한 한기, 위통에는 말린 약재 5∼15g을 물에 달여 하루 2∼3회 복용한다.

형태 석곡은 난초과의 늘푸른 여러해살이풀로 높이 20cm 정도이다. 잎은 어긋나고 짙은 녹색이며 윤체가 있고 끝은 둔하다. 꽃은 5~6월에 원줄기 끝에 흰색 또는 연한 녹색으로 피고, 열매는 긴 달걀 모양으로 여문다.

구분	특징
분포	제주도, 전남, 경남북
생지	오래된 나무껍질이나 바위에 붙어 옆으로 기면서 자란다(바위나 죽은 나무줄기)
이용 부위	식용(전초), 약용(전초를 포함한 지상부)
효능	익위생진, 자음청열, 건위, 해열, 강장, 주로 고혈압, 열병상진, 구건, 병후허열, 식욕부진, 음위, 불안증, 위통, 건구역질
약효	전초를 포함한 지상부
채취기간	전초(수시)
성미	성질은 평범하고 맛은 달다
독성 여부	없다
금기	치유되면 중단한다
1회 사용량	전초(5~15g)
물 용량	500~600mL(물이 반으로 줄 때까지 달인다)
약리 작용	인위적으로 발열시킨 토끼에게 추출한 물을 투여하면 해열 작용이 있고, 혈압 강하 작용이 있다

석창포(쟁피 뿌리)

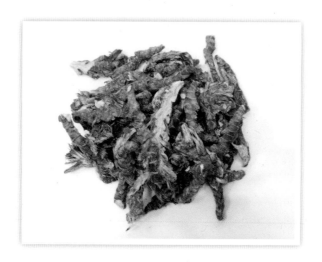

| **학명** | *Acorus gramineus* SOLAND
| **생약명** | 석창포(石菖蒲)-뿌리줄기를 말린 것
| **이명** | 창포, 왕창포, 향포, 석향포

주요 효과 질환 소화기능에 효험이 있고, 피부병증 질환을 다스린다.

한 방 암, 종기, 고혈압, 건망증, 장염, 이질, 간질병, 기침, 기관지염, 정신불안, 소화불량, 가슴두근거림에 다른 약재와 처방한다.

약초 만들기 8~10월에 뿌리줄기를 캐서 물에 씻어 비늘잎과 잔뿌리를 제거하고 햇볕에 말린다.

용 법 암에는 말린 약재를 1회 1~3g씩 물에 달여 복용한다. 종기에는 약재를 달인 물로 환부를 닦아내거나 가루 내어 기름으로 개어서 환부에 바른다. 목욕할 때 욕탕에 입욕제로 넣는다.

형태 　　　석창포는 천남성과의 여러해살이풀로 높이 30~50cm 정도이다. 물가 바위에 붙어 자라며 잎은 뿌리에서 모여나고 긴 칼 모양이며 가장자리는 밋밋하다. 꽃은 6~7월에 꽃줄기 옆에 육수화서를 이루며 연한 노란색으로 피고, 열매는 9~10월에 둥근 삭과로 여문다.

구분	특징
분포	남부 지방
생지	물가 바위에 붙어 자란다
이용 부위	식용(꽃, 잎), 약용(뿌리줄기)
효능	건위, 진정, 진경, 이습, 주로 암, 종기, 고혈압, 건망증, 장염, 이질, 간질병, 기침, 기관지염, 정신불안, 소화불량, 가슴두근거림
약효	뿌리줄기
채취기간	뿌리줄기(8~10월)
성미	맛은 맵고 성질은 따뜻하다
독성 여부	없다
금기	치유되면 중단한다
1회 사용량	뿌리줄기(1~3g)
물 용량	500~600mL(물이 반으로 줄 때까지 달인다)
약리 작용	쥐에게 추출한 물을 투여하면 자발 운동을 억제시켜 진정 작용이 있고, 혈압 강하 작용이 있다

세신(족도리풀 뿌리)

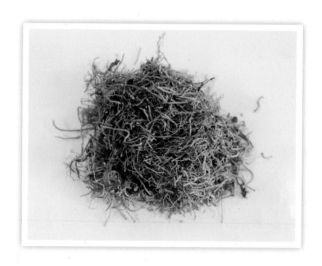

| 학명 | *Asiasarum heteretrepoides* F. Schm. var. mandshuricum Kitag.
| 생약명 | 세신(細辛)–뿌리가 달린 전초를 말린 것
| 이명 | 족도리풀, 각시풀, 소신, 놋동이풀

주요 효과 질환 신경계·호흡기 질환을 다스린다.

한방 신진대사촉진, 두통, 비염, 축농증, 소화불량, 정신분열증, 치통, 풍, 해수에 다른 약재와 처방한다.

약초 만들기 봄부터 여름 사이에 뿌리를 캐어 물에 씻고 그늘에서 말린다.

용법 비염·축농증에는 말린 약재를 1회 0.5~1.3g씩 뭉글하게 달여 복용한다. 두통·치통에는 세신 3g＋독활 10g을 배합하여 하루에 3번 나누어 복용한다.

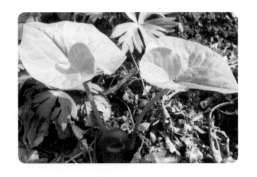

족도리풀은 쥐방울덩굴과
의 여러해살이풀로 높이 10~30cm 정도
이다. 잎은 밑동에서 2장씩 나며 염통 모
양이고 잎자루가 길다. 꽃은 4~5월에 잎
사이에 흑자색으로 피고, 열매는 장과로
여문다.

세
신

구분	특징
분포	중부 이남
생지	산지 숲 속
이용 부위	식용(담금주), 약용(뿌리)
효능	온폐, 개규, 거풍, 화담, 진해, 산한, 주로 신진대사촉진, 두통, 비염, 축농증, 소화불량, 정신분열증, 치통, 풍, 해수
약효	뿌리
채취기간	뿌리(봄~여름)
성미	맛은 맵고 성질은 서늘하다
독성 여부	조금 있다
금기	기가 허(虛)하여 땀이 나는 데, 음(陰)이 허하여 생긴 두통, 기침이 심한 사람, 단독으로 쓸 때는 2g 이하로 쓴다
1회 사용량	뿌리(0.5~1.3g)
물 용량	500~600mL(물이 반으로 줄 때까지 달인다)
약리 작용	해열 작용, 진정 작용, 진해 작용, 항균 작용, 국소 마취 작용이 있다

소맥(밀)

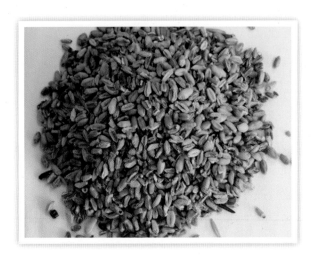

| **학명** | *Triticum aestivum* (vulgare)
| **생약명** | 소맥(小麥)-열매의 씨를 말린 것
| **이명** | 진맥, 참밀

주요 효과 질환 순환계·소화기 질환에 효험이 있고, 간증과 갈증 질환을 다스린다.

한 방 간병변증, 당뇨병, 참외를 먹고 체했을 때, 다한증, 동상, 배뇨통, 유종, 창종, 파상풍, 황달에 다른 약재와 처방한다.

약초 만들기 6~7월에 익은 밀을 채취하여 햇볕에 말린다.

용 법 참외를 먹고 체했을 때는 밀로 미음죽을 만들어 복용한다.

형 태 밀은 볏과의 한해살이풀 또는 두해살이풀로 높이는 1m 정도이다. 잎은

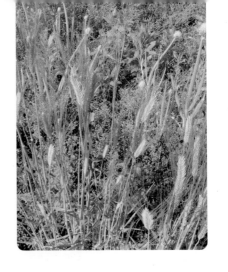

어긋나며 가늘고 긴 선 모양의 댓잎피침형인데 끝이 점차 좁아지고 뒤로 처진다. 꽃은 5월에 줄기 끝에 수상꽃차례로 긴 수염을 달고 핀다. 열매는 6~7월에 푸른 영과가 달려 점차 누렇게 여문다.

구분	특징
분포	전국 각지
생지	밭에서 재배
이용 부위	식용(씨로 간장 · 된장 · 누룩의 원료), 약용(열매의 씨)
효능	해열, 주로 간병변증, 당뇨병, 참외를 먹고 체했을 때, 다한증, 동상, 배뇨통, 유종, 창종, 파상풍, 황달
약효	열매의 씨
채취기간	익은 밀(6~7월)
성미	성질은 따뜻하며 맛은 달다
독성 여부	없다
금기	복용 중에 측백나무를 주의한다
1회 사용량	열매의 씨(7~12g)
물 용량	500~600mL(물이 반으로 줄 때까지 달인다)
약리 작용	혈당 강하 작용

소엽(차조기), 소자(차조기씨)

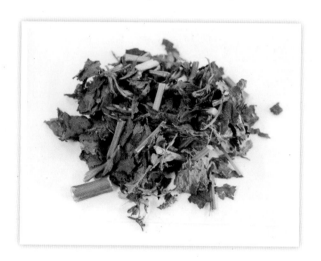

| **학명** | *Perilla frutescens* (L.) Britton var. *purpurascens* (Hayata) H. W. Li
| **생약명** | 소엽(蘇葉) · 자소엽(紫蘇葉)−잎을 말린 것, 소자(蘇子)−익은 씨를 말린 것
| **이명** | 자소, 자주깨, 홍소, 야소

주요 효과 질환 신경계와 피부염증에 효험이 있고, 소화기 · 호흡기 질환을 다스린다.

한 방 잎(감기, 오한, 기침, 소화불량, 설사, 중독), 씨(기침, 천식, 호흡곤란, 변비)에 다른 약재와 처방한다.

약초 만들기 여름에 꽃이 피기 시작할 무렵 잎을 채취하여 그늘에 말린다. 가을에 여문 후에 전초를 베어 햇볕에 말린 다음 씨를 털어낸다.

용 법 몸이 수척할 때는 잎을 그늘에 말려서 차로 마시거나 생잎을 튀겨 먹는

다. 기침에 피가 섞어 나올 때는 소엽
10g + 무 씨앗 4g을 배합하여 물에 달
여 먹는다.

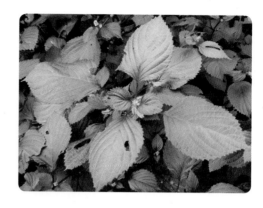

형태 소엽은 꿀풀과의 한해살
이풀로 높이는 20~80cm 정도이고, 전
체가 자줏빛을 띠며 향기가 있다. 잎은
마주나고 넓은 달걀 모양이며 가장자리
에 톱니가 있다. 꽃은 8~9월에 줄기와 가지 끝과 잎겨드랑이에 총상화서를 이루며 연
한 자주색으로 피고, 열매는 10월에 둥글게 수과로 여문다.

구분	특징
분포	전국 각지
생지	밭에서 재배
이용 부위	식용(잎), 약용(씨, 열매, 뿌리)
효능	잎(해열, 발한, 안태, 거담, 건위), 씨(거담, 윤폐, 활장, 강기), 주로 잎(감기, 오한, 기침, 소화불량, 설사, 중독), 씨(기침, 천식, 호흡곤란, 변비)
약효	씨, 열매, 뿌리
채취기간	잎(여름에 꽃이 피기 시작할 무렵), 씨(가을)
성미	잎ㆍ씨(맛은 맵고 성질은 따뜻하다)
독성 여부	없다
금기	치유되면 중단한다
1회 사용량	씨(4~6g)
물 용량	500~600mL(물이 반으로 줄 때까지 달인다)
약리 작용	해열 작용, 거담 작용, 해독 작용

속단(검산풀 뿌리, 접골초)

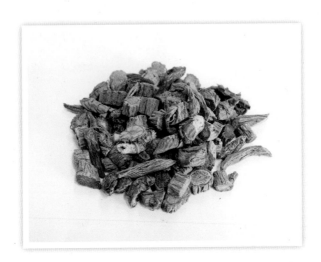

| **학명** | *Phlomis umbrosa* Turcz.
| **생약명** | 속단(續斷) · 산소자(山蘇子) · 토속단(土續斷)−뿌리를 말린 것
| **이명** | 산토끼풀, 천속단, 남초, 용두

주요 효과 질환 부인과 · 운동계 · 비뇨기 질환을 다스린다.

한방 감기, 중풍, 요통, 골절, 타박상, 종기, 외상 출혈에 다른 약재와 처방한다.

약초 만들기 가을에 뿌리를 캐서 잔뿌리를 제거하고 그늘에서 말린다.

용법 종기에는 짓찧어서 즙을 내어 환처에 바르거나 기름으로 개어서 환부에 붙인다. 요통에는 속단 + 숙지황 + 우슬 + 산수유 + 복령 + 두충 + 오갈피 각각 8g을 물에 달여 하루 3번 나누어 복용한다.

형태   속단은 꿀풀과의 여러해살이풀로 높이 1m 정도이다. 잎은 마주나고 끝이 뾰쪽한 염통 모양이며 가장자리에 둔한 톱니가 있다. 꽃은 7월에 잎겨드랑이에서 붉은색으로 피고, 열매는 9~10월에 달걀 모양의 수과로 여문다.

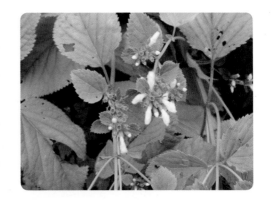

구분	특징
분포	전국 각지
생지	산지의 습지나 숲 속
이용 부위	식용(어린잎, 뿌리), 약용(줄기, 뿌리)
효능	강근골, 속절상, 지붕루, 보간, 보신, 청열, 지혈, 소종, 주로 감기, 중풍, 요통, 골절, 타박상, 종기, 외상 출혈
약효	줄기, 뿌리
채취기간	뿌리(가을)
성미	맛은 떫고 성질은 평하다
독성 여부	없다
금기	치유되면 중단한다
1회 사용량	줄기 · 뿌리(4~6g)
물 용량	500~600mL(물이 반으로 줄 때까지 달인다)
약리 작용	에탄올 추출물은 손상된 뼈의 재생을 촉진하는 작용이 있다

수근(미나리)

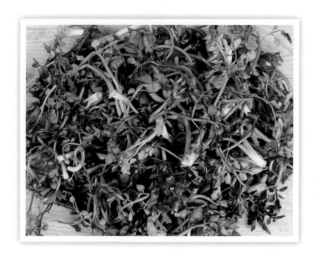

| **학명** | *Oenanthe javanica* (Blume) DC.
| **생약명** | 수근(水芹)·근채(芹菜)–잎과 줄기를 말린 것
| **이명** | 돌미나리, 영화로운 풀, 수영, 거르제

주요 효과 질환 이비인후과·피부과·순환계 질환을 다스린다.

한방 황달, 수종, 대하, 나력, 류머티즘성 신경통, 유행성 이하선염, 고혈압에 다른 약재와 처방한다.

약초 만들기 봄과 여름에 미나리의 잎과 줄기를 채취하여 햇볕에 말린다.

용법 황달·간염에는 미나리를 수시로 먹거나, 생미나리즙을 내어 한 컵씩 마신다. 소화불량에는 미나리 줄기를 채취하여 즙을 낸 다음 1회에 한 컵씩 하루 3번 마신다.

미나리는 산형과의 여러해

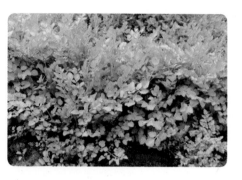

살이풀로 농가에서 재배하며 습지와 물가에서 자라고 높이 80cm 정도이다. 잎은 어긋나고, 작은 잎은 끝이 뾰쪽한 달걀 모양이다. 줄기는 모가 난 기둥 모양이고 속은 비어 있으며 가장자리에 톱니가 있다. 전체에서 독특한 향기가 난다. 꽃은 7~9월에 줄기 끝에 우산 모양의 흰색으로 피고, 열매는 9월에 가장자리에 모난 타원형으로 여문다.

구분	특징
분포	전국 각지
생지	연못가, 습지나 물가, 농가에서 재배
이용 부위	식용(잎), 약용(잎, 줄기)
효능	청열, 이수, 강장, 주로 황달, 수종, 대하, 나력, 류머티즘성 신경통, 유행성 이하선염, 고혈압
약효	잎, 줄기
채취기간	잎과 줄기(봄~여름)
성미	맛은 달고 매우며 성질은 서늘하다
독성 여부	없다
금기	치유되면 중단한다
1회 사용량	잎 · 줄기(15~25g)
물 용량	500~600mL(물이 반으로 줄 때까지 달인다)
약리 작용	혈당 강하 작용, 혈압 강하 작용

숭채(배추)

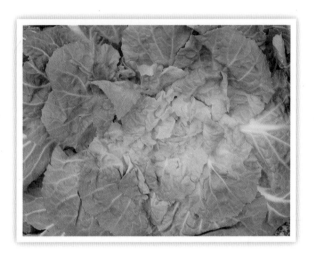

| **학명** | *Brassica campestris subsp. napus var. pekinensis* MAKINO
| **생약명** | 숭채(菘菜)-잎을 말린 것
| **이명** | 봄동, 얼갈이, 송채, 백채

주요 효과 질환 나트륨 배출에 효험이 있고, 순환계 질환을 다스린다.

한방 숙취, 갈증, 해독, 체내 나트륨 배출, 고혈압 예방, 변비 개선에 다른 약재와 처방한다(파종 : 봄배추(4월), 가을배추(8월), 얼갈이배추(6월 중순~9월 중순)).

약초 만들기 5~10월에 배추 잎을 채취하여 그늘에 말린다.

용법 배춧국을 끓여 먹으면 술독을 풀고 온몸에 수분이 잘 통하게 한다.

형태 배추는 십자화과의 두해살이풀로 높이 30~40cm 정도이고, 뿌리에서 나온 잎이 둥글게 자라 포기를 이룬다. 꽃은 4월에 십자 모양의 노란색 꽃이 모여 피고, 열매는 6월에 기둥 모양으로 여문다.

구분	특징
분포	전국 각지
생지	밭에서 재배
이용 부위	식용(김치, 시래기), 약용(말린 잎)
효능	해독, 주로 숙취, 갈증, 해독, 체내 나트륨 배출, 고혈압 예방, 변비 개선
약효	잎, 뿌리
채취기간	파종에 따라 성숙기(5~10월)
성미	성질은 냉하고 맛은 달다
독성 여부	없다
금기	해롭지는 않으나 치유되면 중단한다
1회 사용량	음식으로 먹는다
물 용량	500~600mL(물이 반으로 줄 때까지 달인다)
약리 작용	해독 작용

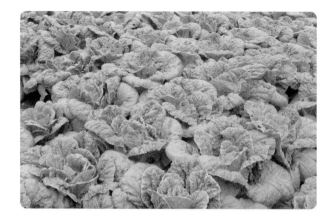

승마(끼멸가리)

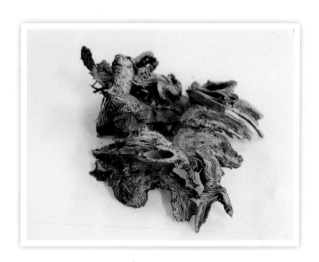

| **학명** | *Cimicifuga heracleifolia* Kom.
| **생약명** | 승마(升麻)−뿌리줄기를 말린 것
| **이명** | 계골승마, 귀검승마, 주마, 주승마

주요 효과 질환 염증에 효험이 있고, 치과 질환을 다스린다.

한 방 두통, 인후염, 인후통, 치은염, 치통, 구창, 탈항, 자궁탈출, 구사구리에
다른 약재와 처방한다.

약초 만들기 가을에 뿌리를 캐어 수염 뿌리를 제거한 후 껍질을 벗겨 황정즙에 하룻
밤 담갔다가 햇볕에 말린 뒤 증기로 쪄서 다시 말린다.

용 법 입안에 염증이 있을 때는 달인 물로 가글을 하거나 양치질을 한다. 고혈

압·인후염에는 뿌리줄기 10g을 달여 하루에 3번 나누어 복용한다.

형태 승마는 끼멸가리라고도 부르며 미나리아재빗과의 여러해살이풀로 높이 1~1.2m 정도이다. 꽃은 8~9월에 원줄기 윗부분에 백색으로 많이 피고, 열매는 골돌로 많은 자루가 있다. 씨는 타원형으로 옆으로 주름이 있고, 뿌리는 굵고 흑자색이다.

구분	특징
분포	지리산 이북
생지	숲 속
이용 부위	식용(꽃), 약용(뿌리줄기)
효능	승양, 발표, 투진, 해독, 염증, 주로 두통, 인후염, 인후통, 치은염, 치통, 구창, 탈항, 자궁탈출, 구사구리
약효	뿌리줄기
채취기간	뿌리줄기(가을)
성미	성질은 차고 맛은 달고 쓰다
독성 여부	없다
금기	치유되면 중단한다
1회 사용량	뿌리줄기(4~10g)
물 용량	500~600mL(물이 반으로 줄 때까지 달인다)
약리 작용	토끼에게 물로 달인 액을 주사하면 혈압을 강하시키고, 심근을 억제하여 심박동을 감소시킨다. 자궁 흥분 작용, 결핵균 및 피부 진균에 대하여 항균 작용이 있다

시체(고염꼭지, 감꼭지)

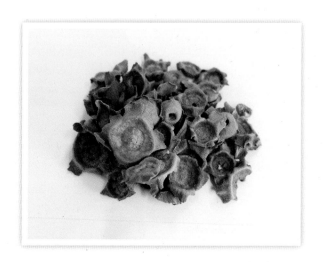

| 학명 | *Diospyros kaki* Thunberg
| 생약명 | 시체(柿蒂)-열매에 붙어 있는 꽃받침(감꼭지, 고염꼭지)을 말린 것,
　　　　오시(烏柿)-불에 말린 감, 시엽(柿葉)-잎을 말린 것
| 이명 | 땡감나무, 시정, 시전, 시수

주요 효과 질환 주독에 효험이 있고, 신경계·순환계 질환을 다스린다.

한 방 딸꾹질, 주독, 야뇨증, 설사, 해수, 치창, 감기, 고혈압, 기관지염, 불면증, 식체, 신경통, 심장병, 장염, 화상, 출혈, 중풍, 주부습진, 구토에 다른 약재와 처방한다.

약초 만들기 가을에 익은 감을 따서 꽃받침을 뜯어 햇볕에 말린다. 5~6월경에 잎을 따서 85℃ 이상 뜨거운 물에 15초 동안 담갔다가 식혀서 그늘에 말린다.

용 법 딸꾹질에는 곶감에 붙어 있는 감꼭지 5g + 감초 1g을 물에 달여 복용한다. 감꼭지가 없을 때는 곶감 3개 + 댓잎 60장을 달여 마신다. 식도염에는 곶감을 1회 2~3개씩 달여 3~4회 나누어 복용한다.

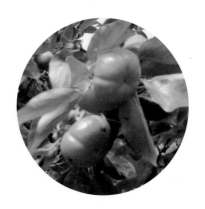

형태 감나무는 감나뭇과의 갈잎큰키나무로 높이 6~15m 정도이고, 나무껍질은 비늘처럼 갈라지며 작은 가지에 갈색 털이 있다. 잎은 어긋나고 가죽질이며 타원형이다. 꽃은 5~6월에 잎겨드랑이에 1송이씩 황백색으로 피고, 열매는 10월에 달걀 모양의 장과로 여문다.

구분	특징
분포	중남부 지방
생지	마을 부근에 식재
이용 부위	식용(꽃, 연시, 열매, 곶감), 약용(감꼭지, 잎)
효능	거담, 지혈, 주로 딸꾹질, 주독, 야뇨증, 설사, 해수, 치창, 감기, 고혈압, 기관지염, 불면증, 식체, 신경통, 심장병, 장염, 화상, 출혈, 중풍, 주부습진, 구토
약효	열매, 연시, 곶감, 갓 익은 감꼭지, 잎
채취기간	잎(여름), 열매 · 감꼭지(가을)
성미	시체(맛은 쓰고 성질은 평하다), 시엽(맛은 쓰고 성질은 차갑다), 시자(맛은 달고 떫으며 성질은 차갑다), 시병(맛은 달고 성질은 차갑다)
독성 여부	없다
금기	복용 중에 대극 · 원추리 · 술을 주의한다
1회 사용량	감꼭지(2~6g)
물 용량	500~600mL(물이 반으로 줄 때까지 달인다)
약리 작용	개에게 잎에서 추출한 물을 정맥 주사하면 관상동맥의 혈류량이 증가하고 혈압을 강하시킨다

시호(멧미나리)

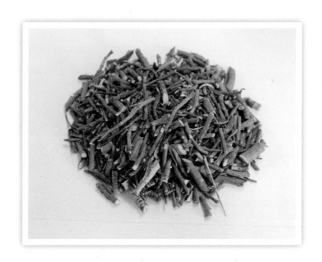

人

시
호

| **학명** | *Bupleurum falcatum*
| **생약명** | 시호(柴胡)–뿌리를 말린 것
| **이명** | 지훈, 산채, 여초

주요 효과 질환 간경에 효험이 있고, 부인병 질환을 다스린다.

한방 간 해열, 월경불순, 자궁하수, 부종, 한기, 옆구리 통증, 학질에 다른 약 재와 처방한다.

약초 만들기 봄부터 가을까지 뿌리를 채취하여 햇볕에 말린다.

용법 치통에는 말린 약재를 1회 5~6g을 달여서 하루 4~5회 복용한다. 부종에는 뿌리 10g을 달여서 하루 3번 나누어 복용한다.

형태 　시호는 미나릿과의 여러해살이풀로 높이 40~70cm 정도이다. 줄기잎은 바늘 모양이고 끝이 뾰족하며 밑부분이 좁아져서 잎자루처럼 되고 맥은 평평하며 가장자리는 밋밋하다. 뿌리는 굵고 매우 짧다. 꽃은 8~9월에 원줄기 끝과 가지 끝에 겹산형 꽃차례를 이루며 황색으로 피고, 열매는 9월에 타원형으로 여문다.

구분	특징
분포	전국 각지
생지	산과 들, 풀밭
이용 부위	식용(전초), 약용(뿌리)
효능	표리의 화해퇴열, 소간해울, 한열왕래, 승양, 주로 간 해열, 월경불순, 자궁하수, 부종, 한기, 옆구리 통증, 학질
약효	뿌리
채취기간	뿌리(봄~가을)
성미	성질은 약간 차고 맛은 약간 쓰다
독성 여부	없다
금기	치유되면 중단한다
1회 사용량	뿌리(5~6g)
물 용량	500~600mL(물이 반으로 줄 때까지 달인다)
약리 작용	토끼에게 에탄올 엑스를 투여하면 해열 작용이 나타나고, 쥐에게 투여하면 부종을 없애고 진정 작용이 있다

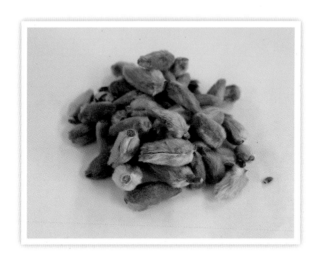

| 학명 | *Magnolia kobus* A. P. DC.
| 생약명 | 신이(辛夷)−피지 않은 꽃봉오리를 말린 것,
　　　　　옥란화(玉蘭花)−활짝 핀 꽃을 말린 것, 목란피(木蘭皮)−나무껍질을 말린 것
| 이명 | 보춘화, 신치, 목란, 목필, 근설영춘

주요 효과 질환 신경계·순환계·이비인후과 질환을 다스린다.

한방 비염, 축농증, 비창, 치통, 타박상, 고혈압, 거담, 두통에 다른 약재와 처방한다.

약초 만들기 겨울이나 이른 봄에 개화 직전 붓 모양의 꽃봉오리를 따서 햇볕에 말려서 쓴다. 꽃이 활짝 피었을 때 채취하여 그늘에 말려서 쓴다.

용법 비염·축농증에는 꽃봉오리 4~6g을 물에 달여 하루 3번 나누어 복용한

214

신
이
화

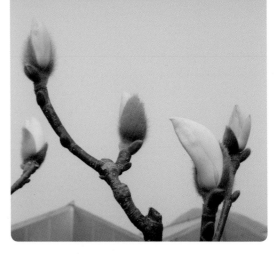

다. 복통과 불임 예방에는 꽃을 달여 먹는다.

형태 목련은 목련과의 낙엽 활엽 교목으로 높이 10m 정도이다. 잎은 어긋나고 잎자루는 위로 올라갈수록 짧아진다. 꽃은 4월 중순에 잎이 돋기 전에 흰색으로 피고, 열매는 9~10월에 원통형의 분과로 여문다.

구분	특징
분포	전국 각지
생지	습윤한 곳의 양지, 정원 식재
이용 부위	식용(꽃), 약용(개화 전의 꽃봉오리)
효능	꽃봉오리(거풍, 통규), 꽃(소염, 익폐화기), 주로 비염, 축농증, 비창, 치통, 타박상, 고혈압, 거담, 두통
약효	개화 전의 꽃봉오리
채취기간	개화 직전 붓 모양의 꽃봉오리(겨울, 이른 봄)
성미	성질은 서늘하며 맛은 맵다
독성 여부	꽃(없다), 나무껍질(있다)
금기	복용 중에 석곡 · 황련을 주의한다
1회 사용량	꽃봉오리(4~6g)
물 용량	500~600mL(물이 반으로 줄 때까지 달인다)
약리 작용	토끼에게 에탄올 엑스를 주사하면 혈압을 강하시키고, 쥐나 토끼에게 달인 액을 투여하면 자궁 흥분 작용이 있으며, 여러 병원균에 대한 항균 작용이 있다

애엽(약쑥)

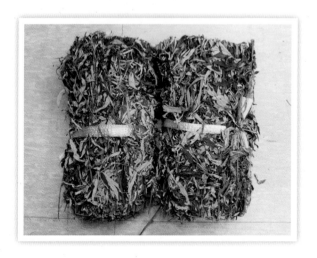

| **학명** | *Artemisia argyi* Lev. et Vant.
| **생약명** | 애엽(艾葉)·애호(艾蒿)-잎과 어린줄기를 말린 것
| **이명** | 애, 의초, 영초, 서초

주요 효과 질환 소화기·피부과·부인과 질환을 다스린다.

한방 냉증, 여성질환, 월경불순, 생리통, 간염, 부종, 고혈압, 위나 복부 통증에 다른 약재와 처방한다.

약초 만들기 꽃이 피기 전 5월 단오 이전에 전초를 채취하여 그늘에서 말린다.

용법 황달·간염에는 쑥 잎과 뿌리 4g을 캐어 잘 씻은 후 달여 공복에 마신다. 생리불순에는 생쑥을 즙내서 공복에 마신다.

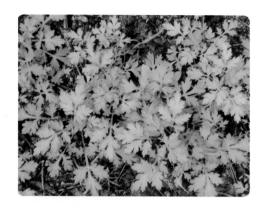

형태 쑥은 국화과의 여러해살이풀로 높이 60~120cm 정도이고, 전체에서 독특한 향이 나며, 흰색 털이 있다. 잎은 어긋나고 뒷면에 털이 있다. 꽃은 7~9월에 연한 원줄기 끝에 한쪽으로 치우쳐 노란색으로 피고, 열매는 10월에 달걀 모양으로 여문다.

구분	특징
분포	전국 각지
생지	전국의 산과 들, 밭두렁
이용 부위	식용(전초), 약용(전초)
효능	온경, 지혈, 안태, 해열, 거담, 지사, 주로 냉증, 여성질환, 월경불순, 생리통, 간염, 부종, 고혈압, 위나 복부 통증
약효	뿌리줄기
채취기간	전초(5월 단오 이전), 뿌리(가을)
성미	맛은 쓰고 성질은 평온하다
독성 여부	단오 전(없다), 단오 후(있다)
금기	1개월 이상 복용하지 않는다. 남자는 장기간 복용하면 양기가 상한다. 시력이 약한 경우 주의한다
1회 사용량	뿌리줄기(2~4g)
물 용량	500~600mL(물이 반으로 줄 때까지 달인다)
약리 작용	기혈을 다스리고 한습(寒濕)을 몰아내며 온경(溫經) 작용이 있다

여정실(광나무 열매)

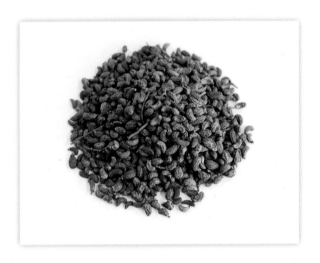

| **학명** | *Ligustrum japonicum* THUNB.
| **생약명** | 여정실(女貞實)-열매를 말린 것, 여정엽(女貞葉)-잎을 말린 것,
여정근(女貞根)-나무껍질을 말린 것
| **이명** | 여정, 동청자, 서재목, 서시목, 사절목

주요 효과 질환 안과·신경계 질환을 다스린다.

한방 강근골, 강장보호, 구창, 백내장, 변비, 불면증, 요슬산통, 창종, 현훈증, 흑발발모에 다른 약재와 처방한다.

약초 만들기 가을에서 겨울까지 잎, 잔가지, 줄기, 뿌리, 나무껍질, 열매를 채취하여 햇볕에 말린다.

용법 탕을 하거나 산제로 사용한다. 백내장에는 말린 열매를 달여 복용한다.

218

광나무는 물푸레나뭇과의 상목 활엽 관목으로 높이 3~5m 정도이다. 잎은 마주나고 긴 타원형으로 끝이 뾰쪽하며 톱니는 없다. 꽃은 7~8월에 새 가지 끝에 원추형의 겹총상 꽃차례를 이루며 흰색으로 피고, 열매는 10~11월에 둥근 달걀꼴 핵과로 여문다.

구분	특징
분포	남부 지방
생지	바닷가, 섬의 산기슭
이용 부위	식용(열매), 약용(잎, 잔가지, 줄기, 뿌리, 나무껍질, 열매)
효능	보간신, 보요슬, 주로 강근골, 강장보호, 구창, 백내장, 변비, 불면증, 요슬산통, 창종, 현훈증, 흑발발모
약효	잎, 잔가지, 줄기, 뿌리, 나무껍질, 열매
채취기간	잎 · 잔가지 · 줄기 · 뿌리 · 나무껍질 · 열매(가을~겨울)
성미	성질은 평온하며 맛은 달고 쓰다
독성 여부	없다
금기	치유되면 중단한다
1회 사용량	열매(4~8g)
물 용량	500~600mL(물이 반으로 줄 때까지 달인다)
약리 작용	잎으로 만든 주사액은 황색포도상구균, 녹농균, 대장균에 대하여 항균 작용이 있다

여정실

연교(이어리나무 열매, 개나리 씨앗)

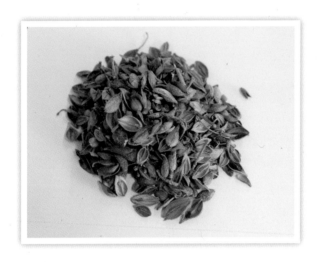

| **학명** | *Forsythia suspensa* Vahl
| **생약명** | 연교(連翹)-익은 열매를 말린 것, 연교경엽((連翹莖葉)-잎을 말린 것
| **이명** | 영춘화, 지단화, 개나리나무, 황춘단

주요 효과 질환 해독제 · 강심제로 쓰고, 피부과 질환을 다스린다.

한방 방광염, 요도염, 부스럼, 옹종, 악창, 연주창, 견비통, 월경불순, 중이염, 축농증, 치질, 통풍, 피부염에 다른 약재와 처방한다.

약초 만들기 가을에 익은 열매를 따서 햇볕에 말린다.

용법 옹종 · 악창 · 부스럼에는 개나리 열매와 금은화를 짓찧어 즙을 환부에 붙인다. 방광염 · 요도염에는 말린 열매를 물에 달여 복용한다.

개나리는 물푸레나뭇과의 갈잎떨기나무로 높이 2~3m 정도이다. 타원형의 잎이 마주나고 가장자리가 톱니 모양이거나 밋밋하다. 줄기는 모여나고 가지는 많이 갈라져 빽빽하게 자라면서 밑으로 처진다. 꽃은 3~4월에 잎보다 먼저 잎겨드랑이에 1~3송이씩 노란색으로 피고, 열매는 9~10월에 갈색의 달걀 모양으로 여문다.

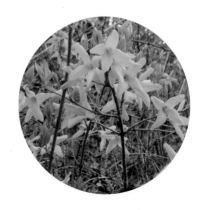

연교

구분	특징
분포	전국 각지
생지	양지바른 산기슭, 길가, 울타리 식재
이용 부위	식용(꽃, 잎, 열매), 약용(열매)
효능	청열, 해독, 산결, 소종, 주로 방광염, 요도염, 부스럼, 옹종, 악창, 연주창, 견비통, 월경불순, 중이염, 축농증, 치질, 통풍, 피부염
약효	열매
채취기간	열매(가을)
성미	성질은 서늘하며 맛은 쓰다
독성 여부	없다
금기	너무 많이 쓰지 않는다, 허한증에는 쓰지 않는다
1회 사용량	열매(4~6g)
물 용량	500~600mL(물이 반으로 줄 때까지 달인다)
약리 작용	암세포 성장 억제 작용, 항균 작용

연자육(연꽃씨, 연밥)

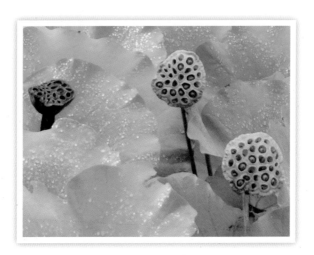

| **학명** | *Nelumbo nucifera* Gaertner
| **생약명** | 연실(蓮實)·연자육(蓮子肉)-익은 씨를 말린 것, 연근(蓮根)-뿌리줄기
| **이명** | 하엽, 우절, 우, 연화

주요 효과 질환 신경계·이비인후과 질환을 다스린다.

한방 신체허약, 위장염, 폐결핵, 비암(코암), 인후암, 소화불량, 설사, 불면증, 유정, 산후출혈, 요도염에 다른 약재와 처방한다.

약초 만들기 여름에 잎, 늦가을에 열매와 씨, 뿌리줄기와 뿌리줄기 마디는 일 년 내내 채취한다. 씨는 껍질과 배아(胚芽)를 제거하여 햇볕에 말린 다음 줄기의 마디는 볶아서, 잎은 잎자루와 가장자리를 제거한 후에 쓴다.

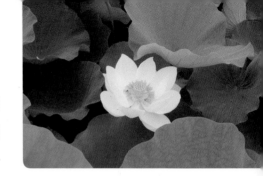

용법 　자궁출혈·위출혈에는 여름에 연뿌리를 캐서 물로 씻고 강판에 갈아 생즙을 낸 후 공복에 한 컵씩 하루 3번 먹는다. 정력증강에는 연꽃 열매 + 검은깨 + 찹쌀 + 마를 같은 양으로 분말을 만들어 매일 아침 한 숟가락씩 장기 복용하거나 환으로 만들어 식후 30개씩 3번 먹는다.

형태 　연꽃은 연꽃과의 여러해살이 물풀로 연못에서 자란다. 원기둥 모양의 뿌리줄기가 땅속으로 뻗고 마디에서 뿌리를 내리며, 뿌리줄기 속에 구멍이 있다. 물 위로 나온 잎은 가운데가 움푹 들어가고 넓다. 꽃은 7~8월에 꽃대 끝에 1송이씩 흰색 또는 분홍색으로 피고, 열매는 9월에 벌집 모양으로 여물며 구멍마다 단단한 타원형의 씨가 들어 있다.

구분	특징
분포	전국 각지
생지	연못이나 논
이용 부위	식용(꽃, 잎, 줄기, 뿌리, 씨), 약용(씨)
효능	양심, 자양, 익신, 보비, 진정, 수렴지혈, 지사, 주로 신체허약, 위장염, 폐결핵, 비암(코암), 인후암, 소화불량, 설사, 불면증, 유정, 산후출혈, 요도염
약효	잎, 씨, 연근(뿌리)
채취기간	잎(여름), 씨(늦가을), 뿌리줄기·뿌리줄기 마디(연중)
성미	맛은 달고 떫으며 성질은 평하다
독성 여부	없다
금기	치유되면 중단한다
1회 사용량	씨(2~4g), 뿌리(20~35g)
물 용량	500~600mL(물이 반으로 줄 때까지 달인다)
약리 작용	코와 후두부의 암을 억제한다

오가피(오화, 목골)

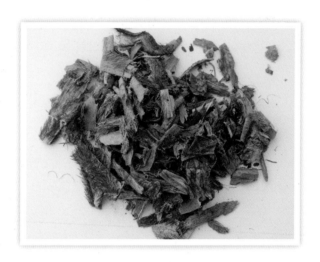

| **학명** | *Acanthopanax sessiliflorum* Seem.
| **생약명** | 오가피(五加皮)–뿌리 또는 나무껍질을 말린 것
| **이명** | 오가, 오가피나무, 나무인삼, 참오갈피나무

주요 효과 질환 순환계·운동계 질환을 다스린다.

한 방 면역, 신경통, 요통, 관절염, 근골경련, 음위, 타박상, 종기, 옴, 풍습마비 동통, 유뇨, 스태미나 강화에 다른 약재와 처방한다.

약초 만들기 여름 또는 가을에 뿌리와 가지를 채취하여 껍질을 벗긴 후 햇볕에 말린다.

용 법 스태미나 강화에는 오가피 열매나 줄기뿌리로 술을 담가 마신다. 면역력 증강·요통·관절염에는 말린 약재를 1회 2~4g씩 달여 하루에 2~3회씩 1주일 이상 복용한다.

오가피나무는 두릅나뭇과의 갈잎떨기나무로 높이 2~3m 정도이다. 잎은 어긋나고 손바닥 모양의 겹잎이며, 가장자리에 겹톱니가 있다. 꽃은 8~9월에 가지 끝에 모여 자주색으로 피고, 열매는 10월에 타원형의 장과로 여문다.

구분	특징
분포	전국 각지
생지	산과 들
이용 부위	식용(꽃, 어린잎, 가지, 열매, 뿌리), 약용(나무껍질, 뿌리)
효능	강장, 거풍습, 장근골, 활혈, 진통, 거풍, 주로 면역, 신경통, 요통, 관절염, 근골경련, 음위, 타박상, 종기, 옴, 풍습마비동통, 유뇨, 스태미나 강화
약효	나무껍질, 뿌리
채취기간	가지·뿌리(여름~가을)
성미	맛은 맵고 쓰며 성질은 따뜻하다
독성 여부	없다
금기	고혈압 환자는 복용에 주의한다
1회 사용량	나무껍질·뿌리(2~4g)
물 용량	500~600mL(물이 반으로 줄 때까지 달인다)
약리 작용	에탄올 추출물은 관절염 치료 효과와 진통 및 해열 작용이 있다. 혈당 저하 작용과 혈압 강하 작용이 있다

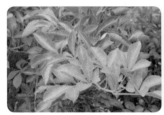 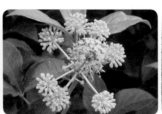 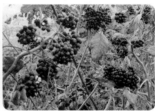

오가피

오매(매화나무 열매, 매실)

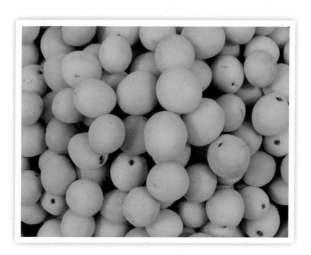

| **학명** | *Prunus mume* Siebold et Zuccarini
| **생약명** | 오매(烏梅) · 매실(梅實)-열매를 가공한 것, 매근(梅根)-뿌리를 말린 것
| **이명** | 매화수, 품자매, 녹갈매, 일지춘

주요 효과 질환 건위제로 효험이 있고, 소화기 질환을 다스린다.

한방 감기, 기침, 천식, 인후염, 위염, 월경불순, 이질, 치질, 구토, 구내염, 당뇨병, 동맥경화, 식욕부진에 다른 약재와 처방한다.

약초 만들기 6~7월에 덜 익은 열매를 따서 약한 불에 쬐어 색이 노랗게 변할 때 햇볕에 말린다.

용법 식욕부진 · 위염에는 덜 익은 열매로 발효액을 만들어 찬물에 타서 먹는다. 복통·이질에는 오매 3~6g을 물에 달여 하루에 3번 복용한다.

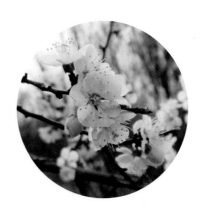

형태　매화나무는 장미과의 갈잎큰키나무로 높이 4~6m 정도이다. 잎은 어긋나고 달걀 모양이며 가장자리에 잔톱니가 있다. 꽃은 2~4월에 잎이 나기 전 잎겨드랑이에 1~3개씩 흰색 또는 담홍색으로 피고, 열매는 6~7월에 둥근 핵과로 여문다.

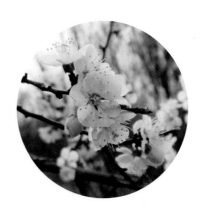

구분	특징
분포	중부 이남
생지	마을 부근 식재
이용 부위	식용(씨를 뺀 열매(효소, 약술)), 약용(뿌리, 오매(소금에 절이지 않고 볏짚을 태워 연기를 쐬면서 말린 열매))
효능	수렴, 생진, 진해, 거담, 소종, 회충구제, 주로 감기, 기침, 천식, 인후염, 위염, 월경불순, 이질, 치질, 구토, 구내염, 당뇨병, 동맥경화, 식욕부진
약효	열매
채취기간	덜 익은 열매(6~7월)
성미	맛은 시고 떫으며 성질은 따뜻하다
독성 여부	과육(없다), 씨(있다)
금기	위산과다인 경우는 복용에 주의한다
1회 사용량	열매(3~6g)
물 용량	500~600mL(물이 반으로 줄 때까지 달인다)
약리 작용	달인 액은 탄저균, 디프테리아균, 포도상구균, 고초균에 대하여 항균 작용이 있고, 백선균에 대하여 항진균 작용이 있다

오미자(오미자나무 열매)

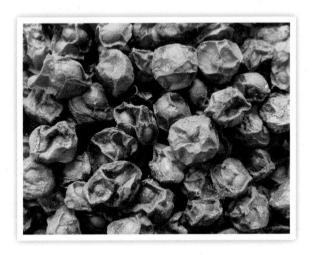

| **학명** | *Schisandra chinensis* (Turcz.) Baill.
| **생약명** | 오미자(五味子)–익은 열매를 말린 것
| **이명** | 개오미자, 오메자, 문합, 현급

주요 효과 질환 비뇨기·순환계·호흡기 질환을 다스린다.

한방 만성 간염, 당뇨병, 기관지염, 인후염, 동맥경화, 빈뇨증, 설사, 소변불통, 식체, 신우신염, 양기부족, 음위, 저혈압, 조루, 해수, 천식, 탈모증, 허약체질, 권태증, 해열에 다른 약재와 처방한다.

약초 만들기 가을에 익은 열매를 따서 햇볕에 말린다.

용법 해수·천식에는 오미자 열매와 탱자나무 열매를 끓여서 식사 전에 하루

228

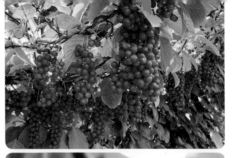

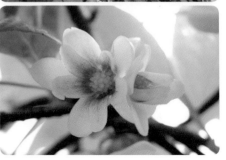

3번 복용한다. 인후염에는 오미자를 물에 우려 차로 마신다.

형태 오미자나무는 목련과의 갈 잎떨기나무로 길이는 5~9m 정도이다. 잎은 어긋나고 달걀 모양이며 가장자리에 톱니가 있다. 줄기는 다른 물체를 감고 올라간다. 꽃은 6~7월에 새 가지의 잎겨드랑이에 1송이씩 흰색 또는 붉은 빛이 도는 연한 노란색으로 피고, 열매는 8~9월에 둥근 장과로 여문다.

구분	특징
분포	전국 각지
생지	300m 이상 산기슭의 돌 많은 비탈
이용 부위	식용(꽃, 어린순, 열매), 약용(열매)
효능	자양, 강장, 수한, 지사, 주로 만성 간염, 당뇨병, 기관지염, 인후염, 동맥경화, 빈뇨증, 설사, 소변불통, 식체, 신우신염, 양기부족, 음위, 저혈압, 조루, 해수, 천식, 탈모증, 허약체질, 권태증, 해열
약효	열매
채취기간	성숙한 열매(10~11월)
성미	열매·과육(신맛), 껍질(단맛), 씨(매운맛·쓴맛·짠맛), 다섯 가지 맛(시고, 맵고, 달고, 쓰고, 떫다)이 있고 성질은 따뜻하다
독성 여부	없다
금기	치유되면 중단한다
1회 사용량	열매(5~7g)
물 용량	500~600mL(물이 반으로 줄 때까지 달인다)
약리 작용	에탄올 엑스는 중추신경을 흥분시키고 혈액순환을 개선시키며, 자궁을 흥분시키고 혈압을 강하시킨다. 폐렴균, 포도상구균, 녹농간균, 티푸스균에 대하여 항균 작용이 있다

오수유(작은키나무)

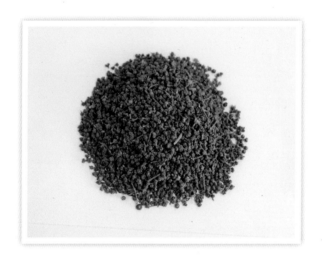

| 학명 | *Evodia officinalis* DODE.
| 생약명 | 오수유(吳茱萸)–덜 익은 열매를 말린 것, 오수유엽(吳茱萸葉)–잎을 말린 것
| 이명 | 당수유, 약수유, 오초, 오유

주요 효과 질환 소화기·순환계 질환을 다스린다.

한 방 구내염, 구역, 토사, 변비, 복부팽만, 복통, 불면증, 당뇨병, 저혈압, 각기, 산기, 치통, 치질, 어혈, 습진에 다른 약재와 처방한다.

약초 만들기 가을에 열매가 성숙되기 전 채취하여 햇볕에 말린다. 잎은 여름에 채취하여 그늘에 말린다. 나무껍질은 연중 채취하여 햇볕에 말린다.

용 법 당뇨병에는 열매 25g을 달여 하루에 3회 나누어 복용한다. 치질·습진

230

에는 잎을 짓찧어 환부에 붙인다.

형태 오수유는 운향과의 낙엽 활엽 소교목으로 높이는 5m 정도이다. 잎은 마주나고 달걀 모양의 타원형 또는 긴 타원형이고 끝이 뾰족하며 가장자리에 톱니가 없다. 꽃은 5~6월에 가지 끝에 산방꽃차례를 이루며 녹백색으로 피고, 열매는 9~10월에 둥근 삭과로 여문다.

구분	특징
분포	경주 근방
생지	바닷가, 밭에서 재배
이용 부위	식용(열매(술)), 약용(잎, 열매, 나무껍질)
효능	온중, 산한, 이기, 지구, 주로 구내염, 구역, 토사, 변비, 복부팽만, 복통, 불면증, 당뇨병, 저혈압, 각기, 산기, 치통, 치질, 어혈, 습진
약효	잎, 열매, 나무껍질
채취기간	잎(여름), 열매(가을), 나무껍질(연중)
성미	성질은 따뜻하며 맛은 맵고 쓰다
독성 여부	없다
금기	음이 허하고 화가 왕성한 사람에게 쓰지 말아야 한다
1회 사용량	열매(25g)
물 용량	500~600mL(물이 반으로 줄 때까지 달인다)
약리 작용	토끼에게 달인 액을 정맥 주사하면 자궁을 수축시키고, 진통 효과가 나타난다

오수유

오약(녹나무)

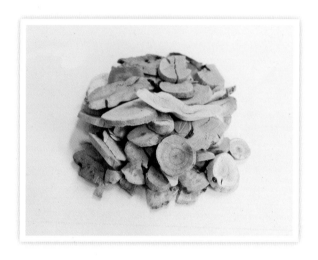

| **학명** | *Lindera strichnifolia* Fernandez-Villar
| **생약명** | 장목(樟木)—목재를 말린 것, 장수피(樟樹皮)—줄기껍질을 말린 것,
　　　　　장수엽(樟樹葉)—잎을 말린 것
| **이명** | 행장목, 장재여장, 장뇌목

주요 효과 질환 신경계·운동계 질환을 다스린다.

한 방 목재(복통, 곽란, 통풍, 복창, 각기), 줄기껍질(구토하리, 위통, 풍습비통, 동통, 각기), 잎(위통, 류머티즘성 골통, 치통, 타박상)에 다른 약재와 처방한다.

약초 만들기 겨울에 줄기껍질을 채취하여 햇볕에 말린다. 뿌리는 3~4월에 햇볕에 말린다. 잎은 연중 내내 채취하여 그늘에 말린다.

용 법 통풍에는 목재 6~12g을 달여 하루에 3번 나누어 복용 한다. 타박상에는 잎을 짓찧어 환부에 붙인다.

녹나무는 녹나뭇과의 상록 활엽 교목으로 높이 20m 정도이다. 잎은 어긋나고 달걀 모양의 타원형이며 가장자리에 물결 모양의 톱니가 있다. 꽃은 5월에 새 가지의 잎겨드랑이에 흰색으로 피어 노란색으로 변하고, 열매는 10월에 둥근 핵과로 여문다.

구분	특징
분포	제주도, 남해안 지방
생지	산기슭 양지
이용 부위	식용(열매), 약용(잎, 줄기껍질, 목재, 열매)
효능	목재(거풍, 거습, 이골절), 줄기껍질(행기, 지통, 거풍습), 잎(거풍, 제습, 지통, 화담), 주로 목재(복통, 곽란, 통풍, 복창, 각기), 줄기껍질(구토하리, 위통, 풍습비통, 동통, 각기), 잎(위통, 류머티즘성 골통, 치통, 타박상)
약효	잎, 나무껍질, 씨, 뿌리
채취기간	줄기껍질(겨울), 잎(연중), 뿌리(3~4월)
성미	성질은 따뜻하며 맛은 맵다
독성 여부	없다
금기	치유되면 중단한다
1회 사용량	잎 · 줄기껍질 · 목재 · 열매(6~12g)
물 용량	500~600mL(물이 반으로 줄 때까지 달인다)
약리 작용	장뇌(樟腦 : camphor : 잎이나 가지를 자르면 강한 향기가 난다)는 국소마취, 소염, 진통의 효능이 있어서 제약 산업에 이용된다

오약

옥촉서(옥수수)

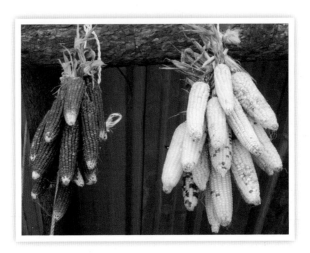

| **학명** | *Zea mays*
| **생약명** | 옥촉서(玉蜀黍)·옥미수(玉米鬚)−꽃술(암술대)을 말린 것,
옥촉서근(玉蜀黍根)−뿌리를 말린 것
| **이명** | 강냉이, 갱내, 옥식이, 옥고량

주요 효과 질환 비뇨기·순환계 질환을 다스린다.

한방 고혈압, 당뇨병, 신장염, 담석증, 토혈, 코피, 축농증, 신염수종, 황달간염, 각기, 변비에 다른 약재와 처방한다.

약초 만들기 여름에 옥수수 암꽃의 수염(암술대)을 채취하여 햇볕에 말린다. 수시로 뿌리를 채취하여 햇볕에 말려서 쓴다.

용법 부종에는 옥수수수염 4g을 달여 마신다. 급성 신장염에는 옥수수수염

15g＋옥수수 속대 2개를 1회 용량으로 하여 물에 달여 공복에 복용한다.

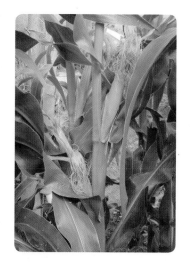

형태 옥수수는 볏과의 한해살이풀로 높이 2~3m 정도이다. 줄기에 마디가 있고 곧게 서며 가지가 갈라지지 않는다. 수염뿌리와 버팀뿌리가 있어 줄기를 지탱해 준다. 꽃은 7~8월에 줄기 끝에서 피는데 수꽃이삭은 수백만 개의 꽃가루를 만든다. 암꽃이삭은 줄기 가운데의 잎겨드랑이에 달리고 수염 같은 긴 암술대가 다발 모양으로 나온다. 열매는 8~10월에 길쭉한 자루 모양이며, 익는 데 45~60일 걸린다.

구분	특징
분포	전국 각지
생지	밭에서 재배
이용 부위	식용(수염, 열매), 약용(수염(암술대), 뿌리)
효능	이뇨, 통경, 평간, 이담, 소종, 주로 고혈압, 당뇨병, 신장염, 담석증, 토혈, 코피, 축농증, 신염 수종, 황달간염, 각기, 변비
약효	수염(암술대), 뿌리
채취기간	암꽃의 수염(여름), 뿌리(수시)
성미	맛은 달고 담백하며 성질은 평하다
독성 여부	없다
금기	허한성 빈뇨에는 복용에 주의한다
1회 사용량	수염(4g)
물 용량	500~600mL(물이 반으로 줄 때까지 달인다)
약리 작용	토끼에게 물로 달인 액을 투여하면 혈당이 저하되고, 이담 작용과 지혈 작용이 있으며, 개에게 투여하면 혈압이 강하된다

와거(상추)

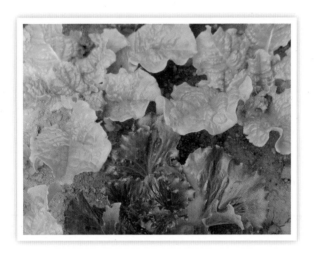

| **학명** | *Lactuca sativa*
| **생약명** | 와거(萵苣)-씨를 말린 것
| **이명** | 적축면 상추, 치마상추(청치마, 적치마)

주요 효과 질환 사독을 풀어 주며, 불면증 질환을 다스린다.

한방 불면증, 고혈압, 빈혈 예방, 변비 해소, 신경안정, 안구출혈, 위염, 유즙 분비, 이뇨에 다른 약재와 처방한다.

약초 만들기 봄상추(4~6월), 가을상추(9~10월)의 씨를 채취하여 햇볕에 말린다.

용법 불면증에는 상추쌈을 먹는다. 산모의 젖이 부족할 때는 씨를 1회 15~20g을 달여 복용한다.

236

상추는 국화과의 한해살이풀 또는 두해살이풀로 높이 90~120cm 정도이다. 가지가 많이 갈라지고 윗부분의 잎은 어긋나며 줄기를 감싼다. 꽃은 5~6월에 노란색의 통꽃으로 피고, 열매는 8~9월에 납작한 타원형으로 여문다.

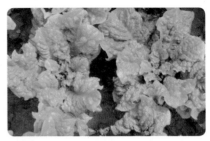

구분	특징
분포	전국 각지
생지	밭에서 재배, 수시(온실 재배)
이용 부위	식용(잎), 약용(씨)
효능	이뇨, 주로 불면증, 고혈압, 빈혈 예방, 변비 해소, 신경안정, 안구출혈, 위염, 유즙분비, 이뇨
약효	씨
채취기간	봄상추 씨(4~6월), 가을상추 씨(9~10월)
성미	성질은 따뜻하며 맛은 쓰다
독성 여부	없다
금기	해롭지는 않으나 치유되면 중단한다
1회 사용량	씨(15~20g)
물 용량	500~600mL(물이 반으로 줄 때까지 달인다)
약리 작용	잎과 줄기를 자를 때 나오는 우윳빛 즙액인 락투세린 · 락투신은 최면과 진통 효과가 있다

왕불류행(장구채씨)

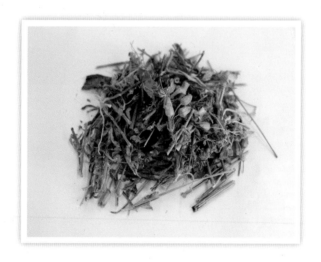

| **학명** | *Melandrium firmum* Rohrbach
| **생약명** | 왕불류행(王不留行)–지상부를 말린 것, 여루채(女婁菜)–전초를 말린 것
| **이명** | 여루채, 금궁화, 장고새, 전금화

주요 효과 질환 이비인후과·순환계 질환·성병 질환을 다스린다.

한방 월경불순, 무월경, 젖앓이, 요도염, 성병, 난산, 부종, 어혈, 옹종, 악창에 다른 약재와 처방한다.

약초 만들기 7~8월경 씨가 여물기 전에 전초를 베어 햇볕에 말린다.

용법 황달·중이염에는 전초 또는 씨 10g을 물에 달여 먹는다. 창종·옹종에는 잎을 짓찧어 즙을 내서 환처에 바른다.

형태 　장구채는 석죽과의 두해살이풀로 높이 30~80cm 정도이다. 잎은 마주나고 긴 타원형이며 털이 약간 있고 마디는 검은 자줏빛을 띤다. 꽃은 7월에 잎겨드랑이와 원줄기 끝에 취산꽃차례로 층층이 흰색으로 달리며 꽃잎은 5장이다. 열매는 8~9월에 달걀 모양의 삭과로 여문다.

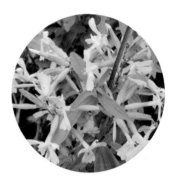

구분	특징
분포	전국 각지
생지	산과 들
이용 부위	식용(꽃, 어린순), 약용(전초, 씨)
효능	활혈, 조경, 최유, 소종, 주로 월경불순, 무월경, 젖앓이, 요도염, 성병, 난산, 부종, 어혈, 옹종, 악창
약효	전초, 씨
채취기간	전초(7~8월경 씨가 여물기 전)
성미	맛은 쓰고 성질은 평하다
독성 여부	없다
금기	임산부에게는 쓰지 않는다
1회 사용량	전초(4~6g), 씨(3~4g)
물 용량	500~600mL(물이 반으로 줄 때까지 달인다)
약리 작용	씨에는 많은 사포닌이 함유되어 있다

용규(까마중)

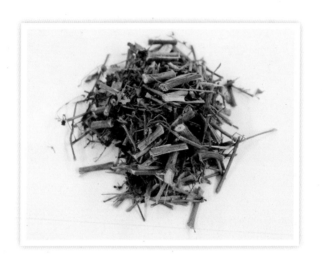

| **학명** | *Solanum nigrum* Linne
| **생약명** | 용규(龍葵)−지상부와 뿌리를 말린 것
| **이명** | 강태, 깜두라지, 가마중, 먹딸

주요 효과 질환 폐에 효험이 있고, 소화기·순환계 질환을 다스린다.

한 방 만성 기관지염, 고혈압, 기관지염, 대하증, 신경통, 신장병, 악성 종양, 옹종, 급성 콩팥염, 종기, 타박상에 다른 약재와 처방한다.

약초 만들기 여름부터 가을 사이에 지상부를 베어 햇볕에 말린다.

용 법 당뇨병·기관지염에는 전초 20g을 물에 달여 먹는다. 옹종·악성 종양에는 잎을 짓찧어 즙을 내서 환처에 바른다.

까마중은 가짓과의 한해살이풀로 높이 20~90cm 정도이다. 잎은 어긋
나고 달걀 모양이며 가장자리에 물결 모양의 톱니가 있다. 꽃은 5~7월에 긴 꽃줄기에
3~8송이가 모여 흰색으로 피고, 열매는 7월부터 둥근 흑색의 장과로 여문다.

구분	특징
분포	전국 각지
생지	야산, 밭이나 길가
이용 부위	식용(꽃, 열매, 어린잎), 약용(전초, 열매)
효능	해독, 소종, 진해, 거담, 주로 만성 기관지염, 고혈압, 기관지염, 대하증, 신경통, 신장병, 악성 종양, 옹종, 급성 콩팥염, 종기, 타박상
약효	꽃, 열매
채취기간	지상부(여름~가을)
성미	맛은 조금 쓰고 성질은 차갑다
독성 여부	있다
금기	열매에는 독이 있어 어린이는 열매를 가급적 먹지 않는다
1회 사용량	전초(20g), 익은 열매(60~100g)
물 용량	500~600mL(물이 반으로 줄 때까지 달인다)
약리 작용	추출한 물은 항염증 작용이 있고, 쥐에게 복강 내 주사하면 혈당이 떨어지고 심장을 흥분시킨다

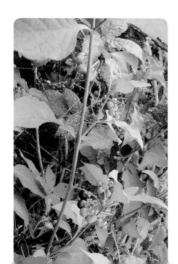

용규

용담초(파남풀, 초룡담)

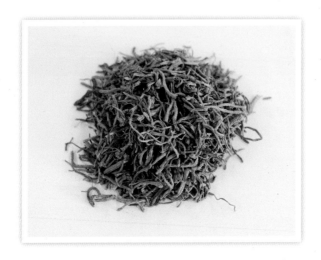

| **학명** | *Gentiana scabra* Bunge for. *scabra*
| **생약명** | 용담(龍膽)-뿌리줄기와 뿌리를 말린 것
| **이명** | 웅담, 초룡담, 과남풀, 관음풀

주요 효과 질환 소화기·비뇨기과 질환을 다스린다.

한방 담, 담낭, 황달, 인후통, 위염, 방광염, 요도염, 관절염, 불면증, 산후통, 음부습양, 두통에 다른 약재와 처방한다.

약초 만들기 가을에 뿌리줄기와 뿌리를 캐서 줄기를 제거한 후 물에 씻고 햇볕에 말린다.

용법 담낭·황달에는 뿌리 10g을 물에 달여 먹는다. 음부습양에는 잎과 뿌리를 달인 물로 환처를 씻는다.

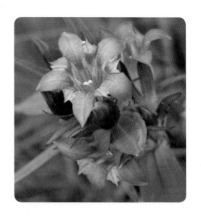

형태   용담은 용담과의 여러해살이풀로 높이 30~60cm 정도이다. 잎은 마주나고 피침형 이며 밑동은 줄기를 감싸고 있는데 깔깔하다. 꽃은 8~10월에 잎겨드랑이와 줄기 끝에 종 모양의 자주색으로 피고, 열매는 10~11월에 시든 꽃통과 꽃빋침이 달려 있는 상태에서 삭과로 여문다.

구분	특징
분포	전국 각지
생지	산지의 풀밭
이용 부위	식용(꽃, 어린잎), 약용(뿌리줄기, 뿌리)
효능	건위, 담즙이 잘 나오게 함, 주로 담, 담낭, 황달, 인후통, 위염, 방광염, 요도염, 관절염, 불면증, 산후통, 음부습양, 두통
약효	뿌리
채취기간	뿌리줄기 · 뿌리(가을)
성미	맛은 쓰고 성질은 차갑다
독성 여부	없다
금기	복용 중에 지황(생지황) · 숙지황을 쓰지 않는다. 허한 사람에게는 검게 주초해서 쓴다(탕액(湯液))
1회 사용량	뿌리(10g)
물 용량	500~600mL(물이 반으로 줄 때까지 달인다)
약리 작용	개에게 에탄올 엑스를 투여하면 위액 분비를 촉진하고, 피부 과민성 항체 생산을 억제한다

우슬(쇠무릎지기)

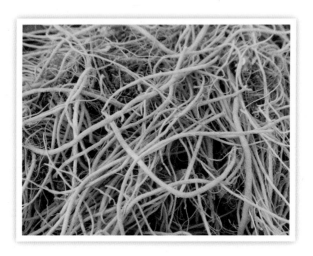

| **학명** | *Achyranthes japonica* Nakai
| **생약명** | 우슬(牛膝)·접골초(接骨草)-뿌리를 말린 것,
　　　　　 우슬경엽(牛膝莖葉)-잎과 줄기를 말린 것
| **이명** | 쇠물팍, 우경, 접골초, 고장근

주요 효과 질환 부인과 질환에 효험이 있고, 비뇨기·신경계·운동계 질환을 다스린다.

한방 무릎의 통증, 산후어혈에 의한 복통, 타박상, 소변불리, 혈뇨, 혈액순환
에 다른 약재와 처방한다.

약초 만들기 가을부터 이듬해 봄까지 뿌리를 캐서 잔뿌리를 제거하고 햇볕에 말린다.

용법 무릎관절염·야뇨증에는 뿌리 12g을 1회 용량으로 하여 하루 3번 공복
에 복용한다. 벌레에 물렸을 때는 뿌리 생풀을 짓찧어 즙을 내어 환부에 바른다.

형태 쇠무릎은 비름과의 여러해살이풀로 높이 50~100cm 정도이다. 잎은 마주나고 털이 있으며 가장자리가 밋밋하다. 줄기는 네모꼴로 곧게 자라고 가지가 많이 갈라지며 굵은 마디가 소의 무릎처럼 굵어서 쇠무릎으로 부른다. 꽃은 8~9월에 줄기 끝이나 잎겨드랑이에 꽃이삭이 연한 녹색으로 피고, 열매는 9~10월에 긴 타원형으로 여문다.

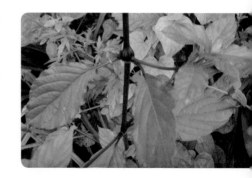

구분	특징
분포	중부 이남
생지	산지의 숲 속이나 들
이용 부위	식용(꽃, 잎, 뿌리), 약용(뿌리)
효능	정혈, 통경, 산어혈, 주로 무릎의 통증, 산후어혈에 의한 복통, 타박상, 소변불리, 혈뇨, 혈액순환
약효	뿌리
채취기간	뿌리(가을~이듬해 봄)
성미	맛은 쓰고 시며 성질은 평하다
독성 여부	없다
금기	복용 중에 하눌타리를 주의한다
1회 사용량	뿌리(6~12g)
물 용량	500~600mL(물이 반으로 줄 때까지 달인다)
약리 작용	개와 고양이에게 에탄올 추출물을 주사하면 혈압이 강하되고, 물로 달인 액을 쥐에게 투여하면 진통 작용이 있으며, 토끼의 자궁과 쥐의 적출 장관을 수축시킨다

우자(토란)

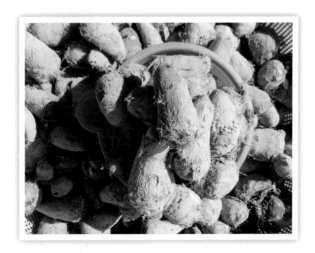

| 학명 | *Colocasia antiquorum var. esculenta*
| 생약명 | 야우(野芋)-덩이줄기를 말린 것, 야우엽(野芋葉)-잎을 말린 것
| 이명 | 토련, 토지, 토두자, 우경

주요 효과 질환 피부과 · 이비인후과 질환을 다스린다.

한 방 견비통, 신경통, 우울증, 유방염, 인후염, 중이염, 변비, 황달, 부종, 유즙 불통, 종독, 치질, 타박상에 다른 약재와 처방한다.

약초 만들기 가을에 덩이줄기를 캐어 땅속에 묻어 보관하여 쓴다. 토란의 아린 맛은 쌀뜨물에 삶으면 없어진다. 하룻밤 물속에서 독을 뺀 후에 쓴다.

용법 견비통(肩臂痛)에는 토란을 짓찧어서 생즙을 낸 후 헝겊에 싸서 환부에

246

붙인다. 토란은 염증에 쓴다. 편도선염에는 토란의 껍질을 벗긴 다음 생강을 채로 혼합해서 밀가루에 이겨 환처에 붙인다.

토란은 천남성과의 여러해살이풀로 높이 80~100cm 정도이다. 잎은 가장자리가 밋밋한 방패 모양이며 넓고 크다. 둥근 덩이줄기에서 잎자루가 길게 나온다. 꽃은 8~9월에 잎자루 사이에서 꽃줄기가 나와 꽃이삭 위쪽에는 노란색의 수꽃이, 아래쪽에는 녹색의 암꽃이 피고, 열매는 맺지 않는다.

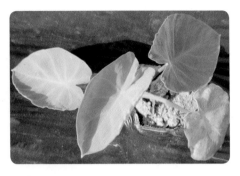

우자

구분	특징
분포	중부 이남
생지	밭에서 재배
이용 부위	식용(덩이줄기와 잎자루를 먹는다), 약용(덩이줄기)
효능	유용, 종독, 마풍, 주로 견비통, 신경통, 우울증, 유방염, 인후염, 중이염, 변비, 황달, 부종, 유즙불통, 종독, 치질, 타박상
약효	날것으로 쓴다(덩이줄기를 땅속에 묻어 보관한다)
채취기간	덩이줄기(가을)
성미	성질은 차며 맛은 맵다
독성 여부	약간 독이 있다
금기	복용 중에 황금을 주의한다, 장복하지 않는다, 토란을 손질할 때 손이 따갑고 가려운 것은 수산칼슘 때문이다
1회 사용량	덩이줄기 생즙(15~20g)
물 용량	500~600mL(물이 반으로 줄 때까지 달인다)
약리 작용	항염 작용

욱이인(앵두씨)

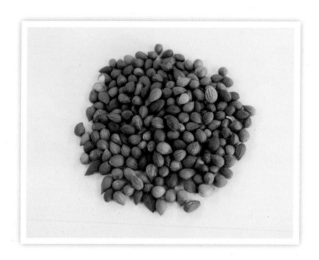

| **학명** | *Prunus triloba* var. *tomentosa* THUNB.
| **생약명** | 산앵도(山櫻桃)-씨를 말린 것
| **이명** | 앵도나무, 앵도, 산매자, 작매인

주요 효과 질환 비뇨기·소화기 질환을 다스린다.

한방 대변불통, 변비, 소갈증, 유정증, 이뇨, 황달, 환각증, 소변불리, 사지부종, 각기, 회충과 촌충구제에 다른 약재와 처방한다.

약초 만들기 6월에 열매가 붉게 익었을 때 채취하여 과육과 핵각(核殼)을 제거하고 씨의 속살을 꺼내 햇볕에 말린다.

용법 기관지염에는 생잎 30g에 설탕을 적당히 섞어 물에 달여 복용한다. 저

혈압·불면증에는 붉게 익은 열매로 술을
담가 자기 전에 소주잔으로 한 잔 마신다.

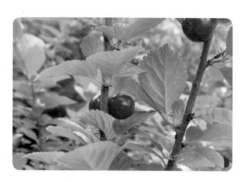

형태　산앵두나무는 장미과의 갈
잎떨기나무로 높이 3m 정도이다. 잎은 어
긋나고 달걀 모양이며 겉에 잔털이 많다.
꽃은 잎이 나기 전 4월에 잎겨드랑이에
1~2송이씩 연분홍색 또는 흰색으로 피고, 열매는 6월에 둥근 핵과로 여문다.

구분	특징
분포	중부 이북
생지	정원, 인가 부근 식재
이용 부위	식용(꽃, 열매), 약용(잔가지, 잎, 씨껍질을 벗긴 알갱이)
효능	완화, 이뇨, 윤조, 활장, 하기, 이수, 주로 대변불통, 변비, 소갈증, 유정증, 이뇨, 황달, 환각증, 소변불리, 사지부종, 각기, 회충과 촌충구제
약효	잎, 잔가지, 씨껍질을 벗긴 알갱이
채취기간	씨(6월)
성미	맛은 달고 매우며 성질은 평하다
독성 여부	없다
금기	많이 쓰지 않는다
1회 사용량	씨껍질을 벗긴 알갱이(5~6g), 잔가지(6~8g)
물 용량	500~600mL(물이 반으로 줄 때까지 달인다)
약리 작용	이뇨 작용

울금(울금)

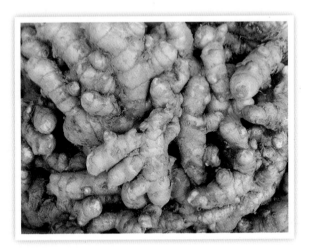

| 학명 | *Curcuma longa* Radix
| 생약명 | 울금(鬱金)−뿌리줄기를 말린 것(카레의 주재료)
| 이명 | 옥금, 과황, 황욱, 심황

주요 효과 질환 혈증에 효험이 있고, 몸의 울혈 질환을 다스린다.

한방 간장기능 회복, 담, 담낭염, 담석증, 복통, 비뉵혈, 요혈, 토혈, 치질, 부스럼에 다른 약재와 처방한다.

약초 만들기 가을에서 이듬해 봄에 뿌리줄기를 캐어 햇볕에 말린다.

용법 치매 예방에는 식사할 때마다 울금의 주성분인 커큐민이 많이 함유된 카레를 먹는다. 치질·부스럼에는 생뿌리줄기를 짓찧어 환부에 붙인다.

형태 울금은 생강과의 여러해살이풀로 높이 50~150cm 정도이다. 잎은 칸나 잎처럼 생겼고, 뿌리에서 4~8개의 잎이 두 방향으로 모여나와 긴 잎자루가 다발 모양을 이루면서 헛줄기(위경 : 僞莖)를 형성한다. 꽃은 8~11월에 잎 사이에서 나온 꽃줄기 끝에서 3~4개의 수상꽃차례를 이루며 엷은 노란색으로 피고, 열매는 10월에 삭과로 여문다.

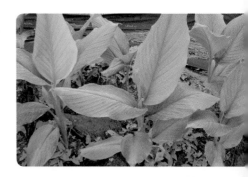

구분	특징
분포	중남부 지방, 남부 해안과 섬 지방
생지	밭에서 재배
이용 부위	식용(뿌리줄기 가루, 술), 약용(뿌리줄기)
효능	보간, 청간, 흉협고만, 주로 간장기능 회복, 담, 담낭염, 담석증, 복통, 비뉵혈, 요혈, 토혈, 치질, 부스럼
약효	뿌리줄기
채취기간	뿌리줄기(가을~이듬해 봄)
성미	성질은 서늘하며 맛은 쓰고 맵다
독성 여부	없다
금기	치유되면 중단한다
1회 사용량	뿌리줄기(4~6g)
물 용량	500~600mL(물이 반으로 줄 때까지 달인다)
약리 작용	울혈을 풀어 주고, 혈증에 효험이 있다

원지(아기풀 뿌리)

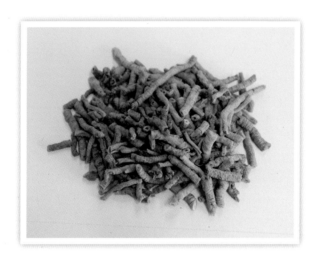

| **학명** | *Polygala tenuifolia* Willd.
| **생약명** | 원지(遠志)-뿌리를 말린 것, 소초(小草)-잎과 줄기를 말린 것,
　　　　　원지육(遠志肉)-뿌리의 목질부를 제거한 것
| **이명** | 육원지

주요 효과 질환 거담에 효험이 있고, 호흡기 질환을 다스린다.

한방 건망증, 몽정, 몽설, 불면증, 해수, 혈중울열, 두열불기에 다른 약재와 처방한다.

약초 만들기 여름에 잎과 줄기를 채취하여 그늘에 말린다. 가을에 뿌리를 캐어 햇볕에 말린다.

용법 몽정·몽설에는 뿌리 10g을 달여 하루에 3회 나누어 복용한다. 불면증에는 뿌리로 술을 담가 취침 전에 소주잔으로 한 잔 마신다.

형태 원지는 원지과의 여러해살이풀로 높이 30cm 정도이다. 잎은 어긋나고 바늘 모양이다. 꽃은 7~9월에 줄기와 가지 끝에서 자주색의 총상꽃차례로 드문드문 피고, 열매는 편평한 삭과로 여문다.

구분	특징
분포	중부 이북
생지	산에서 드물게 자생
이용 부위	식용(술), 약용(뿌리)
효능	거담, 익지, 안신, 주로 건망증, 몽정, 몽설, 불면증, 해수, 혈증울혈, 두열불기, 옹저, 창종, 거담
약효	뿌리
채취기간	잎 · 줄기(여름), 뿌리(가을)
성미	성질은 따뜻하고 맛은 쓰다
독성 여부	없다
금기	치유되면 중단한다
1회 사용량	뿌리(10g)
물 용량	500~600mL(물이 반으로 줄 때까지 달인다)
약리 작용	울혈성 부종에 의한 이뇨 작용과 기도 분비물의 분비 촉진 작용이 있다

원지

원화(팥꽃나무)

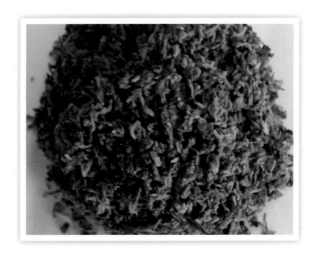

| 학명 | *Daphne genkwa* Siebold et Zuccarini
| 생약명 | 원화(芫花)-꽃봉오리를 말린 것, 원화근(芫花根)-뿌리를 말린 것
| 이명 | 거수, 두원, 패화, 독어

주요 효과 질환 심장질환과 통증에 효험이 있고, 호흡기 질환을 다스린다.

한 방 강심제, 심장병, 늑막염, 요통, 담, 천식, 식적창만, 어혈, 종독, 출혈, 타박상에 다른 약재와 처방한다.

약초 만들기 봄에 꽃이 피기 전에 꽃봉오리를 따서 그늘에 말린다. 뿌리를 수시로 캐어 햇볕에 말린다.

용 법 심장질환에는 뿌리 2~4g을 달여 하루에 2번 나누어 복용한다. 어혈·

254

타박상에는 잎을 짓찧어 환부에 붙인다.

형태 팥꽃나무는 팥꽃나뭇과의 낙엽 활엽 관목으로 높이 1m 정도이다. 잎은 마주나고 가장자리는 밋밋하다. 꽃은 3~5월에 지난해 나온 가지 끝에 엷은 자주색으로 피고, 열매는 7월에 둥글고 투명한 장과로 여문다.

구분	특징
분포	전남, 서해안
생지	바닷가 근처
이용 부위	식용(술), 약용(꽃봉오리, 뿌리)
효능	축수, 통경, 주로 강심제, 늑막염, 요통, 담, 천식, 식적창만, 어혈, 종독, 출혈, 타박상
약효	꽃봉오리, 뿌리
채취기간	꽃봉오리(봄에 꽃이 피기 전), 뿌리(수시)
성미	성질은 따뜻하며 맛은 맵고 쓰다
독성 여부	있다
금기	임산부는 금한다
1회 사용량	뿌리(2~4g)
물 용량	500~600mL(물이 반으로 줄 때까지 달인다)
약리 작용	뿌리 달인 액은 진통 작용과 피임 작용이 있다

원화

위령선(으아리)

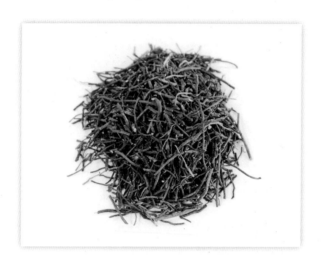

| **학명** | *Clematis florida* Thunb.
| **생약명** | 위령선(威靈仙)—뿌리를 말린 것
| **이명** | 선인초, 고추나물, 참으아리, 외대으아리, 술위나무 뿌리

주요 효과 질환 통증과 풍증에 효험이 있고, 운동계 질환을 다스린다.

한 방 통풍, 수족마비, 신경통, 간염, 부종, 소변불리, 인후종통, 근육통, 두통, 류머티즘, 파상풍에 다른 약재와 처방한다.

약초 만들기 봄 또는 가을에 뿌리를 캐서 줄기는 잘라 버리고 물에 씻은 후 햇볕에 말린다.

용 법 관절염 · 류머티즘에는 으아리 + 창출 + 오가피 약재를 각각 12g씩 달여서 하루에 3번 복용한다. 목에 가시가 걸렸을 때는 뿌리를 달여 조금씩 자주 복용한다.

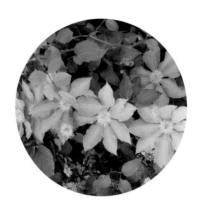

형태 으아리는 미나리아재빗과의 갈잎덩굴나무로 길이 2m 정도이다. 잎은 마주나고 5~7장으로 된 깃꼴겹잎이며 작은 잎은 달걀 모양이다. 꽃은 6~8월에 줄기 끝이나 잎겨드랑이에 흰색으로 피고, 열매는 9월에 달걀 모양의 수과로 여문다.

구분	특징
분포	남부 지방
생지	산과 들
이용 부위	식용(꽃, 어린순), 약용(뿌리)
효능	거풍, 거습, 경락소통, 진통, 주로 통풍, 수족마비, 신경통, 간염, 부종, 소변불리, 인후종통, 근육통, 두통, 류머티즘, 파상풍
약효	꽃, 뿌리
채취기간	뿌리(봄, 가을)
성미	맛은 맵고 짜며 성질은 따뜻하다
독성 여부	전체에 아네모닌(Anemonin)이라는 휘발성 자극성분이 함유되어 있어 독성이 강해 먹을 수 없다. 지역에 따라 꽃이 피기 전에 어린싹을 채취하여 끓는 물에 데쳐서 독성을 제거한 후 나물로 무쳐 먹기도 하지만 먹지 않는 것이 안전하다
금기	허약한 사람은 주의한다
1회 사용량	뿌리(6~9g)
물 용량	500~600mL(물이 반으로 줄 때까지 달인다)
약리 작용	쥐에게 물로 달인 액을 투여하면 요산을 녹이고, 이뇨 억제 작용, 해열 작용, 진통 작용이 있다

유근피(느릅나무 껍질)

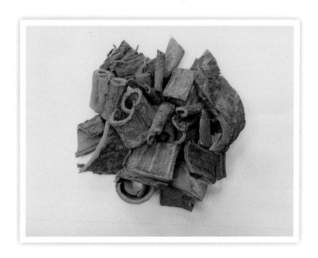

| **학명** | *Ulmus davidiana* var. *japonica* (Rehder) Nakai

| **생약명** | 유근피(楡根皮) · 유백피(楡白皮)-뿌리껍질의 코르크층을 벗긴 후 말린 것

| **이명** | 뚝나무, 춘유, 추유피, 분유

주요 효과 질환 염증에 효험이 있고, 호흡기 질환을 다스린다.

한 방 뿌리껍질(암, 종기, 종창, 옹종, 화상, 요통, 간염, 근골동통, 인후염, 장염, 해수, 천식, 타박상, 토혈), 열매(회충, 요충, 촌충, 기생충)에 다른 약재와 처방한다.

약초 만들기 봄부터 여름 사이에 뿌리를 캐서 물로 씻은 후 껍질을 벗겨서 겉껍질을 제거하고 햇볕에 말린다.

용 법 각종 암에는 느릅나무 + 오동나무 약재를 각각 20g씩 달여서 복용한다.

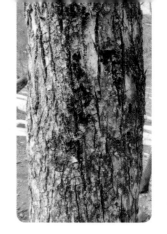

종기·옹종·화상에는 생뿌리껍질을 짓찧어 즙을 환부에 붙인다.

형 태 느릅나무는 느릅나뭇과의 갈잎큰키나무로 높이 20~30m 정도이다. 잎은 어긋나고 긴 타원형이며, 양면에 털이 있고 가장자리에 예리한 겹톱니가 있다. 꽃은 3~5월에 잎보다 먼저 다발을 이루며 누르스름한 녹색으로 피고, 열매는 4~6월에 타원형의 시과로 여문다.

구분	특징
분포	전국 각지
생지	산기슭의 골짜기
이용 부위	식용(어린잎, 뿌리껍질), 약용(열매, 뿌리껍질)
효능	이뇨, 치습, 소종독, 주로 뿌리껍질(암, 종기, 종창, 옹종, 화상, 요통, 간염, 근골동통, 인후염, 장염, 해수, 천식, 타박상, 토혈), 열매(회충, 요충, 촌충, 기생충)
약효	잎, 열매, 나무껍질, 뿌리껍질
채취기간	뿌리(봄~여름)
성미	맛은 달고 성질은 평하다
독성 여부	없다
금기	치유되면 중단한다
1회 사용량	뿌리껍질(10~30g)
물 용량	500~600mL(물이 반으로 줄 때까지 달인다)
약리 작용	항암 작용, 항염 작용

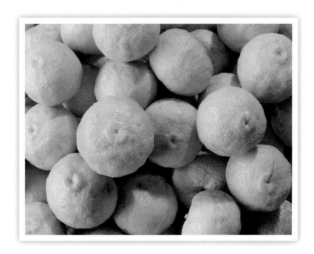

유자(유자나무 열매)

| **학명** | *Citrus junos* Tanaka
| **생약명** | 등자(橙子)-열매를 말린 것, 등자피(橙子皮)-열매껍질을 말린 것,
　　　　과핵(果核)-등자핵
| **이명** | 금구, 유자나무

주요 효과 질환 순환계 · 체증 질환을 다스린다

한방 　　　감기, 고혈압, 냉병, 담, 두통, 편도선염, 방광염, 빈뇨증, 당뇨병, 신경통, 요통, 위염, 유즙분비, 해수, 황달, 치통에 다른 약재와 처방한다.

약초 만들기 10월에 덜 익은 열매를 따서 열매껍질을 햇볕에 말린다.

용법 　　　감기에는 익은 열매의 과육을 생으로 먹는다. 편도선염에는 말린 약재 10g을 달여 하루에 3번 나누어 복용한다.

형 태　유자나무는 운향과의 상록 활엽 관목으로 높이 4m 정도이다. 잎은 어긋나고 달걀 모양의 긴 타원형으로 위로 올라갈수록 좁아진다. 끝이 뾰쪽하고 가장자리에 둔한 톱니가 있다. 꽃은 5~6월에 잎겨드랑이에 작은 오판화가 1송이씩 피고, 열매는 9~10월에 약간 둥글납작한 장과로 여문다.

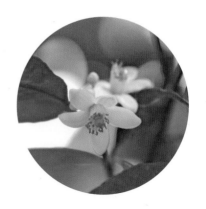

구분	특징
분포	남부 지방
생지	인가 부근 식재
이용 부위	식용(열매의 과육), 약용(덜 익은 열매껍질, 줄기껍질)
효능	건위, 식체, 주로 감기, 고혈압, 냉병, 담, 두통, 편도선염, 방광염, 빈뇨증, 당뇨병, 신경통, 요통, 위염, 유즙분비, 해수, 황달, 치통
약효	덜 익은 열매껍질
채취기간	덜 익은 열매(10월)
성미	성질은 서늘하며 맛은 시다
독성 여부	없다
금기	치유되면 중단한다
1회 사용량	덜 익은 열매껍질(6~12g)
물 용량	500~600mL(물이 반으로 줄 때까지 달인다)
약리 작용	쥐에게 열매에서 추출한 액을 투여하면 적출 장관이 억제되고 항염증 작용이 있다

율자(밤)

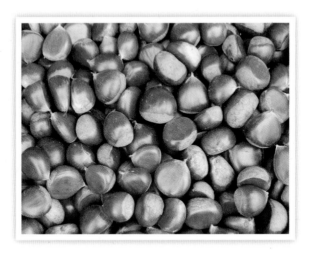

| 학명 | *Castanea crenata* Sieb. et Zucc.

| 생약명 | 율과(栗果)·율자(栗子)—속씨를 말린 것, 율엽(栗葉)—잎을 말린 것,

　　　　율피(栗皮)—나무껍질을 말린 것

| 이명 | 판율, 율목, 조선밤나무, 약밤나무

주요 효과 질환 피부과·순환계 질환을 다스린다.

한방 원기부족, 자양강장, 기관지염, 구충, 근골동통, 탈모, 반신불수, 빈혈증, 사마귀, 신장염, 양기부족, 어혈, 이명, 허약체질, 피부윤택, 주름살, 종독, 창종, 출혈, 꽃(설사, 이질, 혈변), 속껍질(가래, 태운 재는 헐어 버린 입안, 옻, 나병, 타박상)에 다른 약재와 처방한다.

약초 만들기 씨, 생밤 속껍질, 나무껍질을 쓴다. 가을에 익은 밤송이를 채취하여 가

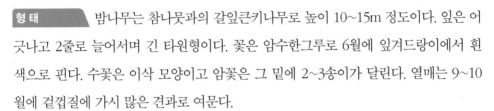

시가 많은 겉껍질을 제거하고 그대로 보관한다.

피부염·습진에는 탕에 잎을 넣고 목욕을 한다. 원형탈모·대머리에는 밤송이 10개를 태워 가루를 참기름에 개어 하루에 3번 이상 3개월 정도 머리에 바른다.

밤나무는 참나뭇과의 갈잎큰키나무로 높이 10~15m 정도이다. 잎은 어긋나고 2줄로 늘어서며 긴 타원형이다. 꽃은 암수한그루로 6월에 잎겨드랑이에서 흰색으로 핀다. 수꽃은 이삭 모양이고 암꽃은 그 밑에 2~3송이가 달린다. 열매는 9~10월에 겉껍질에 가시 많은 견과로 여문다.

율
자

구분	특징
분포	전국 각지
생지	산기슭이나 밭
이용 부위	식용(꽃, 밤), 약용(잎, 씨, 나무껍질)
효능	양위, 건비, 보신, 강근골, 활혈, 지혈, 지토, 지사, 주로 원기부족, 자양강장, 기관지염, 구충, 근골동통, 탈모, 반신불수, 빈혈증, 사마귀, 신장염, 양기부족, 어혈, 이명, 허약체질, 피부윤택, 주름살, 종독, 창종, 출혈, 꽃(설사, 이질, 혈변), 속껍질(가래, 태운 재는 헐어 버린 입 안, 옻, 나병, 타박상)
약효	씨, 잎, 나무껍질
채취기간	열매(9~10월)
성미	맛은 달고 성질은 따뜻하다
독성 여부	없다
금기	기가 허한 사람은 삶아 먹으면 기가 막힌다
1회 사용량	나무껍질(8~20g)
물 용량	500~600mL(물이 반으로 줄 때까지 달인다)
약리 작용	열매에 리파아제 소화 효소가 함유되어 있다

음양곽_(삼지구엽초)

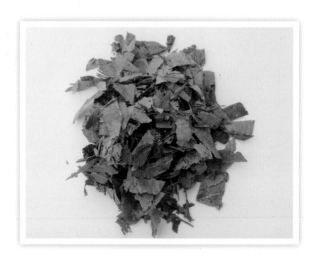

| **학명** | *Epimedium koreanum* Nakai
| **생약명** | 음양곽(淫羊藿)-잎과 줄기를 포함한 지상부를 말린 것,
음양곽근(淫羊藿根)-뿌리를 말린 것,
선령비주(仙靈脾酒)-잎과 줄기를 포함한 지상부를 소주에 담근 약초술
| **이명** | 닻풀, 방장초, 삼지초, 선영피

주요 효과 질환 비뇨기·신경계 질환을 다스린다.

한방 강장보호, 강정제, 갱년기장애, 음위, 발기부전, 불감증, 비뇨증, 야뇨증, 양기부족, 저혈압, 권태무력, 류머티즘, 저혈압에 다른 약재와 처방한다.

약초 만들기 봄에는 꽃, 여름부터 가을 사이에는 잎과 줄기를 채취하여 그늘에서 말린다.

용법 정력 증강에는 음양곽 잎 20g을 채취하여 물에 달여서 하루 3번 식사

264

30분 전에 복용한다. 저혈압·당뇨병·중풍에는 잠들기 전에 선령비주를 소주잔으로 한두 잔 마신다.

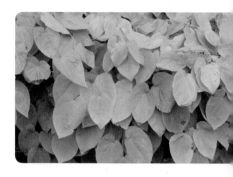

형태　삼지구엽초는 매자나뭇과의 여러해살이 풀로 높이 30cm 정도이다. 뿌리에서 잎이 뭉쳐나고, 줄기 윗부분이 3개의 가지로 갈라지는데 각각의 가지에 3개의 잎이 달리고, 줄기에 달리는 잎은 가장자리가 가시처럼 가는 톱니 모양이다. 꽃은 5월에 연한 노란색으로 밑으로 향해 피고, 열매는 8월에 긴 타원형으로 여문다.

구분	특징
분포	경기도 · 강원도 이북
생지	산지의 나무 그늘
이용 부위	식용(꽃, 뿌리), 약용(잎, 씨, 뿌리)
효능	보신, 강장, 강정, 거풍, 최음, 제습, 주로 강장보호, 강정제, 갱년기장애, 음위, 발기부전, 불감증, 비뇨증, 야뇨증, 양기부족, 저혈압, 권태무력, 류머티즘, 저혈압
약효	잎, 씨, 뿌리
채취기간	꽃(봄), 잎 · 줄기(여름~가을)
성미	맛은 맵고 달며 성질은 따뜻하다
독성 여부	없다
금기	오래 장복하면 몸속의 진액이 고갈된다
1회 사용량	잎(20g)
물 용량	500~600mL(물이 반으로 줄 때까지 달인다)
약리 작용	동물 실험 결과, 주로 말초혈관을 확장시키고 정액 분비를 촉진시켜 정낭에 정액을 충만시키므로 감각신경을 자극하여 최음 작용이 있고 혈압을 강하시킨다

음양곽

의이인(율무쌀)

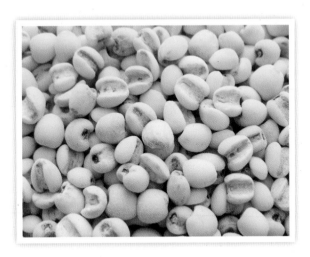

| 학명 | *Coix lacryma-jobi* Linne var. *ma-yuen* Stapf
| 생약명 | 의이인(薏苡仁)-열매를 말린 것
| 이명 | 율무쌀, 의미, 의이, 인미

주요 효과 질환 운동계·비뇨기·소화기 질환을 다스린다.

한방 암, 신장염, 만성 위염, 수종, 간염, 근맥구련, 관절굴신불리, 다이어트, 자양강장에 다른 약재와 처방한다.

약초 만들기 가을에 율무의 열매가 익어 흑갈색으로 변하기 시작하면 열매를 채취하여 햇볕에 말린다. 다 말린 후에는 열매껍질을 벗겨낸다. 약용으로 쓸 때는 농도가 약한 소금물에 삶아서 쓴다.

266

용법   간염에는 뿌리를 캐어 잘 씻어 햇볕에 말린 후 20g을 달여 하루 3번 식후에 먹는다. 피부를 윤택하게 하고자 할 때에는 열매를 가루 내어 얼굴팩을 한다.

형태   율무는 볏과의 한해살이풀로 높이 1.5m 정도이다. 잎은 어긋나고 피침형이며 엽초가 있다. 가장자리는 거칠다. 꽃은 암수딴그루로 7~8월에 가지의 잎겨드랑이에서 길고 짧은 몇 개의 꽃이삭이 나온다. 열매는 9월 중순 이후에 타원형의 영과로 여문다. 품종에 따라 열매의 색깔이 다르다.

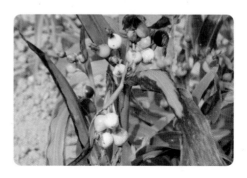

구분	특징
분포	전국 각지
생지	밭에서 재배
이용 부위	식용(열매), 약용(열매, 뿌리)
효능	건비보폐, 이습, 청열, 배농, 주로 암, 신장염, 만성 위염, 수종, 간염, 근맥구련, 관절굴신불리, 다이어트, 자양강장
약효	씨, 뿌리
채취기간	열매가 성숙할 때(9월 중순 이후)
성미	맛은 달고 담백하며 성질은 조금 차갑다
독성 여부	없다
금기	많이 복용하면 몸속의 수분을 제거하므로 임산부는 금한다
1회 사용량	씨(20~30g), 뿌리(4~6g)
물 용량	500~600mL(물이 반으로 줄 때까지 달인다)
약리 작용	토끼에게 달인 액을 정맥 주사하면 장관의 운동이 억제되고 혈압이 강하된다

익모초(암눈비앗, 육모초)

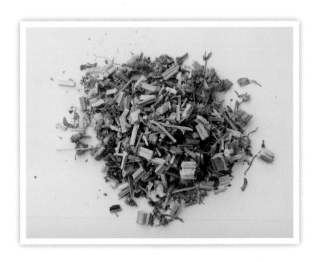

| 학명 | *Leonurus sibiricus*
| 생약명 | 익모초(益母草)·충위(茺蔚)-전초를 말린 것, 충위자(茺蔚子)-씨를 말린 것
| 이명 | 세엽익모초, 곤초, 야고초, 암눈비앗

주요 효과 질환 부인과·소화기·순환계 질환을 다스린다.

한방 부인병, 불임증, 임신중독증, 갑상선질환, 산후어혈복통, 월경불순, 월경통, 대하증, 급성 신염에 다른 약재와 처방한다.

약초 만들기 이른 여름 꽃이 피기 전에 지상부의 윗부분을 베어 바람이 잘 통하는 그늘에서 말린다.

용법 난산 예방·산후조리·식욕부진에는 익모초를 채취하여 짓찧어 생즙을

복용한다. 소화불량에는 익모초를 짓찧어 생즙을
내어 한 컵씩 공복에 마신다.

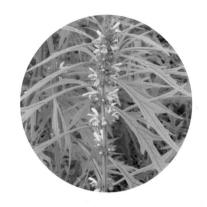

형태　　　익모초는 꿀풀과의 두해살이풀로
높이 1~1.5m 정도이다. 전체에 흰색 털이 있고, 줄
기를 자른 면은 사각형이다. 뿌리에서 둥근 잎이
마주나며 위로 갈수록 깃꼴로 갈라진다. 꽃은 6~9
월에 연한 홍자색 꽃이 줄기 윗부분의 잎겨드랑이
에 몇 송이씩 층층으로 피고, 열매는 9~10월에 넓은 달걀 모양으로 여문다.

구분	특징
분포	전국 각지
생지	빈터, 들, 밭둑, 재배
이용 부위	식용(꽃, 잎), 약용(씨, 전초)
효능	활혈, 거어, 조경, 이뇨, 주로 부인병, 불임증, 임신중독증, 갑상선질환, 산후어혈복통, 월경불순, 월경통, 대하증, 급성 신염
약효	씨, 전초
채취기간	꽃이 피기 전 지상부의 윗부분(이른 여름)
성미	맛은 맵고 쓰며 성질은 약간 차다
독성 여부	없다
금기	남자는 장복하지 않는다
1회 사용량	씨(3~5g), 전초(10~20g)
물 용량	500~600mL(물이 반으로 줄 때까지 달인다)
약리 작용	토끼와 개에게 추출한 액을 정맥 주사하면 자궁 적출에 대하여 흥분되고 혈압이 강하된다

인동(인동덩굴)

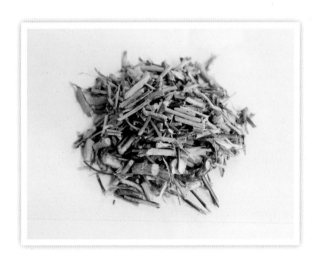

| 학명 | *Lonicera japonica*
| 생약명 | 금은화(金銀花)-꽃을 말린 것, 인동등(忍冬藤)-잎이 붙은 덩굴을 말린 것
| 이명 | 은화, 금화, 겨우살이덩굴

주요 효과 질환 비뇨기·운동계·소화기 질환을 다스린다.

한 방 꽃(이질, 장염, 인후염, 편도선염, 종기, 감기, 나력, 중독), 덩굴(근골동통, 소변불리, 황달, 간염, 종기)에 다른 약재와 처방한다.

약초 만들기 가을에 잎과 줄기를 채취하여 햇볕에 말린다. 꽃은 6~7월에 채취하여 그늘에서 말린다.

용 법 황달·간염에는 덩굴 약재를 1회 4~10g씩 달여서 복용한다. 어혈·종

기에는 꽃이나 잎을 말린 약재를 가루 내어 물에
개어서 환부에 바른다.

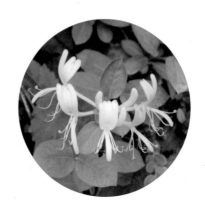

형 태　　인동덩굴은 인동과의 갈잎덩굴나무
로 길이 5m 정도이다. 긴 타원형의 잎이 마주나며,
가장자리가 밋밋하고 털이 있다. 가지는 붉은 갈색
이고 속은 비어 있다. 줄기가 다른 물체를 오른쪽
으로 감고 올라간다. 꽃은 5~6월에 잎겨드랑이에
서 2송이씩 흰색으로 피었다가 나중에는 노란색으로 피고, 열매는 9~10월에 검고 둥
글게 여문다.

구분	특징
분포	전국 각지
생지	산과 들의 양지바른 곳
이용 부위	식용(꽃, 잎, 줄기), 약용(꽃, 잎, 줄기)
효능	꽃(청열, 해독, 소종, 수렴), 덩굴(청열, 해열, 통경락, 이뇨, 소종), 주로 꽃(이질, 장염, 인후염, 편도선염, 종기, 감기, 나력, 중독), 덩굴(근골동통, 소변불리, 황달, 간염, 종기)
약효	꽃, 잎, 줄기
채취기간	꽃(6~7월), 잎 · 줄기(가을)
성미	맛은 달고 성질은 차갑다
독성 여부	없다
금기	치유되면 중단한다
1회 사용량	꽃 · 잎 · 줄기(4~10g)
물 용량	500~600mL(물이 반으로 줄 때까지 달인다)
약리 작용	잎의 에탄올 추출물은 티푸스균, 대장균, 녹농균에 대하여 항균 작용이 있다

인삼(인삼)

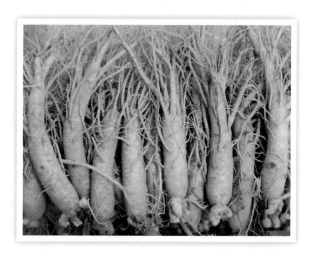

인삼

| **학명** | *Panax ginseng* C. A. Meyer
| **생약명** | 인삼(人蔘)-뿌리를 말린 것, 인삼수(人蔘鬚)-가는 뿌리,
　　　　　인삼엽(人蔘葉)-잎을 말린 것
| **이명** | 신초, 인신, 인위, 지정

주요 효과 질환 소화기·신진대사 질환을 다스린다.

한방 면역력 증강, 기혈 부족, 갱년기장애, 권태무력, 식욕부진, 당뇨병, 건망증, 빈뇨, 냉병, 냉한, 호흡곤란, 조루, 토혈, 피부윤택에 다른 약재와 처방한다.

약초 만들기 가을에 6년 된 뿌리를 캐서 가공하는 방법에 따라 수삼, 홍삼, 백삼, 당삼 등으로 나눈다. 뿌리를 잔뿌리는 떼어내고 겉껍질은 칼로 긁어 햇볕에 말린다.

용법 간염에는 수삼＋들깻가루＋분유＋꿀을 반죽하여 1회에 10g을 먹는다.

자양강장에는 인삼의 성숙된 빨간 꽃을 따서 물에 달여 차처럼 마신다.

인삼은 두릅나뭇과의 여러해살이풀로 높이 50~60cm 정도이다. 뿌리에서 1개의 줄기가 나와 그 끝에 3~4개의 잎자루가 돌려나고, 한 잎자루에 3~5개의 작은 잎이 달린다. 잎은 뾰쪽하고 가장자리에는 톱니가 있다. 꽃은 암수한그루로 4월에 꽃대 끝에 연한 녹색으로 피고, 열매는 9~10월에 둥글게 붉은 핵과로 여문다.

구분	특징
분포	전국 각지
생지	밭에서 재배(반음지)
이용 부위	식용(꽃, 어린순, 뿌리), 약용(뿌리)
효능	대보원기, 보비익폐, 생진지갈, 안신증지, 주로 면역력 증강, 기혈 부족, 갱년기장애, 권태무력, 식욕부진, 당뇨병, 건망증, 빈뇨, 냉병, 냉한, 호흡곤란, 조루, 토혈, 피부윤택
약효	뿌리
채취기간	뿌리(가을)
성미	맛은 달고 조금 쓰며 성질은 따뜻하다
독성 여부	없다
금기	고혈압 환자는 복용에 주의한다
1회 사용량	뿌리(10g)
물 용량	500~600mL(물이 반으로 줄 때까지 달인다)
약리 작용	사포닌 성분은 항암 작용, 항궤양 작용, 혈압 강하 작용, 단백질 생합성 촉진 작용이 있다

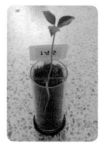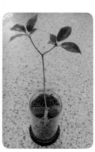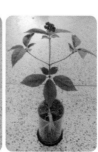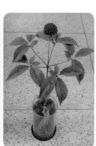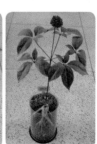

인삼

인진(더위지기, 인진쑥)

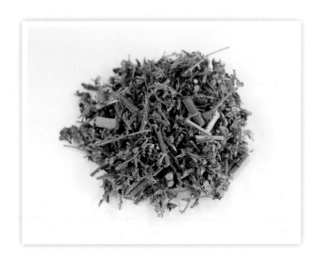

| 학명 | *Artemisia iwayomogi* KITAMURA
| 생약명 | 인진(茵蔯)—잎을 포함한 지상부를 말린 것
| 이명 | 더위지기, 석인진, 부덕쑥, 애기바위쑥

주요 효과 질환 냉증에 효험이 있고, 소화기 질환을 다스린다.

한방 간염, 지방간, 황달, 냉병, 다한증, 담, 담낭염, 담즙분비, 소변불통, 소화
불량, 위염에 다른 약재와 처방한다.

약초 만들기 7~8월경 꽃이 피기 전에 지상부의 잎이 붙은 윗부분을 베어 그늘에서
말린다.

용법 간염·지방간·황달에는 말린 약재를 1회 10~20g을 달여 하루에 3번

나누어 복용한다. 소변불통에는 인진쑥 22g+마른 생강 4g+감초 4g을 배합하여 달여 하루에 3번 복용한다.

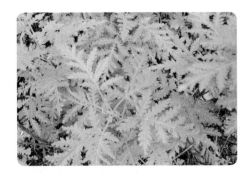

형태　인진쑥은 국화과의 낙엽 활엽 관목으로 높이 1m 정도이고, 뿌리잎은 어긋나며 2회 깃꼴겹잎이다. 꽃은 8월에 잎겨드랑이에 두상화서를 이루며 노란색으로 피고, 열매는 11월에 수과로 여문다.

구분	특징
분포	전국 각지
생지	산기슭 양지
이용 부위	식용(전초), 약용(전초)
효능	보중익기, 청열, 이습, 주로 간염, 지방간, 황달, 냉병, 다한증, 담, 담낭염, 담즙분비, 소변불통, 소화불량, 위염
약효	전초
채취기간	꽃이 피기 전 지상부의 잎이 붙은 윗부분(7~8월)
성미	성질은 따뜻하며 맛은 매우 쓰다
독성 여부	없다
금기	남자가 20일 이상 장복하면 양기가 상한다
1회 사용량	전초(10~20g)
물 용량	500~600mL(물이 반으로 줄 때까지 달인다)
약리 작용	항암 작용, 항염 작용

임금(사과)

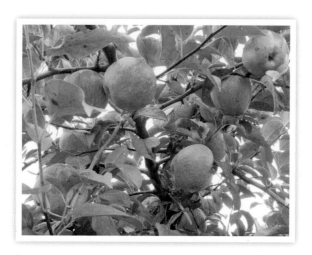

| **학명** | *Malus pumila* Mill.
| **생약명** | 임금(林檎)-열매를 말린 것
| **이명** | 빈파, 평과, 임과, 시과

주요 효과 질환 췌장성 질환에 효험이 있고, 위경을 다스린다.

한 방 동맥경화, 변비, 복수, 불면증, 산후체증, 소화불량, 속쓰림, 고구마를 먹고 체했을 때, 심장병, 아토피성 피부염, 위궤양, 위산과다증, 저혈압에 다른 약재와 처방한다.

약초 만들기 가을에 성숙된 열매를 따서 햇볕에 말린다.

용 법 동맥경화에는 사과의 과육을 적당량 먹는다. 고구마를 먹고 체했을 때 ·

변비에는 사과의 과육을 생으로 먹는다.

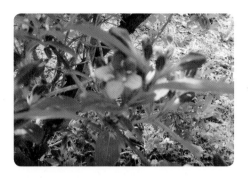

형태 사과는 장미과의 낙엽 활엽 교목으로 높이 3~6m 정도이다. 잎은 어긋나고 달걀 모양의 타원형이며 가장자리에 둔한 톱니가 있다. 꽃은 4~5월에 가지 끝부분의 잎겨드랑이에서 나와 산형 총상꽃차례를 이루며 흰색 또는 엷은 홍색으로 피고, 열매는 8~9월에 둥근 핵과로 여문다.

구분	특징
분포	전국 각지
생지	과수, 농가에서 재배
이용 부위	식용(과육), 약용(열매의 과육)
효능	강장보호, 주로 동맥경화, 변비, 복수, 불면증, 산후체증, 소화불량, 속쓰림, 고구마를 먹고 체했을 때, 심장병, 아토피성 피부염, 위궤양, 위산과다증, 저혈압
약효	열매의 과육
채취기간	성숙한 열매(가을)
성미	성질은 평온하며 맛은 달다
독성 여부	없다
금기	치유되면 중단한다
1회 사용량	적당량
물 용량	500~600mL(물이 반으로 줄 때까지 달인다)
약리 작용	해독 작용

자단향(자색향나무)

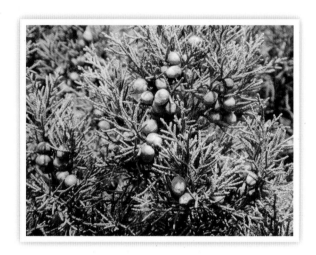

| **학명** | *Pterocarpus santalius* Linne
| **생약명** | 회백엽(檜柏葉)-잎을 말린 것, 자단향(紫檀香)-자색향나무를 말린 것
| **이명** | 자단, 자진단, 향목엽, 향백송

주요 효과 질환 운동계·순환계 질환을 다스린다.

한 방 고혈압, 혈액순환, 곽란, 관절염, 두드러기, 복통, 습진, 종기, 종독에 다른 약재와 처방한다.

약초 만들기 가을에 열매를 따서 햇볕에 말린다. 잎과 뿌리를 연중 캐어 햇볕에 말린다.

용 법 고혈압에는 잎 15g을 달여 하루에 3번 나누어 복용한다. 습진·종기에는 잎을 짓찧어 환부에 붙인다.

형태　　　향나무는 측백나뭇과의 상록 침엽 교목으로 높이 10~20m 정도이다. 잎은 돌려나거나 마주나며 가지가 보이지 않을 정도로 빽빽하게 달린다. 잎의 종류에는 두 종류가 있다. 7~8년 이상 묵은 가지에는 부드러운 비늘이 달리지만, 새로 나온 어린가지에는 날카로운 바늘잎이 있다. 꽃은 4~5월에

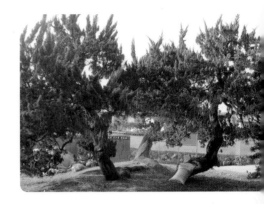

암수딴그루 단성화로 피는데 수꽃은 가지 끝에 타원형의 황색으로 피고, 암꽃은 가지 끝이나 잎겨드랑이에 핀다. 열매는 이듬해 9~10월에 콩알만한 둥근 구과로 여문다.

구분	특징
분포	울릉도, 중부 이남
생지	산기슭, 평지, 인가 부근 식재
이용 부위	식용(열매(술)), 약용(잎, 열매, 뿌리)
효능	거풍, 활혈, 통경, 풍습, 행혈, 주로 고혈압, 혈액순환, 곽란, 관절염, 두드러기, 복통, 습진, 종기, 종독
약효	잎, 열매, 뿌리
채취기간	열매(가을), 잎·뿌리(연중)
성미	성질은 따뜻하며 맛은 맵다
독성 여부	없다
금기	치유되면 중단한다
1회 사용량	열매·뿌리(10~15g)
물 용량	500~600mL(물이 반으로 줄 때까지 달인다)
약리 작용	잎의 휘발 성분은 백선균, 홍색표피균에 대하여 항균 작용이 있다

ㅈ

자단향

자원(탱알, 개미취)

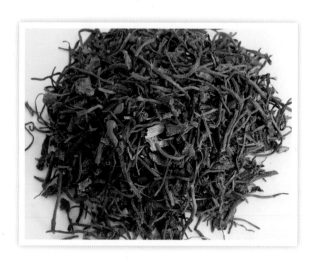

| 학명 | *Aster tataricus*

| 생약명 | 자완(紫菀)—뿌리 및 뿌리줄기를 말린 것

| 이명 | 산백채, 반혼초, 야견우

주요 효과 질환 호흡기·비뇨기 질환을 다스린다.

한 방 기침, 각혈, 간염, 거담, 천식, 기관지염, 담, 당뇨병, 소변불통, 이뇨, 인후염, 인후통에 다른 약재와 처방한다.

약초 만들기 가을부터 이듬해 이른 봄까지 뿌리를 캐어 줄기를 잘라 버리고 물에 씻은 후 햇볕에 말린다.

용 법 기침에는 개미취 + 관동꽃 각 3g을 배합하여 달여 복용한다. 기관지염 · 인후염에는 말린 뿌리 10g을 달여 하루 3번 나누어 복용한다.

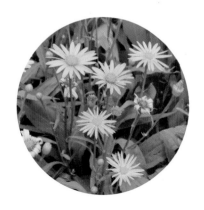

개미취는 국화과의 여러해살이풀로 풀 전체에서 향기가 난다. 높이 1.5~2m 정도이고, 잎은 타원형이며 가장자리에 톱니가 있다. 꽃은 7~10월에 줄기와 가지 끝에 모여 두상화서를 이루며 엷은 자주색으로 피고, 열매는 10월에 수과로 여문다.

구분	특징
분포	중북부 지방
생지	야산 습지나 초지
이용 부위	식용(꽃, 전초), 약용(뿌리)
효능	진해, 이뇨, 항균, 주로 기침, 각혈, 간염, 거담, 천식, 기관지염, 담, 당뇨병, 소변불통, 이뇨, 인후염, 인후통
약효	뿌리
채취기간	뿌리(가을~이듬해 이른 봄)
성미	성질은 따뜻하며 맛은 쓰고 약간 맵다
독성 여부	없다
금기	열이 있는 사람은 복용에 주의한다
1회 사용량	뿌리(4~6g)
물 용량	500~600mL(물이 반으로 줄 때까지 달인다)
약리 작용	항균 작용

자원

자초(지치), 자초화(지치꽃)

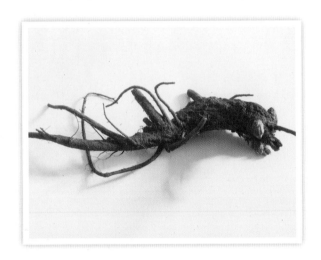

자

초

| **학명** | *Lithospermum erythrorhizon* S. et Z
| **생약명** | 자초(紫草)·지초(芷草)·자단(紫丹)−뿌리를 말린 것
| **이명** | 자단, 칙금잔, 촉기근, 호규근

주요 효과 질환 피부과·순환계·소화기 질환을 다스린다.

한방 냉증, 불면증, 관절염, 황달, 습진, 수두, 토혈, 종양에 다른 약재와 처방한다.

약초 만들기 가을부터 이듬해 봄까지 뿌리를 캐서 햇볕에 말린다.

용법 불면증에는 뿌리로 술(19도)을 담가 취침 전에 소주잔으로 한두 잔 마신다. 냉증에는 뿌리를 가루 내어 환을 만들어 하루 3번 식후에 30~50개씩 먹거나 지

282

치주를 적당히 마신다.

형 태 지치는 지칫과의 여러해살이풀로 높이 30~70cm 정도이다. 잎은 어긋나고 뾰쪽한 피침형이며 가장자리는 밋밋하다. 뿌리는 굵고 자주색이다. 꽃은 5~6월에 가지 끝의 잎겨드랑이에서 흰색으로 피고, 열매는 8월에 소견과로 여문다.

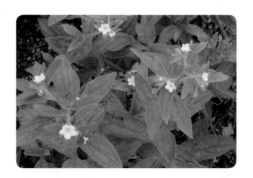

구분	특징
분포	전국 각지
생지	산과 들의 양지
이용 부위	식용(꽃, 잎, 뿌리), 약용(싹, 뿌리)
효능	해열, 강심, 소종, 활혈, 주로 냉증, 불면증, 관절염, 황달, 습진, 수두, 토혈, 종양
약효	싹, 뿌리
채취기간	뿌리(가을~이듬해 봄)
성미	맛은 달고 성질은 차갑다
독성 여부	없다
금기	설사하는 데 쓰지 않는다
1회 사용량	싹(5~8g), 뿌리(4~8g)
물 용량	500~600mL(물이 반으로 줄 때까지 달인다)
약리 작용	항염증 작용, 항종양 작용

ㅈ

자
초

저근(모시 뿌리)

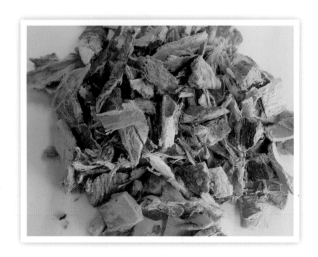

| **학명** | *Boehmeria nivea* Gaud.
| **생약명** | 저마근(苧麻根)−뿌리를 말린 것
| **이명** | 저마두, 라미, 저마

ㅈ

저근

주요 효과 질환 혈증 질환을 다스린다.

한방 당뇨병, 대하증, 변혈증, 붕루(혈붕), 어혈, 옹종, 요혈, 종독, 출혈, 치루, 타박상, 태루, 토혈에 다른 약재와 처방한다.

약초 만들기 가을부터 이듬해 봄까지 뿌리를 캐어 햇볕에 말린다.

용법 당뇨병에는 말린 약재 3~9g을 달여 하루에 3번 나누어 복용한다. 어혈·타박상에는 잎을 짓찧어 환부에 자주 바른다.

모시풀은 쐐기풀과의 여러해살이풀로 높이 1.5~2m 정도이다. 잎은 어긋나고 긴 잎자루가 있으며 달걀을 닮은 타원형이다. 잎 가장자리는 톱날 모양으로 되어 있고 끝은 꼬리처럼 약간 길며 뾰족하다. 꽃은 7~8월에 암수한그루 단성화로 피는데 수꽃은 원줄기 밑부분의 마디에 달려 먼저 황백색으로 피고, 암꽃은 위쪽에 녹색으로 핀다. 열매는 9~10월에 길이 1mm 안팎의 수과로 여문다.

구분	특징
분포	중부 이남
생지	산과 그늘진 곳, 밭에서 재배
이용 부위	식용(잎), 약용(잎, 뿌리, 속껍질)
효능	통경, 해열, 주로 당뇨병, 대하증, 변혈증, 붕루(혈붕), 어혈, 옹종, 요혈, 종독, 출혈, 치루, 타박상, 태루, 토혈
약효	잎, 뿌리, 속껍질
채취기간	뿌리(가을~이듬해 봄)
성미	성질은 차며 맛은 달다
독성 여부	없다
금기	치유되면 중단한다
1회 사용량	뿌리(3~9g)
물 용량	500~600mL(물이 반으로 줄 때까지 달인다)
약리 작용	혈당 강하 작용

저근백피(가죽나무 뿌리껍질)

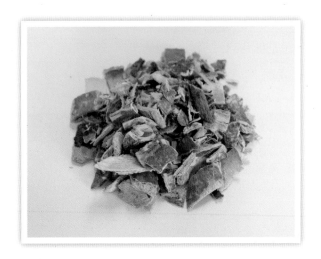

| **학명** | *Ailanthus altissima* Swingle
| **생약명** | 저근백피(樗根白皮)-뿌리껍질 또는 줄기껍질을 말린 것,
봉안초(鳳眼草)-열매를 말린 것
| **이명** | 저피, 고춘비, 저목, 취춘피

주요 효과 질환 소화기 질환을 다스린다.

한방 구충, 이질, 설사, 대하증, 요도염, 변혈증, 붕루, 빈혈증, 십이지장궤양, 외상, 적백리, 출혈, 치질에 다른 약재와 처방한다.

약초 만들기 봄부터 여름 사이에 뿌리를 캐어 겉껍질과 속껍질을 모두 벗긴 후 햇볕에 말린다.

용법 이질·설사에는 뿌리 12g + 인삼 6g을 배합하여 달인 후 하루에 3번 나누어 복용한다. 외상·타박상에는 잎을 짓찧어 즙을 낸 후 환부에 바른다.

형태   가죽나무는 소태나뭇과의 낙엽 활엽 교목으로 높이 20m 정도이다. 잎은 어긋나고 깃꼴겹잎이며 작은 잎은 위로 올라갈수록 뾰족해진다. 꽃은 6~7월에 가지 끝에 원추화서를 이루며 녹색으로 피고, 열매는 9월에 얇은 시과로 여문다.

구분	특징
분포	전국 각지
생지	마을 부근 식재
이용 부위	식용(어린순), 약용(나무줄기의 속껍질, 뿌리)
효능	제습, 지사, 지혈, 주로 구충, 이질, 설사, 대하증, 요도염, 변혈증, 붕루, 빈혈증, 십이지장궤양, 외상, 적백리, 출혈, 치질
약효	나무줄기의 속껍질, 뿌리
채취기간	뿌리(봄~여름)
성미	맛은 쓰고 떫으며 성질은 차갑다
독성 여부	없다
금기	허한증에는 쓰지 않는다
1회 사용량	나무줄기의 속껍질·뿌리(5~8g)
물 용량	500~600mL(물이 반으로 줄 때까지 달인다)
약리 작용	열매에서 추출한 액은 적리균, 티푸스균, 질트리코모나스균에 대하여 살균 작용이 있다

ㅈ

저근백피

저실자(닥나무씨)

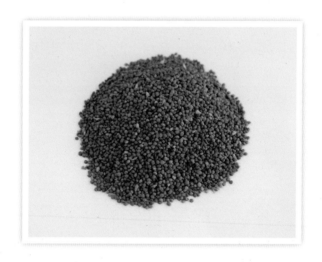

| **학명** | *Broussonetia kazinoki* Siebold
| **생약명** | 저실자(楮實子)-열매를 말린 것, 구피마(構皮麻)-뿌리껍질을 말린 것
| **이명** | 곡자, 곡실, 저실, 곡상

주요 효과 질환 소화기 질환을 다스린다.

한 방 허약체질, 간열, 류머티즘에 의한 비통, 강장보호, 강정제, 부종, 명목, 안질, 풍, 풍습, 타박상, 피부염에 다른 약재와 처방한다.

약초 만들기 가을에 열매를 채취하여 햇볕에 말린다.

용 법 류머티즘에 의한 비통(痺痛)에는 뿌리껍질 10g을 달여 하루에 3번 나누어 복용한다. 피부염에는 잎을 채취하여 짓찧어 환부에 붙인다.

형태 　닥나무는 뽕나뭇과의 낙엽 활엽 관목으로 높이 3m 정도이고, 잎은 어긋나는데 간혹 마주나기도 한다. 가장 자리에 날카로운 톱니가 있다. 꽃은 암수 한그루로 5월에 꽃차례를 이루며 잎겨드랑이에서 잎과 같이 달려 핀다. 수꽃이삭

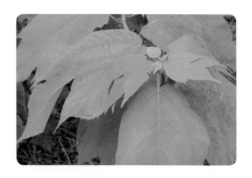

은 어린 가지 밑에 타원형으로 피고, 암꽃이삭은 가지 위쪽 잎겨드랑이에서 핀다. 열매는 9~10월에 둥근 핵과로 여문다.

구분	특징
분포	전국 각지
생지	산기슭의 양지
이용 부위	식용(어린싹), 약용(열매, 뿌리껍질)
효능	열매(보간, 청간, 보양, 행혈), 뿌리껍질(거풍, 이뇨, 활혈), 주로 허약체질, 간열, 류머티즘에 의한 비통, 강장보호, 강정제, 부종, 명목, 안질, 풍, 풍습, 타박상, 피부염
약효	열매
채취기간	열매(가을)
성미	맛은 달고 성질은 차다
독성 여부	없다
금기	치유되면 중단한다
1회 사용량	열매(4~6g)
물 용량	500~600mL(물이 반으로 줄 때까지 달인다)
약리 작용	이뇨 작용

적소두(붉은팥)

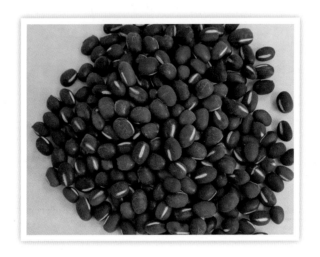

| **학명** | *Phaseolus angularis* W. F. Wight
| **생약명** | 적소두(赤小豆)-붉은팥 씨를 말린 것
| **이명** | 홍두, 주적두, 홍소두, 소두

주요 효과 질환 부종에 효험이 있고, 이비인후과·순환계 질환을 다스린다.

한 방 부종, 야뇨증, 고혈압, 당뇨병, 두통, 불면증, 산후복통, 유즙분비촉진, 이하선염, 설사, 변비, 기미, 주근깨, 난소염, 종독, 치질에 다른 약재와 처방한다.

약초 만들기 가을에 열매가 완전히 여물면 지상부를 베어 말린 다음 두드려 씨를 털어내고 잡질을 없앤다.

용 법 당뇨병에는 팥을 물에 불려 싹을 내어 말려 120g + 돼지 지라 1개를 끓여서 복용한다. 부스럼·이하선염에는 팥 50~70알을 가루 내어 꿀에 개거나 따뜻한 물과 달걀흰자에 개어서 환부에 붙인다.

형태　팥은 콩과의 한해살이풀로 높이 50~90cm 정도이다. 잎은 어긋나고 3장으로 된 겹잎이다. 꽃은 8월에 가지 끝에 나비 모양의 노란색으로 피고, 열매는 9~10월에 긴 원통 모양의 두과로 여문다.

구분	특징
분포	전국 각지
생지	농가에서 재배
이용 부위	식용(씨), 약용(씨)
효능	이수, 거습, 소종, 통경, 배농, 주로 부종, 야뇨증, 고혈압, 당뇨병, 두통, 불면증, 산후복통, 유즙분비촉진, 이하선염, 설사, 변비, 기미, 주근깨, 난소염, 종독, 치질
약효	씨
채취기간	씨(가을)
성미	맛은 달고 시며 성질은 평하다
독성 여부	없다
금기	위가 약한 사람은 복용하지 않는 것이 좋다
1회 사용량	씨(30~45g)
물 용량	500~600mL(물이 반으로 줄 때까지 달인다)
약리 작용	항염 작용

적작약(붉은 함박꽃 뿌리)

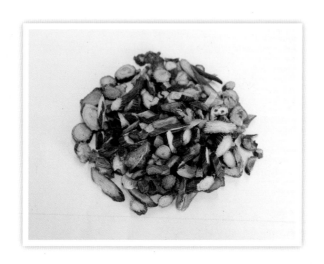

| **학명** | *Paeonia lactiflora* Pall.
| **생약명** | 작약(芍藥)—뿌리를 말린 것, 적작약(赤芍藥)—뿌리의 겉껍질을 벗기지 않는 것
| **이명** | 초작약, 개삼, 산작약, 부귀화

주요 효과 질환 부인과 · 신진대사 질환을 다스린다.

한방 월경불순, 월경이 멈추지 않는 증세, 대하증, 복통, 위통, 두통, 식은땀이 흐르는 증세, 현훈, 신체허약에 다른 약재와 처방한다.

약초 만들기 가을에 뿌리를 캐어 줄기와 잔뿌리를 제거한 후 물로 씻고 햇볕에 말린다.

용법 월경이 멈추지 않는 증세에는 말린 약재를 1회 8~12g씩 달여 복용한다. 근육경련으로 인한 통증에는 작약 15g + 감초 15g을 배합하여 하루 2첩을 달여 3

번에 나누어 복용한다.

형태 작약은 미나리아재빗과의 여러해
살이풀로 높이 40~50cm 정도이다. 잎은 어긋나
고 깃털 모양이며 작은 잎은 긴 타원형이다. 뿌리
는 굵고 육질이며 밑부분이 비늘 같은 잎으로 싸
여 있다. 꽃은 5~6월에 원줄기 끝에 1송이씩 흰색
또는 적색으로 피고, 열매는 9~10월에 골돌로 여
문다.

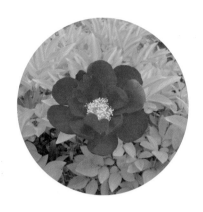

구분	특징
분포	전국 각지
생지	정원에 식재, 밭에서 재배
이용 부위	식용(어린잎), 약용(뿌리)
효능	조혈, 진경, 지한, 주로 월경불순, 월경이 멈추지 않는 증세, 대하증, 복통, 위통, 두통, 식은땀이 흐르는 증세, 현훈, 신체허약
약효	뿌리
채취기간	뿌리(가을)
성미	맛은 쓰고 성질은 조금 차갑다
독성 여부	없다
금기	허한증에는 주의한다
1회 사용량	뿌리(8~12g)
물 용량	500~600mL(물이 반으로 줄 때까지 달인다)
약리 작용	뿌리 달인 액은 장 내용물의 배출을 촉진시키고 위의 운동을 항진시키며, 그 외 진경 작용, 진정 작용, 스트레스성 궤양 억제 작용, 혈압 강하 작용, 혈관 확장, 평활근 이완, 항염증 작용이 있다

ㅈ

적
작
약

정공등(마가목)

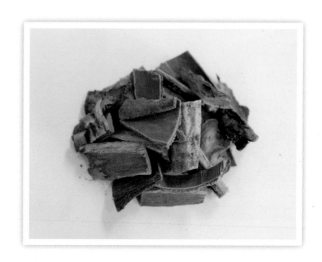

| **학명** | *Erycibe obtusifolia* Bentham
| **생약명** | 정공피(丁公皮)–나무껍질을 말린 것, 천산화추(天山花楸)–씨를 말린 것,
　　　마아피(馬牙皮)–나무껍질을 말린 것
| **이명** | 마아목, 당마가목, 백화화추, 산화추

주요 효과 질환　기관지염에 효험이 있고, 호흡기 질환을 다스린다.

한방　　　　　기관지염, 기침, 해수, 천식, 거담, 요슬산통, 위염, 백발 치료, 관상동맥
질환, 동맥경화, 방광염, 소갈증, 폐결핵, 정력강화, 수종에 다른 약재와 처방한다.

약초 만들기　가을에 익은 열매를 따서 햇볕에 말린다.

용법　　　　천식에는 가지를 채취하여 적당한 크기로 잘라 물에 달인 후 하루 3번
공복에 복용한다. 관절염·류머티즘에는 나무껍질을 채취하여 적당한 크기로 잘라 물

에 달인 후 하루 3번 공복에 복용한다.

형 태 마가목은 장미과의 갈잎중키나무로 높이 7~10m 정도이다. 잎은 어긋나고 깃꼴겹잎이며 가장자리에 톱니가 있다. 꽃은 5~6월에 가지 끝에 겹산방화서를 이루며 흰색으로 피고, 열매는 9~10월에 둥근 이과로 여문다.

구분	특징
분포	강원도, 경기도 이남
생지	산지
이용 부위	식용(어린순, 열매, 가지), 약용(나무껍질, 씨)
효능	강장, 거풍, 거담, 이수, 진해, 지갈, 강정, 주로 기관지염, 기침, 해수, 천식, 거담, 요슬산통, 위염, 백발 치료, 관상동맥질환, 동맥경화, 방광염, 소갈증, 폐결핵, 정력강화, 수종
약효	나무껍질, 씨
채취기간	성숙한 열매(가을)
성미	맛은 달고 쓰며 성질은 평하다
독성 여부	없다
금기	치유되면 중단한다
1회 사용량	나무껍질 · 씨(4~6g)
물 용량	500~600mL(물이 반으로 줄 때까지 달인다)
약리 작용	항염 작용, 거담 작용

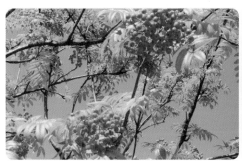
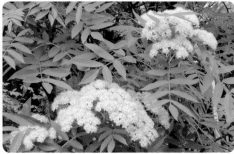

정력자(다닥냉이씨)

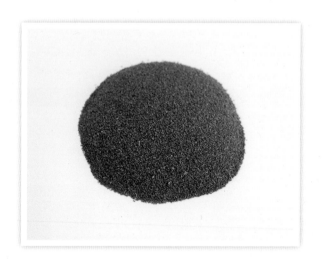

| **학명** | *Draba nemorosa* L. var. hebecarpa Ledeb.
| **생약명** | 정력자(葶藶子)-씨를 말린 것
| **이명** | 대심, 정력, 구제, 대실

주요 효과 질환 소화기에 효험이 있고, 호흡기·비뇨기 질환을 다스린다.

한방 천식, 해수, 호흡곤란, 폐폐색, 담음해수, 변비, 부종, 수종에 다른 약재와 처방한다.

약초 만들기 여름에 성숙한 열매를 채취하여 햇볕에 말린다.

용법 천식·해수에는 씨 10g을 달여 하루에 3번 나누어 복용한다. 약으로 쓸 때는 산제 또는 환제로 하여 사용한다.

형태 다닥냉이는 십자화과의 두해살이풀로 높이 30~60cm 정도이다. 잎은 잎자루가 긴 뿌리잎인데 짙은 녹색의 깃꽃겹잎으로 한군데에 많이 나와 방석 모양으로 퍼지며, 긴 선형으로 가장자리에 톱니가 있다. 꽃은 5~7월에 줄기 끝과 가지 끝에 총상꽃차례를 이루며 작은 십자화가 많이 뭉쳐 녹색으로 피고, 열매는 7~8월에 오목한 원반형의 각과로 여문다.

구분	특징
분포	전국 각지
생지	산과 들
이용 부위	식용(어린순), 약용(씨)
효능	하기, 행수, 주로 천식, 해수, 호흡곤란, 폐폐색, 담음해수, 변비, 부종, 수종
약효	씨
채취기간	성숙한 열매(여름)
성미	맛은 맵고 쓰며 성질은 차다
독성 여부	없다
금기	치유되면 중단한다
1회 사용량	씨(10g)
물 용량	500~600mL(물이 반으로 줄 때까지 달인다)
약리 작용	씨를 달인 액 1% 농도에는 연쇄구균, 화농균, 폐렴쌍구균, 대장균에 대한 항균력이 있고, 6종의 피부 진균에 대하여 항진균 작용이 있다

정향(정향나무 꽃봉오리)

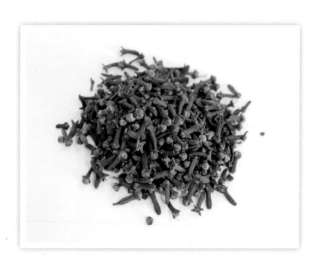

| **학명** | *Syringa velutina* var. kamibayashi
| **생약명** | 정향(丁香)-꽃봉오리를 말린 것
| **이명** | 정자향, 공정향, 야정향, 소황수

주요 효과 질환 비장·신장 질환을 다스린다.

한방 구취, 구토, 백선, 간염, 황달, 소화불량, 복통, 위통, 치통, 진통에 다른 약재와 처방한다.

약초 만들기 봄에 꽃이 피기 전에 꽃봉오리를 채취하여 그늘에 말린다.

용법 구취에는 꽃봉오리로 차를 끓여 가글을 하고 마신다. 위통·복통에는 말린 약재 1~4g을 달여 하루에 3번 나누어 복용한다.

정향나무는 물푸레나뭇과의 낙엽 활엽 교목으로 높이 1~3m 정도이다. 잎은 마주나고 타원형이며 가장자리가 밋밋하다. 꽃은 5월에 지난해 나온 묵은 가지 끝에서 원추꽃차례를 이루며 연한 자홍색 또는 적자색으로 피고, 열매는 9월에 삭과로 여문다.

구분	특징
분포	전국 각지
생지	산기슭
이용 부위	식용(꽃), 약용(꽃봉오리)
효능	건위, 반위, 주로 구취, 구토, 백선, 간염, 황달, 소화불량, 복통, 위통, 치통, 진통
약효	꽃봉오리
채취기간	꽃이 피기 전 꽃봉오리(봄)
성미	맛은 맵고 성질은 따뜻하다
독성 여부	없다
금기	치유되면 중단한다
1회 사용량	꽃봉오리(1~4g)
물 용량	500~600mL(물이 반으로 줄 때까지 달인다)
약리 작용	항균 작용

정향

제니(게로기, 잔대)

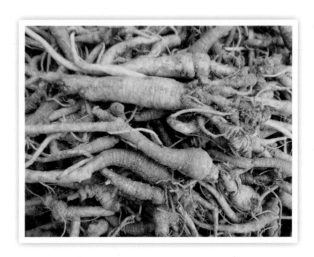

> **│ 학명 │** *Adenophora remotiflorus* Miquel
> **│ 생약명 │** 제니(薺苨)─뿌리를 말린 것
> **│ 이명 │** 모싯대, 매삼, 모시나물, 행엽채

주요 효과 질환 호흡기·피부과·순환계 질환을 다스린다.

한 방 기침, 기관지염, 인후염, 인후통, 폐결핵, 당뇨병, 종기, 옹종, 종독에 다른 약재와 처방한다.

약초 만들기 가을부터 이듬해 봄까지 뿌리를 캐어 물에 씻고 햇볕에 말린다.

용 법 기관지염·인후염에는 말린 약재를 1회 2~4g씩 달여 하루에 3번 나누어 복용한다. 종기에는 생뿌리를 짓찧어 환부에 붙인다.

모싯대는 초롱과의 여러해
살이풀로 높이 40~100cm 정도이다. 잎
은 어긋나고 달걀 모양이며 가장자리에
뾰쪽한 톱니가 있다. 꽃은 8~9월에 원줄
기 끝에 종 모양의 보라색으로 피고, 열매
는 10월에 삭과로 여문다.

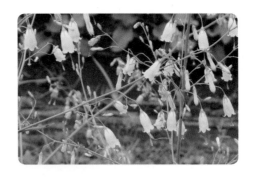

구분	특징
분포	전국 각지
생지	산지의 약간 그늘진 곳
이용 부위	식용(어린순), 약용(뿌리)
효능	청열, 해독, 소담, 주로 기침, 기관지염, 인후염, 인후통, 폐결핵, 당뇨병, 종기, 옹종, 종독
약효	뿌리
채취기간	뿌리(가을~이듬해 봄)
성미	맛은 달고 성질은 차갑다
독성 여부	없다
금기	치유되면 중단한다
1회 사용량	뿌리(2~4g)
물 용량	500~600mL(물이 반으로 줄 때까지 달인다)
약리 작용	해독 작용

ㅈ

제
니

조각자(조각자나무 가시)

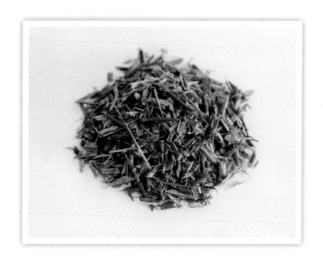

| **학명** | *Gleditsia sinensis* Lamark
| **생약명** | 조협(皁莢)-열매를 말린 것, 조협자(皁莢子)-씨를 말린 것,
　　　　조협근(皁莢根)-뿌리껍질을 말린 것, 조협자(皁莢刺)-굵은 가시를 말린 것
| **이명** | 조각, 장조협, 대조협

주요 효과 질환 풍증에 효험이 있고, 운동계 질환을 다스린다.

한방 해수, 천식, 변비, 하리복통, 곽란, 관절염, 난산, 두통, 옹종, 종기, 창종에 다른 약재와 처방한다.

약초 만들기 가을에 열매를 채취하여 햇볕에 말린다. 나무껍질은 가을부터 이듬해 봄까지 채취하여 햇볕에 말린다.

용법 해수·천식에는 열매 2g을 달여 하루에 3번 나누어 복용한다. 종기·옹종에는 생잎을 짓찧어 즙을 내 환부에 붙인다.

형태　조각자나무는 콩과의 낙엽 활엽 교목으로 잎은 어긋나고 3~6쌍의 작은 잎으로 구성된 깃꼴겹잎이다. 작은 잎은 긴 타원형으로 양 끝이 둔하거나 둔한 톱니가 있다. 꽃은 6월에 총상꽃차례를 이루며 황백색으로 피고, 열매는 10월에 편평한 협과로 여문다.

구분	특징
분포	전남, 경북, 충북
생지	산이나 개울가 또는 재배
이용 부위	식용(열매(약술)), 약용(열매, 씨, 나무껍질, 가시)
효능	거풍, 소종, 배농, 주로 해수, 천식, 변비, 하리복통, 곽란, 관절염, 난산, 두통, 옹종, 종기, 창종
약효	열매, 씨, 나무껍질, 가시
채취기간	열매 · 씨(가을), 나무껍질 · 가시(가을~이듬해 봄)
성미	맛은 맵고 성질은 따뜻하다
독성 여부	없다
금기	임신부는 금한다
1회 사용량	열매(2g)
물 용량	500~600mL(물이 반으로 줄 때까지 달인다)
약리 작용	물로 달인 액은 거담 작용이 있다

조각자

죽력(대나무기름)

죽여(대나무 속껍질), 죽엽(대나무 잎)

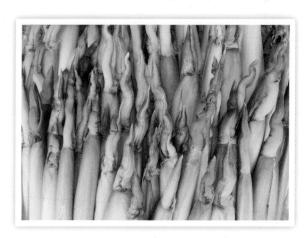

| 학명 | *Bambusa sp.*
| 생약명 | 죽력(竹瀝)-푸른 대쪽을 불에 구워 받은 진액, 죽여(竹茹)-대나무 줄기 안에 있는 막처럼 생긴 속껍질, 죽엽(竹葉)-잎을 말린 것, 죽순(竹筍)-5월 중순~6월 중순에 식용이 가능한 죽순
| 이명 | 강죽, 담죽엽, 계죽, 고죽

주요 효과 질환 혈증에 효험이 있고, 신경계 질환을 다스린다.

한 방 화병, 가슴이 답답하고 열이 나는 증세, 고혈압, 당뇨병, 소변불리, 구내염, 동맥경화, 천식, 안질, 악성 종양, 만성 위염에 다른 약재와 처방한다.

약초 만들기 연중 내내 새순과 잎을 채취하여 그늘에서 말린다. 가을에 채취한 것이 약효가 좋다.

용법 화병·가슴이 답답하고 열이 나는 증세에는 말린 약재 1회 3~6g씩 달여 하루 3번 나누어 마신다. 고혈압·동맥경화에는 조릿대를 보리차처럼 장복한다.

형 태 대나무는 볏과의 상
록 교목으로 높이 20~30m 정도이
다. 좁고 긴 잎이 작은 가지 끝에
3~7개가 달리는데 긴 타원형 모양
의 댓잎피침형으로서 앞면은 녹색
이고 뒷면은 흰빛을 띠며 가장자

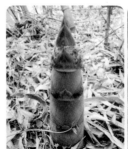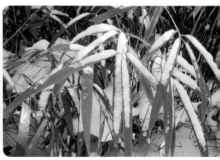

리에 잔톱니가 있다. 꽃은 60년이라는 긴 세월을 주기로 하여 6~7월에 원기둥 모양의
꽃이삭에 황록색으로 피고, 열매는 가을에 영과가 달려 익는데 귀하다.

구분	특징
분포	남부 지방
생지	경사지, 평지
이용 부위	식용(어린 댓잎(차, 술)), 약용(잎, 뿌리)
효능	청열, 화담, 심량, 이규, 주로 화병, 가슴이 답답하고 열이 나는 증세, 고혈압, 당뇨병, 소변불리, 구내염, 동맥경화, 천식, 안질, 악성 종양, 만성 위염
약효	잎, 뿌리
채취기간	새순·잎(연중)
성미	성질은 서늘하며 맛은 달다
독성 여부	없다
금기	치유되면 중단한다
1회 사용량	잎(3~6g)
물 용량	500~600mL(물이 반으로 줄 때까지 달인다)
약리 작용	혈당 강하, 혈압 강하

지각(광귤나무 열매)

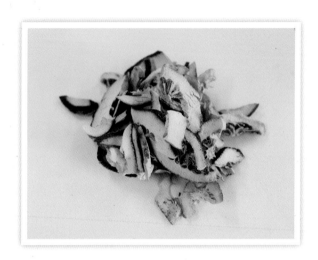

| **학명** | *Citrus aurantum* Linne
| **생약명** | 지각(枳殼)−덜 익은 열매를 말린 것
| **이명** | 상각

주요 효과 질환 소화기·부인과·호흡기 질환을 다스린다.

한 방 대하증, 당뇨병, 소화불량, 유방동통, 유즙분비촉진, 자폐증, 자한, 정신분열증에 다른 약재와 처방한다.

약초 만들기 7~8월에 덜 익은 열매를 따서 반으로 쪼개 햇볕에 말린다.

용법 당뇨병에는 덜 익은 열매 6~8g을 달여 하루에 3번 복용한다. 소화불량에는 익은 열매의 과육을 먹는다.

형태   광귤나무는 운향과의 상록 활엽 관목으로 잎은 어긋나고 단신 겹잎 달 갈꼴이며 끝이 뾰쪽하다. 껍질이 두껍고 윤기가 나며 가장자리에 물결 모양의 톱니가 있다. 꽃은 5~6월에 잎겨드랑이에 총상꽃차례를 이루며 흰색으로 피고, 열매는 10월 에 둥글면서도 편평한 황갈색의 장과로 여문다.

구분	특징
분포	제주도
생지	인가 부근 식재
이용 부위	식용(익은 열매), 약용(꽃, 덜 익은 열매, 나무껍질)
효능	건위, 주로 대하증, 당뇨병, 소화불량, 유방동통, 유즙분비촉진, 자폐증, 자한, 정신분열증
약효	꽃, 덜 익은 열매, 나무껍질
채취기간	덜 익은 열매(7~8월)
성미	맛은 쓰고 매우며 성질은 서늘하다
독성 여부	없다
금기	기혈이 부족하거나 비위가 허약한 사람은 주의한다
1회 사용량	덜 익은 열매(6~8g)
물 용량	500~600mL(물이 반으로 줄 때까지 달인다)
약리 작용	쥐에게 에탄올 추출물을 투여하면 진통 작용이 나타난다

지각

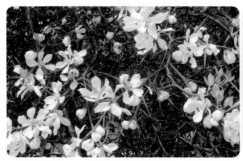
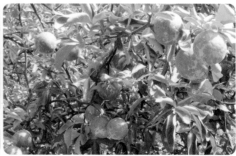

지골피(구기자나무 뿌리)

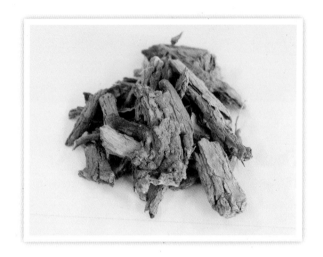

| **학명** | *Lycium chinense* Miller
| **생약명** | 구기자(枸杞子)-익은 열매를 말린 것, 지골피(地骨皮)-뿌리껍질을 말린 것,
　　　　구기엽(枸杞葉)-잎을 말린 것
| **이명** | 지골자, 적보, 청정자, 천정자

주요 효과 질환 　신진대사와 면역력 강화에 효험이 있고, 신경계 질환을 다스린다.

한 방 　열매(당뇨병, 음위증, 요통, 요슬무력, 마른기침), 뿌리껍질(기침, 고혈압, 토혈, 혈뇨, 결핵)에 다른 약재와 처방한다.

약초 만들기 　여름과 가을에 뿌리를 캐서 물에 씻고 껍질을 벗겨 감초탕에 담가 썰어서 햇볕에 말린다. 가을에 익은 열매를 따서 햇볕에 말린다.

용 법 　당뇨병에는 가지를 채취하여 잘게 썰어서 물에 달인 후 차로 수시로 마신다. 몸이 허약할 때는 열매 10g + 황정 뿌리 10g을 물에 달여 수시로 장복한다.

형태 　구기자나무는 가짓과의 갈잎떨기나무로 높이 1~2m 정도이다. 줄기는 다른 물체에 기대어 비스듬히 서고 끝이 늘어진다. 꽃은 6~9월에 잎겨드랑이에 1~4 송이씩 자주색 종 모양으로 피고, 열매는 8~9월에 타원형의 장과로 여문다.

구분	특징
분포	전국 각지
생지	마을 근처 재배
이용 부위	식용(꽃, 어린순, 열매), 약용(잎, 열매, 줄기, 나무껍질, 뿌리)
효능	신체허약, 영양실조증, 폐결핵, 신경쇠약, 주로 열매(당뇨병, 음위증, 요통, 요슬무력, 마른기침), 뿌리껍질(기침, 고혈압, 토혈, 혈뇨, 결핵)
약효	잎, 열매, 줄기, 나무껍질, 뿌리
채취기간	뿌리(여름~가을), 열매(가을)
성미	열매(맛은 달고 성질은 평하다), 뿌리(맛은 달고 성질은 차갑다)
독성 여부	없다
금기	치유되면 중단한다
1회 사용량	잎 · 열매(3~6g), 줄기 · 나무껍질 · 뿌리(3~8g)
물 용량	500~600mL(물이 반으로 줄 때까지 달인다)
약리 작용	혈압 강하 작용, 혈당 강하 작용, 항지간 작용

ㅈ

지
골
피

지구자(헛개나무 열매)

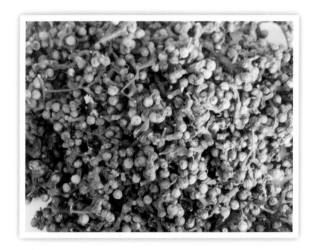

| **학명** | *Hovenia dulcis* Thunberg
| **생약명** | 지구자(枳椇子)–익은 열매를 말린 것,
　　　　지구목피(枳椇木皮)–줄기껍질을 말린 것
| **이명** | 지구목, 백석목, 목산호, 현포리

주요 효과 질환 간에 효험이 있고, 간경 질환을 다스린다.

한 방 술로 인한 간 질환, 간염, 황달, 숙취해소, 알코올 의존증, 딸꾹질, 구갈, 열매(이뇨, 부종, 류머티즘), 줄기껍질(혈액순환)에 다른 약재와 처방한다.

약초 만들기 가을에 익은 열매를 따서 햇볕에 말린다. 줄기껍질은 수시로 채취하여 얇게 썰어 햇볕에 말린다.

용 법 알코올 의존증에는 말린 약재를 1회 35g씩 달여서 찌꺼기는 버리고 따

뜻하게 복용한다. 간 질환을 개선하고자
할 때는 얇게 썬 헛개나무 줄기를 물에 달
여 보리차처럼 마신다.

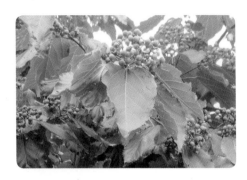

형태　　　헛개나무는 갈매나뭇과의
갈잎큰키나무로 높이 10m 이상 자란다.
잎은 어긋나고 넓은 달걀 모양이며 가장
자리에 톱니가 있다. 꽃은 5~7월에 가지 끝에 취산화서를 이루며 녹색으로 피고, 열매
는 8~10월에 핵과로 여문다.

구분	특징
분포	전국 각지
생지	산 중턱 이하의 숲 속
이용 부위	식용(열매, 가지), 약용(열매, 줄기껍질)
효능	숙취해소, 주로 술로 인한 간 질환, 간염, 황달, 알코올 의존증, 딸꾹질, 구갈, 열매(이뇨, 부종, 류머티즘), 줄기껍질(혈액순환)
약효	열매, 줄기껍질
채취기간	익은 열매(가을), 줄기껍질(수시)
성미	맛은 달고 성질은 평하다
독성 여부	없다
금기	치유되면 중단한다
1회 사용량	열매(10~20g), 줄기껍질(10g)
물 용량	500~600mL(물이 반으로 줄 때까지 달인다)
약리 작용	주독 해독 작용

ㅈ
┊
지
구
자

지모(지모)

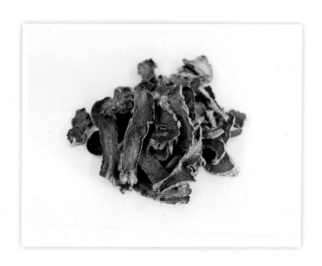

| **학명** | *Anemarrhena asphodeloides* Bunge
| **생약명** | 지모(知母)−뿌리줄기를 말린 것
| **이명** | 고심, 수삼, 아초, 여뢰

주요 효과 질환 간기능 회복에 효험이 있고, 비뇨기·호흡기·순환계 질환을 다스린다.

한 방 간기능 회복, 갱년기장애, 당뇨병, 해수, 황달, 방광염, 소변불통, 신경통, 야뇨증에 다른 약재와 처방한다.

약초 만들기 가을부터 이듬해 3월까지 3년 이상 된 뿌리줄기를 캐어 잔뿌리를 제거한 후 햇볕에 말린다.

용 법 갱년기장애에는 말린 약재 3~5g을 달여 하루에 3번 나누어 복용한다.

신경통에는 뿌리줄기로 술을 담아 취침 전에 소주잔으로 한 잔 마신다.

형태　　　지모는 백합과의 여러해살이풀로 높이는 60~90cm 정도이다. 잎은 뿌리줄기 끝에서 뭉쳐 나와 끝이 실처럼 가늘고 밑부분은 서로 엉기어 앞뒤 모양으로 줄기를 감싼다. 꽃은 6~7월에 잎 사이에서 나온 꽃줄기에 엷은 자주색으로 피고, 열매는 8~9월에 긴 타원형의 삭과로 여문다.

구분	특징
분포	중부 이남
생지	산과 들
이용 부위	식용(술, 죽), 약용(뿌리줄기)
효능	거담, 소갈증, 번열, 이뇨, 주로 간기능 회복, 갱년기장애, 당뇨병, 해수, 황달, 방광염, 소변불통, 신경통, 야뇨증
약효	뿌리줄기
채취기간	뿌리줄기(9월~이듬해 3월)
성미	맛은 쓰고 성질은 차다
독성 여부	없다
금기	치유되면 중단한다
1회 사용량	뿌리줄기(3~5g)
물 용량	500~600mL(물이 반으로 줄 때까지 달인다)
약리 작용	토끼에게 달인 액을 투여하면 황색포도상구균, 티푸스균, 적리균에 대하여 항균 작용, 해열 작용이 있다

ㅈ

지모

지부자(댑싸리씨)

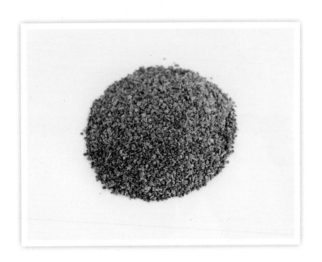

| **학명** | *Kochia scoparia* Schrader
| **생약명** | 지부자(地膚子)-씨를 말린 것
| **이명** | 비싸리, 공쟁이, 지부, 지맥

주요 효과 질환 비뇨기·피부과 질환을 다스린다.

한방 개창, 악창, 대하증, 방광결석, 방광염, 변비, 복수, 부종, 소변불통, 신장병, 음낭습, 음위, 이뇨, 종독, 창종에 다른 약재와 처방한다.

약초 만들기 8~9월에 씨를 채취하여 그늘에서 말린다.

용법 개창·악창에는 생잎을 짓찧어 환부에 붙인다. 방광염·소변불통에는 말린 약재를 1회 2~6g씩 달여 하루 3회 나누어 복용한다.

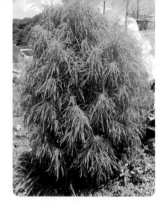

형태   댑싸리는 명아줏과의 한해살이풀로 높이
1m 정도이다. 잎은 어긋나고 피침형이며 밋밋하다. 꽃
은 암수딴그루로 7~8월에 잎겨드랑이에서 연녹색으로
피고, 열매는 9월에 포과로 여문다.

구분	특징
분포	전국 각지
생지	민가 부근 재배
이용 부위	식용(잎과 줄기), 약용(잎, 씨)
효능	강장, 이뇨, 건위, 제습, 소종, 주로 개창, 악창, 대하증, 방광결석, 방광염, 변비, 복수, 부종, 소변불통, 신장병, 음낭습, 음위, 이뇨, 종독, 창종
약효	잎, 씨
채취기간	씨(8~9월)
성미	맛은 달고 쓰며 성질은 차갑다
독성 여부	없다
금기	치유되면 중단한다
1회 사용량	잎(5~10g), 씨(4~8g)
물 용량	500~600mL(물이 반으로 줄 때까지 달인다)
약리 작용	씨를 달인 액은 황선균을 포함한 피부진균에 대하여 항진균 작용이 있다

ㅈ

지
부
자

지실(애기탱자)

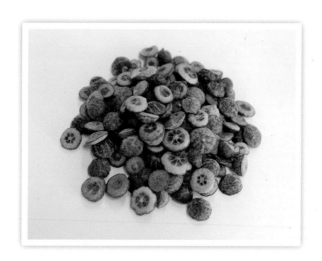

| **학명** | *Poncirus trifoliata* Rafinesque
| **생약명** | 지실(枳實)—덜 익은 열매껍질, 지각(枳殼)—익은 열매를 말린 것
| **이명** | 지, 가길, 구귤, 동사자

주요 효과 질환 소화기·호흡기 질환을 다스린다.

한방 소화불량, 복부팽만, 위통, 황달, 가려움증, 구역증, 담석증, 대하증, 빈혈, 이뇨, 진통, 편도선염, 해수에 다른 약재와 처방한다.

약초 만들기 가을에 익기 시작하는 열매를 따서 열매껍질을 조각내 햇볕에 말린다.

용법 습진·피부병에는 열매를 달인 물로 목욕을 한다. 소화불량·설사를 할 때에는 노란 열매를 달여 복용한다.

탱자나무는 운향과의 갈잎떨기나무로 잎은 어긋나고 타원형 3개로 이루어지며, 가장자리에 둔한 톱니가 있고 가지에 억센 가시가 있다. 꽃은 5월에 잎겨드랑이에 1~2송이씩 흰색으로 피고, 열매는 9월에 둥근 장과로 여문다.

구분	특징
분포	경기도 이남
생지	울타리용 식재
이용 부위	식용(꽃, 열매), 약용(열매)
효능	건위, 거담, 소화촉진, 주로 소화불량, 복부팽만, 위통, 황달, 가려움증, 구역증, 담석증, 대하증, 빈혈, 이뇨, 진통, 편도선염, 해수
약효	덜 익은 열매껍질
채취기간	덜 익은 열매껍질(가을)
성미	지실(맛은 맵고 쓰고 시며 성질은 조금 차갑다), 지각(맛은 쓰고 매우며 성질은 서늘하다)
독성 여부	없다
금기	치유되면 중단한다
1회 사용량	덜 익은 열매껍질(4~6g)
물 용량	500~600mL(물이 반으로 줄 때까지 달인다)
약리 작용	에탄올 추출물은 암세포의 성장을 억제시킨다

지실

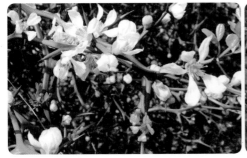
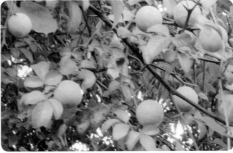

지유(오이풀)

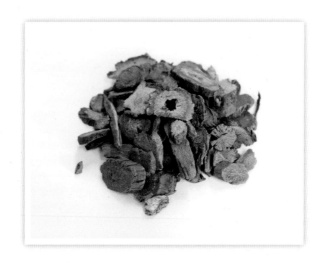

| **학명** | *Sanguisorba officinalis* Linne
| **생약명** | 지유(地楡)-뿌리를 말린 것
| **이명** | 외순나물, 산오이풀, 적지유, 황근자

주요 효과 질환 치과·부인과·피부 질환을 다스린다.

한방 대장염, 이질, 설사, 월경과다, 습진, 토혈, 외상출혈에 다른 약재와 처방한다.

약초 만들기 늦가을부터 이듬해 봄까지 뿌리를 캐서 햇볕에 말린다.

용법 화상에는 전초를 채취하여 짓찧어 즙을 바른다. 치질에는 전초를 짓찧어 즙을 내서 환처에 붙이거나 오이풀을 쪄서 수증기로 환부를 쏘이거나 물로 달여서 마신다.

오이풀은 장미과의 여러해
살이풀로 높이 1m 정도이다. 뿌리잎은 깃
꼴겹잎이고 작은 잎은 타원형이며 가장자
리에 톱니가 있다. 꽃은 6~9월에 꽃잎이
없이 줄기 끝에 홍자색으로 피고, 열매는
9~10월에 달걀 모양의 수과로 여문다.

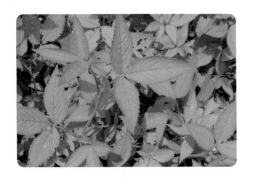

구분	특징
분포	전국 각지
생지	산과 들
이용 부위	식용(어린줄기와 잎), 약용(싹, 뿌리)
효능	양혈, 지혈, 청열, 수렴, 주로 대장염, 이질, 설사, 월경과다. 습진, 토혈, 외상출혈
약효	싹, 뿌리
채취기간	싹(봄), 뿌리(늦가을~이듬해 봄)
성미	맛은 쓰고 시며 성질은 조금 차갑다
독성 여부	없다
금기	복용 중에 맥문동을 주의한다
1회 사용량	싹(5~8g), 뿌리(1~2g)
물 용량	500~600mL(물이 반으로 줄 때까지 달인다)
약리 작용	해독 작용

ㅈ

지유

진범(망초 뿌리)

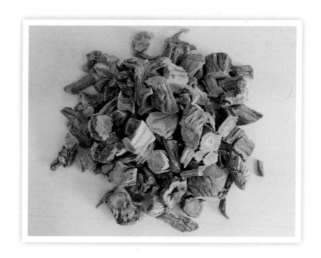

ㅈ

진범

| **학명** | *Aconitum pseudo-laeve var. erectum*
| **생약명** | 진교(秦艽)-뿌리를 말린 것
| **이명** | 진과, 낭독, 망사초, 오독도

주요 효과 질환 운동계·신경계·소화계 질환을 다스린다.

한 방 강심제, 경련, 고혈압, 관절염, 근골동통, 소변불리, 소변불통, 진정, 진통, 풍, 황달에 다른 약재와 처방한다.

약초 만들기 가을부터 이듬해 이른 봄까지 뿌리를 캐어 줄기와 잔뿌리를 제거한 후 물에 씻고 햇볕에 말린다.

용 법 뒷목이 당길 때는 진범 15g＋뽕나무 가지 20g을 물에 달여 하루 4~5회로 나누어 1주일 정도 복용한다. 진범은 독성이 있어 탕이나 환제로 사용할 때는 주의하여야 한다.

형태 진범은 미나리아재빗과의 여러해살이풀로 높이 30~60cm 정도이다. 잎은 손바닥 모양으로 갈라지고 가장자리에 톱니가 있다. 꽃은 8월에 줄기 끝이나 잎겨드랑이에서 총상꽃차례를 이루며 연한 자주색으로 피고, 열매는 10월에 골돌과로 여문다.

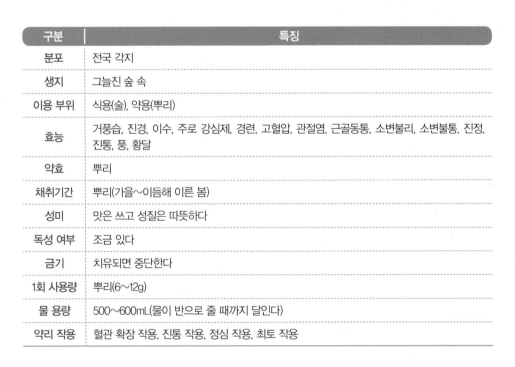

구분	특징
분포	전국 각지
생지	그늘진 숲 속
이용 부위	식용(술), 약용(뿌리)
효능	거풍습, 진경, 이수, 주로 강심제, 경련, 고혈압, 관절염, 근골동통, 소변불리, 소변불통, 진정, 진통, 풍, 황달
약효	뿌리
채취기간	뿌리(가을~이듬해 이른 봄)
성미	맛은 쓰고 성질은 따뜻하다
독성 여부	조금 있다
금기	치유되면 중단한다
1회 사용량	뿌리(6~12g)
물 용량	500~600mL(물이 반으로 줄 때까지 달인다)
약리 작용	혈관 확장 작용, 진통 작용, 정심 작용, 최토 작용

진피(심피, 물푸레나무 껍질)

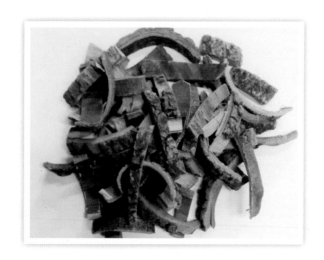

| **학명** | *Fraxinus rhynchophylla* Hance
| **생약명** | 진백피(秦白皮)−줄기껍질을 말린 것
| **이명** | 물푸레, 심목, 사수피, 청피목

주요 효과 질환 호흡기·비뇨기·순환계 질환을 다스린다.

한방 급성 간염, 간질, 기관지염, 대하증, 류머티즘, 신경통, 통풍, 임질, 요독증, 요슬산통, 요실금, 위염, 이질, 장염에 다른 약재와 처방한다.

약초 만들기 봄부터 초여름 사이에 나무껍질을 벗겨 겉껍질을 제거하고 햇볕에 말린다.

용법 급성 간염에는 물푸레나무 껍질 9g + 인진쑥 12g + 민들레 9g + 술에 법제한 대황 2g을 배합하여 달여서 하루에 3번 나누어 복용한다. 통풍에는 말린 약재를 2~5g씩 달여서 3~4회 복용한다.

형태 물푸레나무는 물푸레나뭇과의 낙엽 활엽 교목으로 높이 10~30m 정도이다. 잎은 어긋나고 깃 모양으로 갈라지며 작은 잎은 넓은 달걀 모양이다. 꽃은 암수 딴그루로 5월에 햇가지의 끝이나 잎겨드랑이에 원추화서를 이루며 흰색으로 피고, 열매는 9월에 시과로 여문다.

구분	특징
분포	전국 각지
생지	산중턱 이하의 습지
이용 부위	식용(꽃, 어린순), 약용(나무껍질)
효능	건위, 청열, 지해, 수렴, 명목, 해열, 주로 급성 간염, 간질, 기관지염, 대하증, 류머티즘, 신경통, 통풍, 임질, 요독증, 요산통, 요실금, 위염, 이질, 장염
약효	나무껍질
채취기간	나무껍질(봄~초여름)
성미	맛은 쓰고 성질은 차갑다
독성 여부	없다
금기	비위가 허한 데는 쓰지 않는다
1회 사용량	나무껍질(2~5g)
물 용량	500~600mL(물이 반으로 줄 때까지 달인다)
약리 작용	줄기껍질에는 포스포디에스테라아제(phosphodiesterase)에 대한 억제 작용이 있다

ㅈ

진피

진피(황귤피, 동정귤), 청피(청귤피)

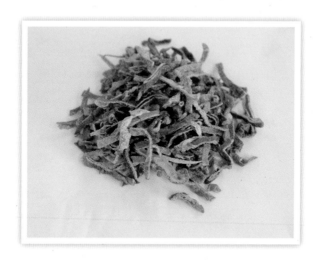

| **학명** | *Citrus unshiu* Markovich
| **생약명** | 청피(靑皮)-덜 익은 열매의 껍질을 말린 것, 귤피(橘皮)-익은 열매의 껍질을
말린 것, 귤엽(橘葉)-귤나무의 잎을 말린 것
| **이명** | 참귤, 홍피, 진광피, 참귤나무

주요 효과 질환 건위에 효험이 있고, 호흡기 질환을 다스린다.

한 방 어지럼증, 가슴이 두근거리는 데, 식적, 담음해수, 위염, 소화불량, 거담, 고혈압, 기관지염, 기미, 주근깨, 동맥경화, 식욕부진, 위산과다증, 어혈, 후두염에 다른 약재와 처방한다.

약초 만들기 여름에 덜 익은 열매를 따거나 가을에 다 익은 열매를 따서 껍질을 벗겨 햇볕에 말린다.

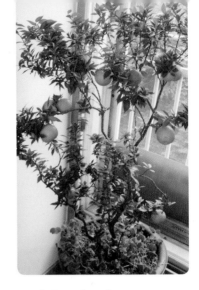

용법   산모의 젖이 돌처럼 부어 단단하고
감각이 없을 때에는 청피를 볶아 가루 내어 술에
타서 소주잔으로 한두 잔 마신다. 화농성 유선염에
는 귤핵을 하루 3~9g씩 달여 복용한다.

형태   귤나무는 운향과의 상록 활엽 소교
목으로 높이 3~5m 정도이다. 잎은 어긋나고 넓은
피침형이며 가장자리는 물결 모양이다. 꽃은 6월
에 잎겨드랑이에 흰색으로 피고, 열매는 10~11월에 둥근 장과로 여문다.

구분	특징
분포	제주도, 남해안 섬 지방
생지	과수로 재배, 온실 재배
이용 부위	식용(열매의 과육), 약용(열매껍질)
효능	이기통락, 건비, 조습, 화담, 소화촉진, 주로 어지럼증, 가슴이 두근거리는 데, 식적, 담음해수, 위염, 소화불량, 거담, 고혈압, 기관지염, 기미, 주근깨, 동맥경화, 식욕부진, 위산과다증, 어혈, 후두염
약효	열매껍질
채취기간	덜 익은 열매(여름), 익은 열매(가을)
성미	껍질(맛은 맵고 쓰며 성질은 따뜻하다), 잎(맛은 쓰고 성질은 평하다), 청피(맛은 맵고 성질은 조금 따뜻하다)
독성 여부	없다
금기	다한증이 있는 사람은 주의한다
1회 사용량	귤핵(3~9g)
물 용량	500~600mL(물이 반으로 줄 때까지 달인다)
약리 작용	두꺼비에게 열매 추출물을 투여하면 심장에 대하여 수축력을 증가시킨다

ㅈ

진
피

차전자(질경이씨)

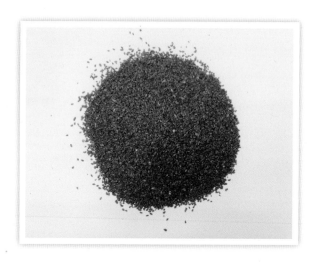

| 학명 | *Plantago asiatica* Linne
| 생약명 | 차전자(車前子)-씨를 말린 것, 차전초(車前草)-잎을 말린 것
| 이명 | 철관초, 배부장이, 길장구, 차과로초

주요 효과 질환 호흡기·비뇨기과 질환을 다스린다.

한 방 전초(소변불리, 기침, 해수, 기관지염, 인후염, 황달), 씨(방광염, 요도염, 고혈압, 간염, 기침, 설사)에 다른 약재와 처방한다.

약초 만들기 여름에 전초를 채취하여 물에 씻고 그늘에서 말린다. 여름부터 가을 사이에 씨가 여물 때 꽃대를 잘라 햇볕에 말리고 씨를 털어낸다.

용 법 황달·급성 간염에는 봄에 질경이 20g을 채취하여 물로 씻고 달여서 하루 3번 복용한다. 부종·신장염에는 봄에 질경이를 채취하여 그늘에 말린 후 가루로 만들어 1회 20g씩 복용한다.

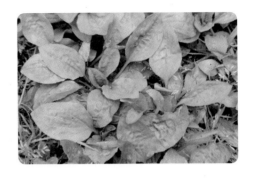

형태 질경이는 질경잇과의 여러해살이풀로 높이 5~15cm 정도이다. 잎은 뿌리에서부터 뭉쳐나고 잎자루가 길며 가장자리는 물결 모양이다. 꽃은 6~8월에 잎 사이에서 나온 꽃줄기 윗부분에 이삭처럼 빽빽이 흰색으로 핀다. 열매는 10월에 익으면 옆으로 갈라지면서 뚜껑처럼 열리며 6~8개의 흑색 씨가 나온다.

구분	특징
분포	전국 각지
생지	풀밭이나 길가, 빈터
이용 부위	식용(연한 잎, 뿌리), 약용(전초, 씨)
효능	이수, 청열, 명목, 거담, 주로 전초(소변불리, 기침, 해수, 기관지염, 인후염, 황달), 씨(방광염, 요도염, 고혈압, 간염, 기침, 설사)
약효	씨
채취기간	전초(여름), 씨(여름~가을)
성미	맛은 달고 성질은 차갑다
독성 여부	없다
금기	치유되면 중단한다
1회 사용량	씨(4~8g)
물 용량	500~600mL(물이 반으로 줄 때까지 달인다)
약리 작용	현재 변비치료제로 제약 산업에서 널리 이용되고 있다. 토끼에게 씨 달인 액을 무릎 관절에 주입하면 처음에 골막이 생기지만 차차 결합 조직이 증식하기 시작한다

창이자(도꼬마리)

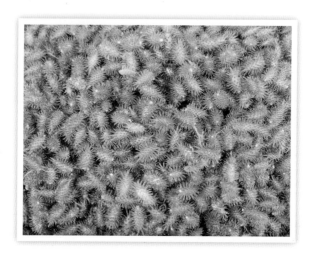

| **학명** | *Xanthium strumarium var. japonicum* HARA
| **생약명** | 창이자(蒼耳子) · 이당(耳璫) · 저이(猪耳)—씨를 말린 것
| **이명** | 도꼬꼬리, 도깨비열매, 되꼬마리, 도둑놈가시

주요 효과 질환 통증과 옴에 효험이 있다. 순환계 · 신경계 · 이비인후과 질환을 다스린다.

한 방 비염, 두통, 치통, 수족동통, 관절염, 발진, 두드러기에 다른 약재와 처방

한다.

약초 만들기 가을에 씨가 다 익으면 채취하여 햇볕에 말린다.

용 법 비염에는 씨 + 신이를 배합하여 물에 달여 하루 3번 공복에 복용한다.

무좀에는 도꼬마리(대, 잎, 씨)를 삶은 물에 백반을 타서 환부에 바른다.

형태 도꼬마리는 국화과의 한해살이풀로 높이 1~1.5m 정도이다. 잎은 줄기에서 어긋나고, 얕게 3갈래로 갈라지며 가장자리는 거친 톱니 모양이다. 잎 뒷면에 3개의 잎맥이 있고 전체에 억센 털이 있으며, 잎자루가 길고 줄기가 곧게 선다. 꽃은 8~9월에 수꽃은 가지 끝에서 노란색으로 피고, 암꽃은 잎겨드랑이에 2~3송이씩 녹색으로 핀다. 열매는 9~10월에 타원형으로 갈고리 같은 가시가 달려 여문다.

구분	특징
분포	전국 각지
생지	들
이용 부위	식용(어린순), 약용(씨)
효능	청열, 산풍, 거습, 소종, 주로 비염, 두통, 치통, 수족동통, 관절염, 발진, 두드러기
약효	씨
채취기간	씨(가을)
성미	맛은 맵고 쓰며 성질은 따뜻하다
독성 여부	있다
금기	복용 중 돼지고기를 주의한다, 몸에 열이 있는 사람은 주의한다
1회 사용량	씨(3~5g)
물 용량	500~600mL(물이 반으로 줄 때까지 달인다)
약리 작용	씨를 달인 추출물은 면역 기능을 활성화시킨다

천궁(궁궁이)

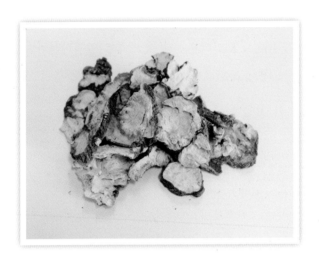

| 학명 | *Cnidium officinale* Makino
| 생약명 | 천궁(川芎)-뿌리줄기를 말린 것
| 이명 | 두궁, 서궁, 경궁, 무궁

주요 효과 질환 부인과 · 순환계 · 치과 질환을 다스린다.

한방 월경불순, 무월경, 난산, 한사(寒邪)에 의한 근육마비, 복통, 고혈압에 다른 약재와 처방한다.

약초 만들기 가을에 뿌리줄기를 캐서 잔뿌리를 제거하고 햇볕에 말리거나 증기에 찌거나 끓는 물에 담갔다가 건져내어 말린다.

용법 월경불순에는 뿌리를 채취하여 물에 씻고 잘게 썰어 물에 달인 후 하루

3번 공복에 복용한다. 난산에는 말린 천궁을 차로 먹거나 효소를 만들어 찬물에 희석해서 먹는다.

형태　　　천궁은 산형과의 여러해살이풀로 높이 30~60cm 정도이다. 잎은 2열로 어긋나고 가장자리에 톱니가 있다. 꽃은 8월에 가지 끝과 원줄기 끝에 잔꽃이 많이 모여 겹산화서를 이루며 흰색으로 피고, 열매는 잘 맺지 않는다.

구분	특징
분포	전국 각지
생지	농가에서 약초로 재배
이용 부위	식용(꽃, 잎, 뿌리), 약용(뿌리)
효능	행기, 개울, 거풍, 조습, 활혈, 지통, 주로 월경불순, 무월경, 난산, 한사(寒邪)에 의한 근육마비, 복통, 고혈압
약효	뿌리
채취기간	뿌리(가을)
성미	맛은 맵고 성질은 따뜻하다
독성 여부	없다
금기	볶아서 사용하지 않는다, 장복하지 않는다
1회 사용량	뿌리(3~7g)
물 용량	500~600mL(물이 반으로 줄 때까지 달인다)
약리 작용	말초혈관을 확장하여 혈압을 강하시키고, 대뇌에 진정 작용, 심장에 억제 작용, 자궁을 수축시키는 작용이 있다

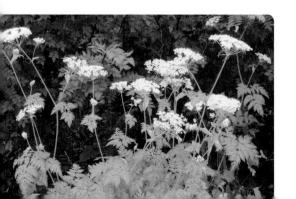

천문동(호라지좆, 홀아비좆)

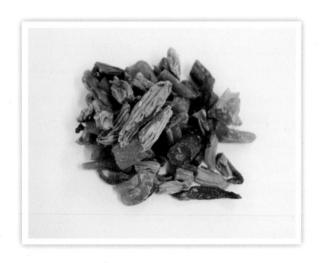

| **학명** | *Asparagus cochinchinensis* MERR.
| **생약명** | 천문동(天門冬)–뿌리를 말린 것
| **이명** | 천문, 천동, 금화, 지문동

주요 효과 질환 폐에 효험이 있고, 호흡기 질환을 다스린다.

한방 당뇨병, 신장병, 해수, 인후종통, 이롱, 각혈에 다른 약재와 처방한다.

약초 만들기 가을부터 겨울까지 뿌리를 캐서 햇볕에 말린다.

용법 해수·각혈에는 뿌리 5g을 달여서 먹는다. 당뇨병에는 뿌리 6~12g을 약한 불로 끓여서 건더기는 건져내고 국물만 용기에 담아 냉장고에 보관하여 마신다.

형태 천문동은 백합과의 여러해살이풀로 높이는 60~100cm 정도이다. 괴근은 방추형으로 모여나며, 줄기는 가늘고 길며 가지가 있다. 잎은 미세한 막질 또는 짧은 가시로서 줄기에 흩어져 난다. 꽃은 5~6월에 노란색 나는 갈색으로 잎겨드랑이에서 1~3개씩 피고, 열매는 흰색의 장과로 여문다.

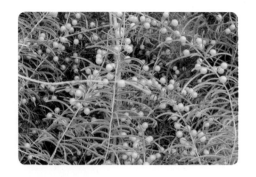

구분	특징
분포	전국 각지
생지	산 숲 속 그늘, 해안가
이용 부위	식용(꽃, 어린순), 약용(뿌리)
효능	자음, 윤조, 청폐, 강화, 주로 당뇨병, 신장병, 해수, 인후종통, 이롱, 각혈
약효	뿌리
채취기간	뿌리(가을~겨울)
성미	성질은 차며 맛은 달고 쓰다
독성 여부	없다
금기	장복하지 않는다, 복용 중 잉어를 주의한다
1회 사용량	뿌리(4~6g)
물 용량	500~600mL(물이 반으로 줄 때까지 달인다)
약리 작용	뿌리줄기 달인 액은 황색포도상구균, 탄저균, 용혈성 연쇄구균, 디프테리아균, 폐렴구균에 대하여 항균 작용이 있고, 모기, 파리, 유충에 대한 살충 작용이 있다

천초(초피나무 열매)

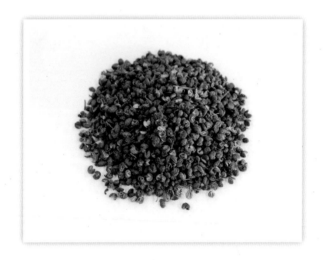

| **학명** | *Zanthoxylum piperitum* (L.) DC.
| **생약명** | 화초(花椒)−열매껍질을 말린 것
| **이명** | 제피나무, 젠피나무, 전피나무, 좀피나무

주요 효과 질환 소화기 기능에 효험이 있고, 호흡기·위장 병증 질환을 다스린다.

한방 구토, 설사, 이질, 기침, 소화불량, 식체, 위하수, 치통, 음부소양증, 유선염, 종기, 타박상, 해수, 진통에 다른 약재와 처방한다.

약초 만들기 9~10월에 성숙한 열매를 따서 그늘에 말린다.

용법 위하수·위확장에는 말린 약재를 1회 0.7~2g씩 물에 달여 복용한다. 옻이 올랐을 때·치질·음부소양증에는 약재 달인 물로 환부를 씻는다.

형 태 　초피나무는 운향과의 갈잎떨기나무로 높이 2~3m 정도이다. 잎은 어긋나고 작은 잎은 달걀 모양이며 가장자리는 물결 모양이다. 꽃은 암수딴그루로 5~6월에 잎겨드랑이에 황록색으로 피며, 열매는 9~10월에 둥근 삭과로 여문다.

구분	특징
분포	전국 각지
생지	산중턱, 골짜기
이용 부위	식용(꽃, 잎, 열매), 약용(열매껍질)
효능	건위, 정장, 온중, 산한, 제습, 주로 구토, 설사, 이질, 기침, 소화불량, 식체, 위하수, 치통, 음부 소양증, 유선염, 종기, 타박상, 해수, 진통
약효	열매껍질
채취기간	성숙한 열매(9~10월)
성미	맛은 맵고 성질은 따뜻하다
독성 여부	없다
금기	치유되면 중단한다
1회 사용량	열매껍질(0.7~2g)
물 용량	500~600mL(물이 반으로 줄 때까지 달인다)
약리 작용	살충 작용

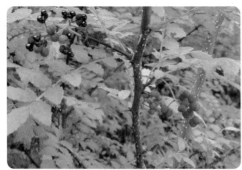
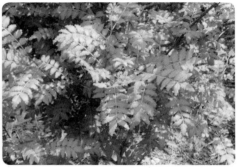

천축황(대나무 응고된 수액)

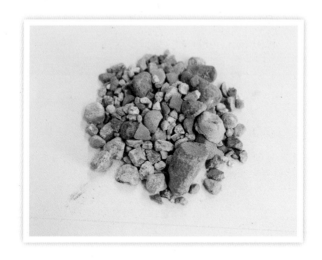

| **학명** | *Phyllostachys bambusoides* Siebold et Zuccarini
| **생약명** | 천축황(天竺黃)·죽황봉(竹黃蜂)—죽황봉이 마디 사이에 분비하여 괸 액이 응결된 물질 또는 병적으로 생긴 덩어리
| **이명** | 축황, 죽황, 죽고

주요 효과 질환 신경계 질환을 다스린다.

한방 혈액순환, 숙취해소, 중풍, 급경풍, 만경풍, 심장, 통풍, 소아경련, 잎(딸꾹질, 화병)에 다른 약재와 처방한다.

약초 만들기 줄기와 덩이뿌리를 연중 채취하여 햇볕에 말린다.

용법 중풍에는 천축황 5g을 물에 달인 액을 반으로 나누어 하루에 3번 나누어 복용한다. 심장을 편안하게 하여 잠을 잘 자고 싶을 때는 말린 약재 3~9g을 달여

336

하루 2~3회 복용한다.

형태　　　왕대(참대)는 볏과의 상록

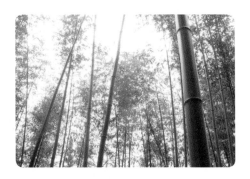

교목으로 높이 20~30m 정도이다. 줄기는
속이 비어 있고 처음에는 녹색이지만 황
록색으로 변한다. 마디에는 가지가 2개씩
나오며, 하나의 가지에 5~6개의 잎이 달
린다. 가장자리는 잔톱니가 있다. 꽃은 60
년이라는 긴 세월을 두고 6~7월에 드물게 피고, 열매는 9~10월에 붉은 빛이 도는 포
도알 모양으로 여문다.

구분	특징
분포	남부 지방
생지	산, 바닷가, 마을 근처 식재
이용 부위	식용(차), 약용(줄기, 덩이뿌리)
효능	청열, 화담, 심량, 이규, 주로 혈액순환 · 숙취해소, 중풍, 급경풍, 만경풍, 심장, 통풍, 소아경련, 잎(딸꾹질, 화병)
약효	줄기, 덩이뿌리
채취기간	줄기 · 덩이뿌리(연중)
성미	성질은 서늘하며 맛은 달다
독성 여부	없다
금기	냉한 사람은 주의한다
1회 사용량	줄기 · 덩이뿌리(3~9g)
물 용량	500~600mL(물이 반으로 줄 때까지 달인다)
약리 작용	주로 혈증과 신경계를 다스린다

첨과(참외)

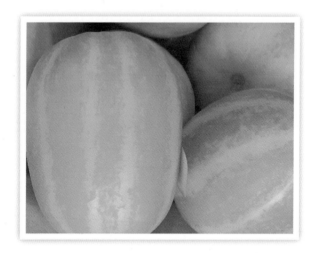

| 학명 | *Cucumis melo* var. *makuwa*
| 생약명 | 과채(瓜茶)-열매꼭지를 말린 것, 첨과경(甜瓜莖)-줄기를 말린 것
| 이명 | 첨과채, 과정, 고정향, 향과채

주요 효과 질환 음식물을 먹고 생긴 체증에 효험이 있고, 소화기 질환을 다스린다.

한방 구토, 담, 담석증, 부종, 비색증, 숙취, 식체(밀가루 음식), 축농증, 황달, 골수염에 다른 약재와 처방한다.

약초 만들기 6~8월에 열매꼭지를 따서 햇볕에 말린다.

용법 중독증에는 꼭지 2~3g을 달여서 2~3회 복용한다. 음식을 먹고 체했을 때는 꼭지 달인 물을 복용한다.

형 태 참외는 박과의 한해살이 덩굴풀로 길이 1.5~2.5m 정도이다. 잎은 각 마디에서 어긋나와 손바닥 모양으로 갈라지며 가장자리에 톱니가 있다. 잎자루는 길고 잎겨드랑이에는 덩굴손이 있다. 꽃은 6~7월에 잎겨드랑이에 노란색으로 피고, 열매는 7~8월에 타원형의 장과로 여문다.

구분	특징
분포	전국 각지
생지	밭에서 재배
이용 부위	식용(익은 열매), 약용(열매꼭지)
효능	풍담, 숙식(宿食), 주로 구토, 담, 담석증, 부종, 비색증, 숙취, 식체(밀가루 음식), 축농증, 황달, 골수염
약효	열매꼭지
채취기간	열매꼭지(6~8월)
성미	열매(맛은 달고 성질은 차다), 열매꼭지(맛은 쓰고 성질은 차다)
독성 여부	열매(없다), 열매꼭지(있다)
금기	열매꼭지는 맛이 써서 토하기 쉬우며 성질이 차고 독성이 있다
1회 사용량	열매꼭지(2~3g)
물 용량	500~600mL(물이 반으로 줄 때까지 달인다)
약리 작용	열매꼭지에 함유된 쿠쿠르비타신을 동물에게 투여하면 구토와 하리를 일으킨다

청상자(맨드라미씨)

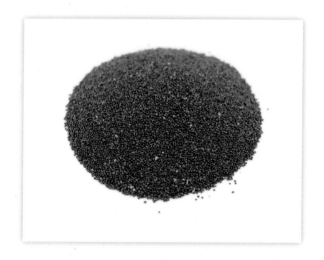

| 학명 | *Celosia argentea* Linne
| 생약명 | 계관화(鷄冠花)-꽃이삭을 말린 것, 계관자(鷄冠子)-씨를 말린 것,
　　　　　계관묘(鷄冠苗)-잎과 줄기를 말린 것
| 이명 | 계공화, 계관초, 계두, 민드라치

주요 효과 질환 피부과 · 비뇨기 질환을 다스린다.

한 방 각혈, 치루에 의한 하혈, 치질, 토혈, 설사, 장출혈, 자궁출혈, 적대하, 빈혈증, 산후변혈, 피부병, 타박상, 피부소양증에 다른 약재와 처방한다.

약초 만들기 여름에 맨드라미꽃이 필 때 꽃이삭을 따서 햇볕에 말린다.

용법 자궁출혈 · 월경불순에는 말린 약재를 1회 2~3g씩 달여 하루에 3번 복용한다. 치질에는 약재를 달인 즙으로 환부를 씻는다.

형 태 맨드라미는 비름과의 한해살이풀로 높이 90cm 정도이다. 잎은 어긋나고 달걀 모양이며 잎자루가 길다. 꽃은 7~8월에 편평한 꽃줄기 끝에 작은 꽃이 빽빽하게 노란색·홍색·흰색으로 피고, 열매는 9월에 꽃받침에 싸여 개과로 여문다.

구분	특징
분포	전국 각지
생지	원예 화초 식재
이용 부위	식용(먹지 못함), 약용(꽃, 잎, 줄기, 종자)
효능	꽃(양혈, 지혈), 잎과 줄기(치창, 토혈), 씨(양혈, 지혈), 주로 각혈, 치루에 의한 하혈, 치질, 토혈, 설사, 장출혈, 자궁출혈, 적대하, 빈혈증, 산후변혈, 피부병, 타박상, 피부소양증
약효	씨
채취기간	맨드라미꽃이 핀 꽃이삭(여름)
성미	맛은 달고 성질은 서늘하다
독성 여부	없다
금기	복용 중 고본을 주의한다, 어린이가 꽃을 가지고 노는 것을 주의한다
1회 사용량	씨(2~3g)
물 용량	500~600mL(물이 반으로 줄 때까지 달인다)
약리 작용	지혈 작용

초결명(결명자)

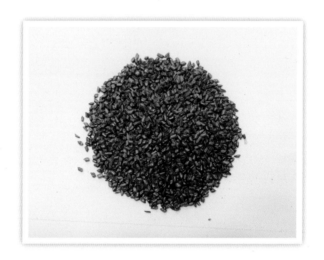

| 학명 | *Cassia tora* Linne
| 생약명 | 결명자(決明子)—익은 씨를 말린 것
| 이명 | 강남두, 되팥, 초결명, 긴강남차

주요 효과 질환 안과 질환에 효험이 있고, 순환계·소화기 질환을 다스린다.

한방 시력회복, 야맹증, 소화불량, 위장병, 간열로 인한 두통, 눈물, 코피, 설사, 변비에 다른 약재와 처방한다.

약초 만들기 가을에 전초를 베어 햇볕에 말린 후 두드려서 씨를 털고 완전히 말린다.

용법 변비에는 결명자 6~10g을 물에 달여 하루 3번 나누어 복용한다. 시력회복에는 결명자＋감초를 배합하여 차로 마신다.

형태 　결명자는 콩과의 한해살이풀로 높이 1.5m 정도이다. 잎은 어긋나고 깃꼴겹잎이며 작은 잎은 알 모양으로 2~3쌍이 달린다. 꽃은 6~8월에 잎겨드랑이에 1~2송이씩 노란색으로 피고, 열매는 9~10월에 마름모꼴의 협과로 여문다.

구분	특징
분포	전국 각지
생지	밭에서 재배
이용 부위	식용(꽃, 어린순, 씨), 약용(씨)
효능	청간, 명목, 건위, 변통, 주로 시력회복, 야맹증, 소화불량, 위장병, 간열로 인한 두통, 눈물, 코피, 설사, 변비
약효	씨
채취기간	전초(가을)
성미	맛은 달고 쓰며 성질은 조금 차갑다
독성 여부	없다
금기	복용 중 삼(마)을 주의한다
1회 사용량	씨(6~10g)
물 용량	500~600mL(물이 반으로 줄 때까지 달인다)
약리 작용	개, 고양이, 토끼에게 알코올 추출물을 정맥 주사하면 혈압을 강하시키고, 포도상구균, 디프테리아균, 대장균, 티푸스균에 대하여 항균 작용이 있다

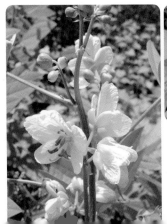
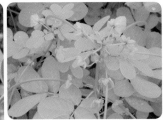

총백(파 흰 밑동)

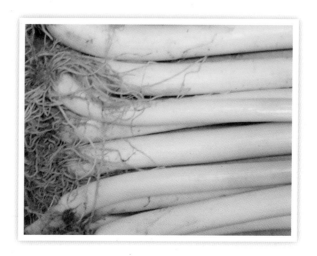

| **학명** | *Allium fistulosum* Linne
| **생약명** | 총백(蔥白)-줄기의 흰밑을 뿌리와 함께 잘라 낸 것(파흰밑)
| **이명** | 산파, 총, 총수

주요 효과 질환 호흡기 질환을 다스린다

한방 감기, 불면증, 비염, 소변불통, 소화불량, 골절증, 곽란, 기관지염, 당뇨병, 방광염, 부종에 다른 약재와 처방한다.

약초 만들기 봄부터 가을 사이에 파의 뿌리줄기(파흰밑)를 수시로 채취하여 사용한다.

용법 초기 감기에는 잘게 썬 파(2큰술)와 잘게 간 생강(1작은술)을 넣은 우동을 먹고 잔다. 불면증에는 잘게 썬 파를 수건에 싸서 뜨거운 물에 적신 다음 목에 온습

포한다.

형 태 파는 백합과의 여러해살이 풀로 높이 70cm 정도이다. 잎은 끝이 뾰쪽한 통 모양이고 밑동이 잎집이 되며 2줄로 자란다. 꽃은 6~7월에 원기둥 모양의 꽃줄기 끝에 흰색으로 피고, 열매는 9월에 삭과로 여문다.

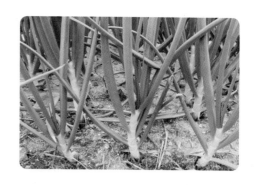

구분	특징
분포	전국 각지
생지	밭에서 재배
이용 부위	식용(김치, 양념, 부침개 외), 약용(뿌리, 비늘줄기)
효능	건위, 발한, 거담, 억균, 주로 감기, 불면증, 비염, 소변불통, 소화불량, 골절증, 곽란, 기관지염, 당뇨병, 방광염, 부종
약효	뿌리, 비늘줄기
채취기간	파의 뿌리줄기(봄~가을)
성미	맛은 맵고 성질은 따뜻하다
독성 여부	없다
금기	복용 중에 맥문동 · 대추 · 백하수오를 주의한다, 개고기, 꿩고기와 같이 먹지 않는다
1회 사용량	뿌리(4~12g)
물 용량	500~600mL(물이 반으로 줄 때까지 달인다)
약리 작용	비늘줄기의 정유 성분은 결핵균, 적리균, 디프테리아균, 연쇄구균에 대하여 항균 작용이 있고, 피부 진균에 대하여 항진균 작용이 있다

치자(치자나무 열매)

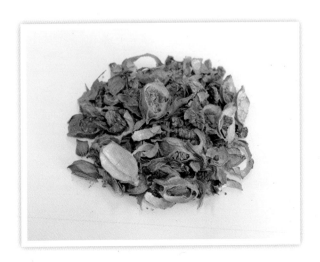

| 학명 | *Gardenia jasminoides* Ellis
| 생약명 | 산치자(山梔子)-생열매를 말린 것, 치자(梔子)-익은 열매를 말린 것,
　　　　치자엽(梔子葉)-잎을 말린 것
| 이명 | 자자, 선자

주요 효과 질환 외상 및 부종에 효험이 있고, 순환계 질환을 다스린다.

한방 감기, 두통, 황달, 간염, 토혈, 코피, 혈뇨, 불면증, 당뇨병, 편도선염, 창양, 골절증, 진통, 타박상에 다른 약재와 처방한다.

약초 만들기 가을에 익은 열매를 따서 햇볕에 말린다.

용법 당뇨병·간염에는 말린 약재를 1회 2~5g씩 진하고 뭉근하게 달이거나 가루 내어 복용한다. 신경통·불면증에는 치자 + 황련 + 황금 + 황백 각각 10g씩을 배합하여 물에 달여 하루 3번 나누어 복용한다.

형태 치자나무는 꼭두서닛과의 늘푸른 떨기나무로 높이 1~2m 정도이다. 잎은 마주나고 긴 타원형이며, 표면에 윤기가 나고 뾰쪽한 턱잎이 있다. 꽃은 6~7월에 가지 끝에 1송이씩 흰색으로 피어 시간이 지나면 황백색으로 변하고, 열매는 9월에 달걀 모양으로 여문다.

구분	특징
분포	경기도 이남
생지	밭에서 재배
이용 부위	식용(꽃, 열매), 약용(잎, 열매)
효능	주로 감기, 두통, 황달, 간염, 토혈, 코피, 혈뇨, 불면증, 당뇨병, 편도선염, 창양, 골절증, 진통, 타박상
약효	잎, 열매
채취기간	익은 열매(가을)
성미	맛은 쓰고 성질은 차갑다
독성 여부	없다
금기	치유되면 중단한다
1회 사용량	잎(2~5g)
물 용량	500~600mL(물이 반으로 줄 때까지 달인다)
약리 작용	토끼에게 에탄올 추출물을 투여하면 담즙 분비가 촉진되고, 고양이에게 투여하면 혈압 강하 작용이 있다

택사(쇠귀나물 뿌리)

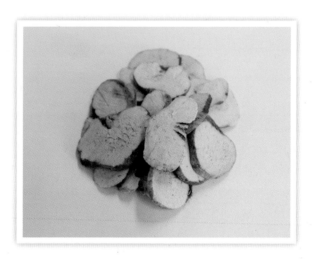

| **학명** | *Alisma canaliculatum* A.Br. & Bouche
| **생약명** | 택사(澤瀉) · 수사(水瀉) · 택지(澤芝)−덩이줄기를 말린 것,
택사엽(澤瀉葉)−잎을 말린 것, 택사실(澤瀉實)−열매를 말린 것
| **이명** | 곡사, 급사, 망간, 우손

주요 효과 질환 소변을 잘 나오게 하는 효험이 있고, 비뇨기 · 신장 질환을 다스린다.

한방 빈뇨, 방광염, 요도염, 신장염, 당뇨병, 고혈압, 구갈, 현훈, 수종, 각기, 설사, 위염에 다른 약재와 처방한다.

약초 만들기 가을부터 이듬해 봄까지 덩이줄기를 캐어 줄기와 잔뿌리를 제거한 후 겉껍질을 벗겨 햇볕에 말린다.

용법 고혈압 · 당뇨병에는 말린 약재를 1회 3~5g씩 뭉근하게 달여 복용한다.

소변불리에는 택사 + 상백피 + 적복령 + 지실 + 빈
랑 + 목통 각각 12g에 생강 10g을 배합하여 택사
탕을 만들어 하루에 3번 나누어 복용한다.

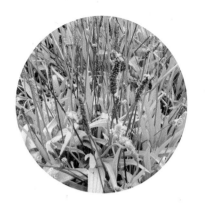

형태　택사는 택사과의 여러해살이풀로
늪이나 얕은 물속에서 자라며 길이는 60~90cm
정도이다. 잎은 뿌리에서 모여나고 잎몸은 난상 타
원형이며 잎자루가 길다. 꽃은 7~8월에 잎 사이에
서 나온 꽃줄기 끝에 총상화서를 이루며 흰색으로 피고, 열매는 편평한 수과로 여문다.

구분	특징
분포	전남 이북의 연못
생지	늪, 얕은 물속
이용 부위	식용(잎), 약용(잎, 열매, 덩이줄기)
효능	거습열, 지갈, 지사, 주로 빈뇨, 방광염, 요도염, 신장염, 당뇨병, 고혈압, 구갈, 현훈, 수종, 각기, 설사, 위염
약효	잎, 열매, 덩이줄기
채취기간	덩이줄기(가을~이듬해 봄)
성미	맛은 달고 담백하며 성질은 차갑다
독성 여부	없다
금기	치유되면 중단한다
1회 사용량	덩이줄기(3~5g)
물 용량	500~600mL(물이 반으로 줄 때까지 달인다)
약리 작용	동물에게 덩이줄기 달인 액을 투여하면 이뇨 작용, 혈중 콜레스테롤 함량 저하 작용, 혈압 강하 작용, 혈당 강하 작용이 있다

토복령(상비해, 명아주 뿌리, 선유량)

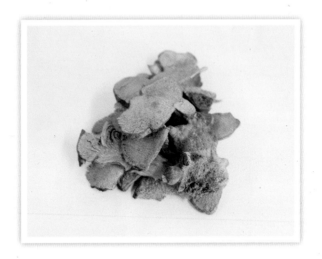

| **학명** | *Smilax china* Linne
| **생약명** | 토복령(土茯笭)-뿌리를 말린 것, 중국에서는 발계(菝葜)
| **이명** | 명감나무, 맹감나무, 망개나무, 산귀래

주요 효과 질환 수은 중독 해독·부종에 효험이 있고, 염증 질환을 다스린다.

한 방 중독(수은, 약물), 매독, 임질, 암, 악성 종양, 관절염, 근골무력증, 대하증, 부종, 소변불리, 야뇨증, 요독증, 타박상, 통풍, 피부염, 이뇨, 근육마비에 다른 약재와 처방한다.

약초 만들기 여름에 잎과 줄기를 채취하여 그늘에서 말린다. 가을에 열매와 뿌리를 채취하여 햇볕에 말린다.

용법 ▸ 무릎관절염에는 뿌리를 캐서 물로 씻고 15g＋목단 5g을 배합해서 물에 달인 후 하루 3번 공복에 복용한다. 화상에는 잎을 짓찧어 즙을 환부에 붙인다.

형태 ▸ 청미래덩굴은 백합과의 낙엽 활엽 덩굴나무로 길이는 2~3m 정도이고, 돌이 많은 야산이나 산기슭 바위틈이나 큰 나무 사이에 뿌리를 잘 내린다. 잎이 어긋나고 타원형이며 끝이 뾰쪽하고 가장자리는 밋밋하다. 줄기에 갈고리 같은 가시가 있다. 꽃은 4~5월에 잎겨드랑이에 모여 산형 꽃차례를 이루며 황록색으로 피고, 열매는 9~10월에 둥근 장과로 여문다.

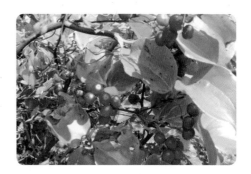

구분	특징
분포	전국 각지
생지	산지의 숲 가장자리
이용 부위	식용(잎, 열매, 뿌리), 약용(열매, 뿌리)
효능	수종, 해독, 주로 중독(수은, 약물), 매독, 임질, 암, 악성 종양, 관절염, 근골무력증, 대하증, 부종, 소변불리, 야뇨증, 요독증, 타박상, 통풍, 피부염, 이뇨, 근육마비
약효	열매, 뿌리
채취기간	잎 · 줄기(여름), 열매 · 뿌리(가을)
성미	맛은 달고 성질은 평온하다
독성 여부	없다
금기	치유되면 중단한다
1회 사용량	열매 · 뿌리(10~12g)
물 용량	500~600mL(물이 반으로 줄 때까지 달인다)
약리 작용	수은 및 니코틴 중독 해독 작용, 종양 억제 작용

토사자(새삼씨)

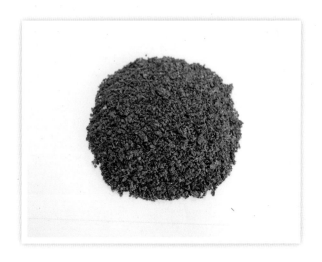

| **학명** | *Cuscuta chinensis* Lamark
| **생약명** | 토사자(菟絲子)·토사(菟絲)−익은 씨를 말린 것
| **이명** | 샘, 조마

주요 효과 질환 신경쇠약증에 효험이 있고, 비뇨기·소화기 질환을 다스린다.

한방 신체허약, 유정, 빈뇨, 당뇨병, 요슬산통, 음위, 요실금, 불임증, 불감증, 대하증, 성욕감퇴, 조루에 다른 약재와 처방한다.

약초 만들기 가을에 열매가 여물면 새삼의 지상부를 베어 씨를 털어내고 햇볕에 말린다.

용법 당뇨병에는 씨 15g을 달여서 먹는다. 노화로 인한 시력감퇴에는 토사자

ㅌ

토
사
자

와 결명자를 같은 양으로 배합하여 달여 먹는다.

형태　　　새삼은 메꽃과의 한해살이 덩굴풀로 그늘에서 길이 5m 정도 자란다. 처음에 땅에서 발아하여 다른 식물에 흡판으로 붙게 되면 기생하고 뿌리는 없어진다. 꽃은 8~9월에 종 모양의 황백색으로 피고, 열매는 9~10월에 달걀 모양의 삭과로 여문다.

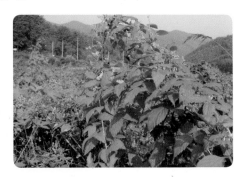

토사자

구분	특징
분포	전국 각지
생지	산과 들
이용 부위	식용(줄기), 약용(줄기, 씨)
효능	보익간신, 강장, 강정, 안태, 명목, 지사, 주로 신체허약, 유정, 빈뇨, 당뇨병, 요슬산통, 음위, 요실금, 불임증, 불감증, 대하증, 성욕감퇴, 조루
약효	줄기, 씨
채취기간	씨(가을)
성미	맛은 맵고 달며 성질은 평하다
독성 여부	없다
금기	복용 중 모란을 주의한다
1회 사용량	줄기(4~6g), 씨(15g)
물 용량	500~600mL(물이 반으로 줄 때까지 달인다)
약리 작용	동물에게 씨 달인 액을 투여하면 장관의 운동을 억제하고, 심박수를 감소시켜 수축 폭을 크게 하여 혈압을 강하시킨다

파극(호자나무 뿌리)

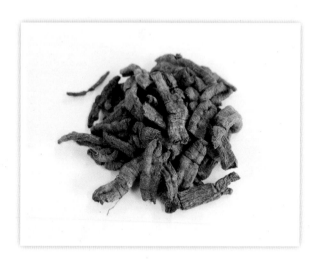

| **학명** | *Damnacanthus indicus*
| **생약명** | 호자(虎刺)−전초 또는 뿌리를 말린 것
| **이명** | 복우화, 화자나무, 자호, 침상엽

주요 효과 질환 간경에 효험이 있고, 순환계·신장·호흡기 질환을 다스린다.

한방 통풍, 해수, 수종, 황달, 강장보호, 관절염, 몽설, 성욕감퇴, 월경불통, 음위, 타박상, 종독에 다른 약재와 처방한다.

약초 만들기 봄과 여름에 전초를 채취하여 그늘에 말린다. 가을에 뿌리를 캐어 햇볕에 말린다.

용법 통풍에는 전초 또는 뿌리 10g을 달여 하루에 3번 나누어 복용한다. 종독·타박상에는 잎을 짓찧어 즙을 내 환부에 붙인다.

형태　　　호자나무는 꼭두서닛과의 상록 활엽 관목으로 높이 1m 정도이다. 잎은 마주나고 달걀 모양의 타원형으로 끝이 뾰쪽하고 밑은 둥글며 가장자리가 밋밋하다. 꽃은 6월에 가지 끝의 잎겨드랑이에서 1~2개씩 흰색으로 피고, 열매는 9월에 둥근 장과로 여문다.

구분	특징
분포	제주도, 홍도
생지	산지의 숲 속 나무 그늘
이용 부위	식용(열매), 약용(전초, 뿌리)
효능	보신양, 강근골, 거풍습, 활혈, 소종, 주로 통풍, 해수, 수종, 황달, 강장보호, 관절염, 몽설, 성욕감퇴, 월경불통, 음위, 타박상, 종독
약효	전초, 뿌리
채취기간	전초(봄~여름), 뿌리(가을)
성미	맛은 달고 쓰며 성질은 평온하다
독성 여부	없다
금기	치유되면 중단한다
1회 사용량	전초·뿌리(10g)
물 용량	500~600mL(물이 반으로 줄 때까지 달인다)
약리 작용	주로 순환계를 다스린다

파극

패모(패모 비늘줄기)

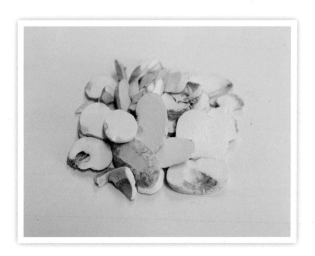

| **학명** | *Fritillaria ussuriensis*
| **생약명** | 절패모(浙貝母)-비늘줄기를 말린 것
| **이명** | 토패모, 대이모, 산산초, 평패모

주요 효과 질환 호흡기·이비인후과·순환계 질환을 다스린다.

한 방 고혈압, 기관지염, 담, 유방염, 유즙분비부전, 인후염, 인후통, 임파선염, 젖몸살, 천식에 다른 약재와 처방한다.

약초 만들기 여름과 가을에 비늘줄기를 채취하여 겉껍질을 벗긴 후 석회와 균등히 혼합하여 하루가 지난 뒤 햇볕에 말린다. 비늘줄기가 큰 것은 속심(심아 : 心牙)을 빼고, 작은 것은 빼지 않는다.

용법 고혈압에는 비늘줄기 3~7g을 달여 하루에 3번 나누어 복용한다. 외용에는 가루 내어 환부에 뿌린다.

형태 패모는 백합과의 여러해살이풀로 높이 30~80cm 정도이다. 잎은 마주나고 산형으로 끝이 뾰쪽하며 잎자루가 없다. 꽃은 5월에 줄기 위쪽의 잎겨드랑이에서 1개씩 종 모양으로 밑을 향해 자주색으로 피고, 열매는 7월에 삼각형의 삭과로 여문다.

구분	특징
분포	중부 지방
생지	밭에서 재배
이용 부위	식용(술), 약용(비늘줄기)
효능	청열, 화담, 진해, 산결, 주로 고혈압, 기관지염, 담, 유방염, 유즙분비부전, 인후염, 인후통, 임파선염, 젖몸살, 천식
약효	비늘줄기
채취기간	비늘줄기(여름~가을)
성미	맛은 달고 쓰며 성질은 서늘하다
독성 여부	없다
금기	치유되면 중단한다
1회 사용량	비늘줄기(3~7g)
물 용량	500~600mL(물이 반으로 줄 때까지 달인다)
약리 작용	비늘줄기 달인 액은 기관지 평활근을 확장시켜 진해 및 거담 작용이 있고, 혈압을 강하시킨다

편축(마디풀)

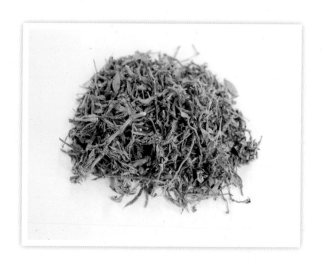

| **학명** | *Polygonum aviculare* Linne
| **생약명** | 편축(萹蓄)-잎과 줄기를 말린 것
| **이명** | 노변초, 돼지풀, 옥매듭, 도생초

주요 효과 질환 부인과·소화기 질환을 다스린다

한방 소변불통, 대변불통, 구충(회충, 요충), 대하증, 복통, 부종, 위염, 음난습, 습진, 음창, 이뇨, 장염, 치질, 피부소양증에 다른 약재와 처방한다.

약초 만들기 여름에 꽃이 필 때 지상부를 채취하여 햇볕에 말린다.

용법 소변불통에는 말린 약재를 1회 4~6g씩 달여서 하루에 3번 나누어 복용한다. 요충으로 인한 항문소양증에는 약재 달인 물을 헝겊에 적셔 환부를 닦아낸다.

마디풀은 마디풀과의 한해살이풀로 높이 30~40cm 정도이다. 줄기는 비스듬히 서고 가지가 많이 갈라지며 다소 단단하다. 잎은 어긋나고 긴 타원형이며 턱잎은 둘로 갈라진다. 꽃은 6~7월에 잎겨드랑이에 붉은 빛을 띤 녹색으로 피고, 열매는 7~8월에 수과로 여문다.

구분	특징
분포	전국 각지
생지	길가 풀밭
이용 부위	식용(어린순), 약용(잎, 줄기)
효능	이뇨, 살충, 구충, 주로 소변불통, 대변불통, 구충(회충, 요충), 대하증, 복통, 부종, 위염, 음난습, 습진, 음창, 이뇨, 장염, 치질, 피부소양증
약효	잎, 줄기
채취기간	꽃이 필 때 지상부(여름)
성미	맛은 쓰고 성질은 조금 차갑다
독성 여부	없다
금기	치유되면 중단한다
1회 사용량	잎·줄기(4~6g)
물 용량	500~600mL(물이 반으로 줄 때까지 달인다)
약리 작용	쥐에게 달인 액을 투여하면 이뇨 작용이 있고, 토끼와 개에게 에탄올 엑스를 투여하면 혈압이 강하하고, 자궁에 대하여 수축 작용이 있다

포공영(민들레)

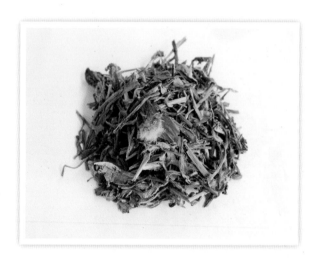

| **학명** | *Taraxacum platycarpum* H. Dahlstedt
| **생약명** | 포공영(蒲公英) · 황화랑(黃花郎)−뿌리가 달린 전초를 말린 것
| **이명** | 포공정, 지정, 황화랑, 구유초

주요 효과 질환 해독과 해열에 효험이 있고, 소화기 질환을 다스린다.

한방 간염, 임파선염, 나력, 편도선염, 기관지염, 위염, 종기, 식중독, 요도감염, 담낭염, 유선염에 다른 약재와 처방한다.

약초 만들기 봄부터 여름 사이에 꽃이 필 때 전초를 뿌리째 뽑아 물에 씻어 햇볕에 말린다.

용법 만성 간염에는 봄에 꽃대가 올라오기 전에 잎 15g을 채취하여 물에 달여서 복용한다. 벌레나 독충에 물렸을 때에는 뿌리가 달린 잎을 통째로 채취하여 짓찧어 환처에 바른다.

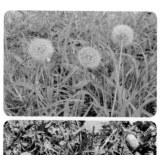
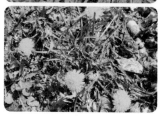

형태   민들레는 국화과의 여러해살이풀로 높이 20~30cm정도이다. 잎은 뿌리에서 뭉쳐나고 방석처럼 둥글게 퍼지며, 잎에 털이 있고 가장자리에 톱니가 있다. 뿌리에는 잔뿌리가 많고 꽃줄기를 자르면 흰색 즙이 나온다. 꽃은 4~5월에 꽃줄기 끝에 1송이씩 흰색 또는 노란색으로 피고, 열매는 7~8월에 흰색 털이 여문다. 바람에 날려 퍼진다.

구분	특징
분포	전국 각지
생지	산과 들의 양지
이용 부위	식용(꽃, 잎, 줄기, 뿌리), 약용(전초, 뿌리)
효능	건위, 이담, 산결, 이뇨, 발한, 억균, 주로 간염, 임파선염, 나력, 편도선염, 기관지염, 위염, 종기, 식중독, 요도감염, 담낭염, 유선염
약효	전초, 뿌리
채취기간	꽃이 필 때 전초와 뿌리(봄~여름)
성미	맛은 쓰고 달며 성질은 차갑다
독성 여부	없다
금기	너무 많은 양을 쓰면 설사한다
1회 사용량	전초 · 뿌리(10~15g)
물 용량	500~600mL(물이 반으로 줄 때까지 달인다)
약리 작용	토끼와 동물 실험에서 뿌리가 달린 전초를 달인 액은 폐렴쌍구균, 뇌막염구균, 녹농균, 티푸스균에 대하여 항균 작용과 이단 작용이 있다

포황(부들꽃)

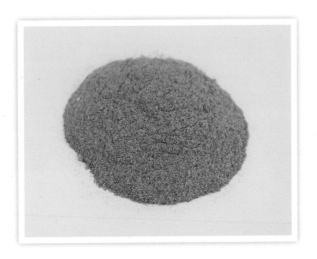

| 학명 | *Typha orientalis*
| 생약명 | 포황(蒲黃)-수꽃의 꽃가루(화분(花粉))
| 이명 | 큰부들, 감포, 향포, 포이화분, 포화

주요 효과 질환 부인병·순환계·비뇨기과 질환을 다스린다.

한 방 음낭습진, 악성 종기, 장출혈, 토혈, 복통, 어혈, 코피, 자궁출혈, 혈변, 대하, 구창, 이루(耳漏), 음하습양에 다른 약재와 처방한다.

약초 만들기 여름에 꽃이 필 때 꽃을 잘라 햇볕에 말리고 꽃가루를 털어서 채로 친다. 그대로 쓰거나 불에 검게 태워서 포황탄을 만들어 쓴다.

용 법 음낭습진·악성 종기에는 약재를 가루 내어 환부에 뿌리거나 기름에 개어서 환부에 바른다. 장출혈·토혈에는 포황 가루 5g을 물에 달여 하루 3번 나누어 복용한다.

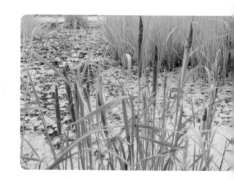

형태 부들은 부들과의 여러해살이풀로 높이 1m 정도이다. 잎은 분백색이고 선형이며 밑부분의 줄기를 완전히 감싼다. 꽃은 6~7월에 꽃잎이 없이 꽃줄기 끝에 원기둥 모양의 육수화서로 달려 윗부분에 노란색으로 피고, 열매는 10월에 긴 타원형으로 여문다.

구분	특징
분포	중남부 지방
생지	연못의 가장자리 습지, 개울가, 늪
이용 부위	식용(꽃, 뿌리), 약용(꽃가루, 뿌리)
효능	양혈, 지혈, 활혈, 소종, 주로 음낭습진, 악성 종기, 장출혈, 토혈, 복통, 어혈, 코피, 자궁출혈, 혈변, 대하, 구창, 이루(耳漏) 음하습양
약효	꽃가루, 뿌리
채취기간	꽃가루(개화기 6~7월), 뿌리(수시)
성미	맛은 달고 성질은 평하다
독성 여부	없다
금기	치유되면 중단한다
1회 사용량	꽃가루(2~6g)
물 용량	500~600mL(물이 반으로 줄 때까지 달인다)
약리 작용	쥐에게 꽃가루 달인 액을 투여하면 자궁에 대하여 흥분 작용이 있고, 고양이나 개에게 투여하면 혈압이 강하되고, 토끼의 적출 장관에 대하여 항경련 작용이 있다

하고초(꿀방망이, 꿀풀)

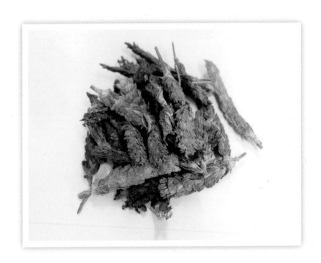

| **학명** | *Prunella vulgaris* var. *lilacina* NAKAI.
| **생약명** | 하고초(夏枯草)·고원초(高遠草)−다 자란 전초를 말린 것
| **이명** | 가지골나물, 꿀방망이, 동풍, 철색초

주요 효과 질환 면역력 강화에 효험이 있고, 비뇨기·안과 질환을 다스린다.

한방 갑상선, 나력(瘰癧), 연주창, 급성 유선염, 유암, 고혈압에 다른 약재와
처방한다.

약초 만들기 여름에 꽃이 반 정도 마를 때 채취하여 햇볕에 말린다.

용법 갑상선종·종기에는 생풀을 짓찧어 종양의 환부에 붙인다. 고혈압에는
말린 약재를 1회 1~3g씩 달이거나 가루 내어 복용한다.

꿀풀은 꿀풀과의 여러해살이풀로 높이 10~40cm 정도이다. 긴 타원형의 잎이 마주 나고 가장자리는 밋밋하거나 톱니가 있고, 전체에 흰색 털이 있다. 줄기는 네모꼴로 곧게 서고 밑부 분에서 땅속줄기가 뻗어 나온다. 꽃은 5~7월에 줄 기나 가지 끝에서 이삭 모양을 이루며 붉은 빛을 띤 보라색으로 피고, 열매는 9월에 여문다.

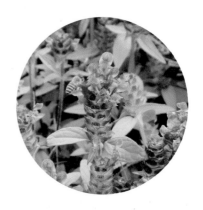

구분	특징
분포	전국 각지
생지	산기슭의 양지 쪽 풀밭
이용 부위	식용(꽃, 생잎), 약용(말린 전초, 씨)
효능	청간, 산결, 이뇨, 소염, 소종, 주로 갑상선, 나력(瘰癧), 연주창, 급성 유선염, 유암, 고혈압
약효	말린 전초, 씨
채취기간	말린 전초(5~7월), 씨(8~9월)
성미	맛은 쓰고 매우며 성질은 차갑다
독성 여부	없다
금기	치유되면 중단한다
1회 사용량	말린 전초 · 씨(1~3g)
물 용량	500~600mL(물이 반으로 줄 때까지 달인다)
약리 작용	항암 작용. 토끼나 개에게 추출물 액을 주사하면 혈압이 강하하고, 녹농균에 대하여 항균 작용, 이뇨 작용이 있다

하수오(은조롱, 새박덩굴 뿌리)

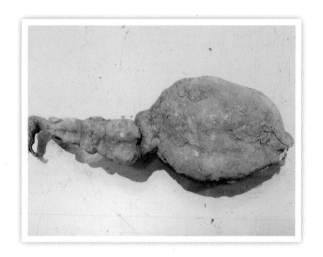

하
수
오

| **학명** | *Pleuropterus multiflorus* TURCZ.
| **생약명** | 적하수오(赤何首烏)·백하수오(白何首烏)-덩이뿌리를 말린 것,
　　　　하수오엽(何首烏葉)-잎을 말린 것, 야교등(夜交藤)-덩이줄기를 말린 것
| **이명** | 수오, 지정, 진지백, 마간석

주요 효과 질환 면역력 강화에 효험이 있고, 소화기·순환계 질환을 다스린다.

한방 노화방지, 강정, 모발조백, 근골허약, 신체허약, 불면증, 신장, 요통, 정력부족, 골다공증에 다른 약재와 처방한다.

약초 만들기 가을부터 겨울까지 둥근 덩이뿌리를 캐서 소금물에 하룻밤 담갔다가 햇볕에 말린다.

용법 신체허약·흰 머리카락이 보이거나 시작할 때에는 덩이뿌리 10~20g을

달여 먹는다. 불면증·노화방지에는 하수
오주를 취침 전에 소주잔으로 2~3잔 마
신다.

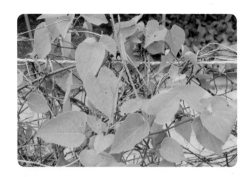

하수오는 마디풀과의 여러
해살이풀로 덩굴이 1~3m 정도이다. 잎은
어긋나고 하트 모양으로 가장자리가 밋

밋하며 줄기나 잎을 자르면 하얀 즙이 나온다. 뿌리는 둥근 덩이 괴근(塊根)이다. 꽃은
8~9월에 총상으로 원추화서를 이루며 가지 끝에 흰색으로 피고, 열매는 달걀 모양의
수과로 여문다.

구분	특징
분포	전국 각지
생지	내륙 능선이나 산비탈, 바위틈, 관목 아래 숲에서 자란다. 적하수오는 남쪽의 섬 지방, 농장 재배도 가능
이용 부위	식용(꽃, 잎, 뿌리), 약용(줄기, 뿌리)
효능	줄기(양심안신, 통경락, 거풍), 뿌리(강정, 강장, 보간, 거풍), 주로 노화방지, 강정, 모발조백, 근골허약, 신체허약, 불면증, 신장, 요통, 정력부족, 골다공증
약효	줄기, 뿌리
채취기간	덩이뿌리(가을~겨울)
성미	성질은 평온하고 따뜻하며 맛은 쓰고 달다
독성 여부	없다
금기	복용 중에 겨우살이·파·마늘·소고기·비늘 없는 바닷물고기를 주의한다
1회 사용량	줄기·뿌리(10~20g)
물 용량	500~600mL(물이 반으로 줄 때까지 달인다)
약리 작용	항균 작용, 혈압 강하

학슬(여우오줌, 여우오줌풀, 담배풀)

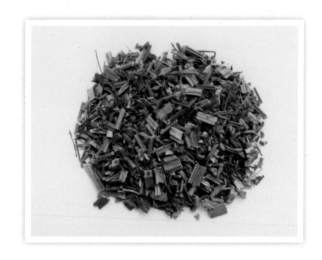

| **학명** | *Carpesium abrotanoides* Linne
| **생약명** | 학슬(鶴虱)-익은 열매를 말린 것, 천명정(天名精)-전초를 말린 것
| **이명** | 천문정, 토우등, 천만정

주요 효과 질환 소화기·순환계·혈증 질환을 다스린다.

한 방 열매(요충, 회충, 촌백충, 악창), 잎·줄기(급성 간염, 담, 종창, 외상소독, 출혈, 치질, 피부소양증, 학질, 해열)에 다른 약재와 처방한다.

약초 만들기 가을에 익은 열매를 따서 햇볕에 말린다.

용 법 회충·요충에는 말린 열매를 가루 내어 복용한다. 피부소양증에는 잎을 짓찧어 환부에 붙인다.

담배풀은 국화과의 두해살이풀로 높이 50~100cm 정도이다. 잎은 어긋나고 담뱃잎과 비슷하며 잎자루에 날개가 있고 가장자리에 불규칙한 톱니가 있다. 꽃은 8~9월에 잎겨드랑이에 1송이씩 노란색으로 피고, 열매는 9~10월에 원기둥 모양의 수과로 여문다.

구분	특징
분포	중남부 지방
생지	산기슭, 밭둑
이용 부위	식용(전초), 약용(열매, 뿌리)
효능	열매(조충, 요충, 촌백충, 기생충, 거머리에 대한 살충), 잎 · 줄기(거담, 청열, 파혈, 지혈), 주로 열매(요충, 회충, 촌백충, 악창), 잎 · 줄기(급성 간염, 담, 종창, 외상소독, 출혈, 치질, 피부소양증, 학질, 해열)
약효	열매, 뿌리
채취기간	열매(9~10월)
성미	맛은 쓰고 성질은 평하다
독성 여부	소량의 독이 있다
금기	치유되면 중단한다
1회 사용량	열매(6~9g)
물 용량	500~600mL(물이 반으로 줄 때까지 달인다)
약리 작용	열매와 뿌리에 함유된 성분들은 LI210, A549, SK-OV-3, SK-MEL-2, XF498, HCT15 등 암세포의 성장을 억제시킨다

학슬

한련초(한련초)

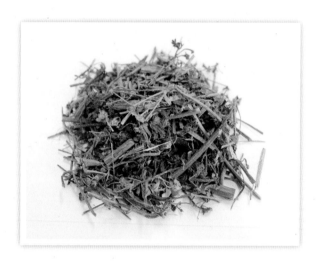

| 학명 | *Eclipta prostrata* Linne
| 생약명 | 묵련초(墨蓮草)—꽃을 말린 것, 묵한련(墨旱蓮)—전초를 말린 것
| 이명 | 연자초, 수한련, 한련자, 예장초

주요 효과 질환 피부 종기에 효험이 있고, 통증·출혈증 질환을 다스린다.

한 방 근골동통, 대하증, 변혈증, 비뉵혈, 설염, 흑발발모, 어혈, 피부소양증, 종독, 종창, 토혈에 다른 약재와 처방한다.

약초 만들기 개화기인 8~9월에 꽃을 채취하여 햇볕에 말린다.

용 법 근골동통·대하증에는 말린 약재 8~15g을 달여 하루에 3번 나누어 복용한다. 어혈·피부소양증에는 잎을 짓찧어 환부에 붙인다.

한련초는 국화과의 한해살이풀로 높이 10~60cm 정도이다. 잎은 마주 나고 댓잎피침형으로서 끝이 뾰쪽하거나 둔하고 밑은 좁아지며 가장자리에 잔톱니가 있다. 꽃은 8~9월에 두상화가 줄기 끝과 가지 끝에 1송이씩 달려 피는데 혀꽃과 대롱 꽃은 흰색이다. 열매는 10~11월에 수과로 여문다.

구분	특징
분포	경기도 이남
생지	논밭둑, 냇가, 습지, 길섶
이용 부위	식용(잎), 약용(꽃)
효능	청열, 배농, 강장보호, 보신, 보익, 주로 근골동통, 대하증, 변혈증, 비뉵혈, 설염, 흑발발모, 어혈, 피부소양증, 종독, 종창, 토혈
약효	꽃
채취기간	꽃(8~9월)
성미	맛은 달고 시며 성질은 서늘하다
독성 여부	없다
금기	치유되면 중단한다
1회 사용량	꽃(8~15g)
물 용량	500~600mL(물이 반으로 줄 때까지 달인다)
약리 작용	해독 작용

한련초

해금사(실고사리씨)

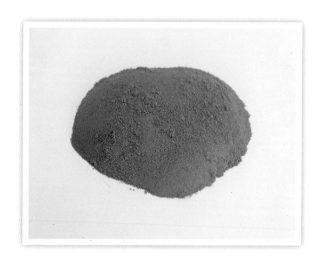

| **학명** | *Lygodium japonicum* (Thunb.) Sw.
| **생약명** | 해금사초(海金沙草)-전초를 말린 것,
　　　　　해금사근(海金沙根)-뿌리와 뿌리줄기를 말린 것
| **이명** | 해금사초, 해금사근

주요 효과 질환 임질에 효험이 있고 독증을 풀어 주며, 신장계 질환을 다스린다.

한 방 급성 간염, 대상포진, 백태, 요도염, 요로결석, 임질, 중독에 다른 약재와

처방한다.

약초 만들기 전초와 뿌리와 뿌리줄기는 8~9월에 채취하고, 포자는 입추를 전후하여

채취하여 햇볕에 말린다.

용 법 급성 간염에는 말린 포자 3~6g을 달여 하루에 3번 나누어 복용한다. 백

372

태에는 전초를 짓찧어 즙을 내 입안에 넣고 가글을 한다.

형태 실고사리는 실고사릿과의 여러해살이 덩굴풀(양치식물)로 잎은 잎자루가 원줄기처럼 되어 다른 물체를 감아 올라가는데 여기에 달리는 잎은 깃꼴겹잎이다. 작은 잎은 어긋나고 가장자리에 톱니가 있다. 포자는 6~7월에 생겨 8월에서 다음해 1월 사이에 익는다.

구분	특징
분포	제주도, 전남, 경남
생지	산과 들
이용 부위	식용(어린순), 약용(포자)
효능	청열, 해독, 이습, 소종, 주로 급성 간염, 대상포진, 백태, 요도염, 요로결석, 임질, 중독
약효	포자
채취기간	전초 · 뿌리와 뿌리줄기(8~9월), 포자(입추 전후)
성미	맛은 달고 성질은 차다
독성 여부	없다
금기	남자가 먹으면 양기가 준다
1회 사용량	포자(3~6g)
물 용량	500~600mL(물이 반으로 줄 때까지 달인다)
약리 작용	독증 해독 작용, 진정 작용

해동피(음나무 속껍질)

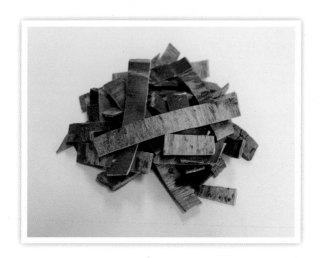

| **학명** | *Kalopanax pictum* Nakai
| **생약명** | 해동피(海桐皮)-나무껍질을 말린 것, 해동수근(海桐樹根)-뿌리를 말린 것
| **이명** | 개두릅나무, 엄나무, 해동수근, 엄목

주요 효과 질환 염증에 효험이 있고, 소화기·신경계·운동계 질환을 다스린다.

한 방 신경통, 요통, 관절염, 구내염, 타박상, 종기, 창종, 견비통, 당뇨병, 신장병, 위궤양, 진통, 풍치에 다른 약재와 처방한다.

약초 만들기 봄부터 여름 사이에 껍질을 채취하여 겉껍질과 하얀 속껍질을 긁어내고 햇볕에 말린다.

용법 신경통·요통에는 닭의 내장을 빼내 버리고 그 속에 음나무를 넣고 푹 고아서 그 물을 먹거나 음나무의 가지에 상처를 내어 진을 받아 한 스푼 정도 먹는다. 골절상에는 음나무 껍질로 골절상 부위를 감싸 준다.

음나무는 두릅나뭇과의 갈잎떨기나무로 높이 20~30m 정도이다. 잎은 어긋나고 잎 가장자리는 톱니 모양이며, 줄기에는 억센 가시가 있다. 꽃은 7~9월에 햇가지 끝에 황록색으로 피고, 열매는 10월에 둥근 핵과로 여문다.

구분	특징
분포	전국 각지
생지	산지, 인가 부근
이용 부위	식용(어린순, 나무껍질, 뿌리껍질), 약용(전체, 나무껍질, 뿌리껍질)
효능	거풍, 제습, 살충, 활혈, 소종, 주로 신경통, 요통, 관절염, 구내염, 타박상, 종기, 창종, 견비통, 당뇨병, 신장병, 위궤양, 진통, 풍치
약효	전체, 나무껍질, 뿌리껍질
채취기간	나무껍질(봄~여름)
성미	맛은 쓰고 매우며 성질은 평하다
독성 여부	없다
금기	치유되면 중단한다
1회 사용량	전체 · 나무껍질(8~10g), 뿌리껍질(4g)
물 용량	500~600mL(물이 반으로 줄 때까지 달인다)
약리 작용	진통 작용, 살균 작용

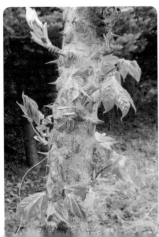
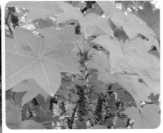

해송자(잣)

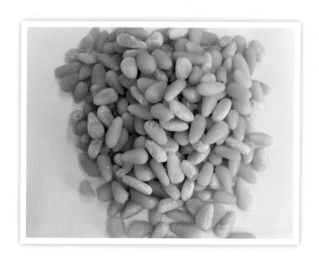

| **학명** | *Pinus koraiensis* Zieb et Eucc
| **생약명** | 해송자(海松子) · 송자인(松子仁)-익은 씨, 백엽(栢葉)-잎을 말린 것
| **이명** | 백자목, 홍송, 과송, 오엽송

주요 효과 질환 폐에 효험이 있고, 천식 질환을 다스린다.

한 방 신체허약, 마른기침, 천식, 해수, 고혈압, 관절통, 기관지염, 빈혈증, 비만증, 이명, 자양강장, 종독에 다른 약재와 처방한다.

약초 만들기 가을에 익은 열매를 채취하여 열매의 껍질을 제거하고 씨를 빼내어 보관한다.

용 법 신체허약 · 자양강장에는 약재를 1회 2~5g씩 달여 복용한다. 화상에는 열매의 속껍질을 환부에 바른다. 티눈에는 송진을 환부에 붙인다.

형 태 잣나무는 소나뭇과의 늘푸른 큰키나무로 높이 20~30m 정도이다. 잎은 바늘잎이고 5개씩 뭉쳐나며 가장자리에 잔톱니가 있다. 꽃은 암수한그루로 5월에 피고, 수꽃이삭은 새 가지 밑에 달리고, 암꽃이삭은 가지 끝에 달린다. 열매는 긴 구과이며 다음해 10월에 여문다.

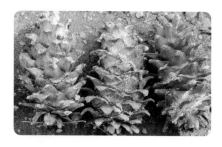

구분	특징
분포	전국 각지
생지	고산 지대
이용 부위	식용(잣송이), 약용(씨껍질을 벗긴 알갱이)
효능	자양, 강장, 보기, 양혈, 윤폐, 활장, 주로 신체허약, 마른기침, 천식, 해수, 고혈압, 관절통, 기관지염, 빈혈증, 비만증, 이명, 자양강장, 종독
약효	씨껍질을 벗긴 알갱이, 잣송이
채취기간	씨(가을)
성미	맛은 달고 성질은 따뜻하다
독성 여부	없다
금기	한꺼번에 많이 먹으면 설사를 할 수 있다
1회 사용량	씨껍질을 벗긴 알갱이(2~5g), 잣송이(5~8개)
물 용량	500~600mL(물이 반으로 줄 때까지 달인다)
약리 작용	혈압 강하 작용, 항염 작용, 진통 작용

흥

해송자

행인(살구씨)

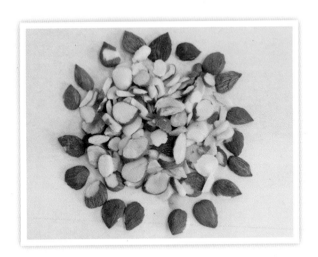

행인

| **학명** | *Prunus armeniaca* var. *ansu* Maxim.
| **생약명** | 행인(杏仁)—씨를 말린 것
| **이명** | 행핵자, 초금단, 행수, 고행인

주요 효과 질환 각종 체증을 풀어 주고, 이비인후과·호흡기 질환을 다스린다.

한방 기침, 외감해수, 천식, 기관지염, 인후염, 급성 폐렴, 식체, 당뇨병, 암, 음부소양증, 전립선염, 감기에 다른 약재와 처방한다.

약초 만들기 7~8월에 열매를 따서 과육과 단단한 가종피를 벗긴 속씨를 햇볕에 말린다.

용법 천식·기관지염에는 말린 약재를 1회 2~4g씩 달여 복용한다. 변비에는 반쯤 핀 꽃을 채취하여 그늘에서 말린 후 꿀에 잰 것을 복용한다.

형태 살구나무는 장미과의 갈잎큰키나무로 높이 5m 정도이다. 잎은 어긋나고 넓은 타원형이며 가장자리에 겹톱니가 있다. 꽃은 잎이 나기 전인 4월에 묵은 가지 끝에 연한 홍색으로 피고, 열매는 7월에 둥근 핵과로 여문다.

구분	특징
분포	전국 각지
생지	마을 부근 식재, 과수로 재배
이용 부위	식용(꽃, 열매), 약용(씨알갱이)
효능	거담, 진해, 평천, 윤장, 주로 기침, 외감해수, 천식, 기관지염, 인후염, 급성 폐렴, 식체, 당뇨병, 암, 음부소양증, 전립선염, 감기
약효	씨알갱이
채취기간	과육과 단단한 가종피를 벗긴 속씨(7~8월)
성미	맛은 쓰고 성질은 조금 따뜻하다
독성 여부	없다
금기	복용 중에 칡 · 황기 · 황금을 주의한다
1회 사용량	씨알갱이(2~4g)
물 용량	500~600mL(물이 반으로 줄 때까지 달인다)
약리 작용	개에게 물로 달인 액을 적출 부신에 투여하면 자동 운동을 촉진시킨다

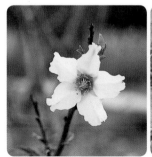
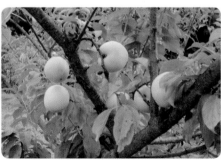

향부자(작두향)

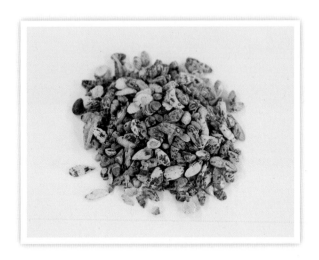

| **학명** | *Cyperus rotundus* Linne
| **생약명** | 향부(香附)—뿌리줄기를 말린 것
| **이명** | 작두향, 뇌공두, 사초근, 삼릉초근

주요 효과 질환 호흡기 · 신경계 질환을 다스린다.

한방 가슴답답증, 감기, 경련, 구토, 기관지염, 대하증, 두통, 안구통증, 옹종, 월경불순, 위염, 유산, 우울증에 다른 약재와 처방한다.

약초 만들기 가을에 뿌리줄기를 채취하여 햇볕에 말린다. 제향부(製香附)는 뿌리줄기에 막걸리＋쌀식초를 돌절구에 넣고 설탕을 넣어 볶은 것, 초향부(醋香附)는 뿌리줄기에 초를 넣어 하룻밤 담갔다가 황색이 될 정도로 볶은 것, 향부탄(香附炭)은 뿌리줄기를 겉이 흑색이 되도록 볶은 것이다.

용법 민간에서 신경통 치료제로 쓴다. 기관지염·대하증에는 뿌리줄기 10g을 달여 하루에 3번 나누어 복용한다. 옹종에는 뿌리줄기를 짓찧어 즙을 환부에 붙인다.

형태 향부자는 방동사니과의 여러해살이풀로 높이 20~40cm 정도이다. 잎은 뿌리줄기에서 모여나고 표면은 짙은 녹색으로 광택이 난다. 꽃은 7~8월에 꽃줄기 끝에 산형꽃차례를 이루며 핀다. 열매는 9~10월에 긴 타원형의 수과로 여문다.

구분	특징
분포	제주도, 중남부 지방
생지	개울가, 해변의 모래땅, 들의 습지
이용 부위	식용(먹을 수 없음), 약용(덩이줄기)
효능	행기, 개울, 거풍, 통경, 주로 가슴답답증, 감기, 경련, 구토, 기관지염, 대하증, 두통, 안구통증, 옹종, 월경불순, 위염, 유산, 우울증
약효	뿌리줄기
채취기간	뿌리줄기(가을)
성미	맛은 쓰고 매우며 성질은 평온하다
독성 여부	있다
금기	치유되면 중단한다
1회 사용량	뿌리줄기(4~10g)
물 용량	500~600mL(물이 반으로 줄 때까지 달인다)
약리 작용	쥐에게 에탄올 추출물을 피하 주사하면 진통 작용이 있고, 기니피그에게 에탄올 추출한 액을 적출 장관에 투여하면 항히스타민 작용, 자궁 수축 억제 작용, 근육 이완 작용, 항염증 작용이 있다

향부자

향유(향여, 노야기)

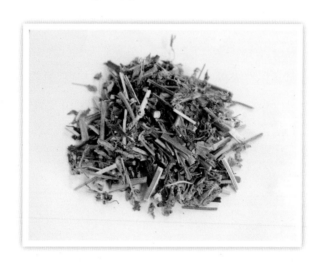

| 학명 | *Elsholtzia patrini* (Lep.) Geke
| 생약명 | 향유(香薷)―열매를 포함한 지상부를 말린 것
| 이명 | 노아기, 자화연미, 지정초, 전두초

주요 효과 질환 비뇨기·순환계 질환을 다스린다.

한 방 감기, 오한, 두통, 복통, 위암, 소변불리, 각기에 다른 약재와 처방한다.

약초 만들기 가을에 열매가 익을 무렵 전초를 베어 바람이 잘 통하는 그늘에서 말린다.

용 법 종기에는 생풀을 짓찧어 환부에 붙인다. 간염·인후염에는 잎을 따서 물에 달여 하루 3번 공복에 복용한다.

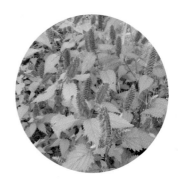

형태 향유는 꿀풀과의 한해살이풀로 높이는 60cm 정도이다. 잎은 마주나고 달걀 모양이며, 전체에 연한 털이 있고 가장자리에 톱니가 있다. 꽃은 8~9월에 원줄기 끝에 모여 한쪽으로 치우쳐서 이삭 모양의 홍자색으로 피고, 열매는 10월에 달걀 모양으로 여문다.

구분	특징
분포	전국 각지
생지	야산
이용 부위	식용(꽃, 잎), 약용(지상부 전체, 전초)
효능	발한, 해서, 화습, 온위, 조중, 주로 감기, 오한, 두통, 복통, 위암, 소변불리, 각기
약효	지상부 전체, 전초
채취기간	전초(가을에 열매가 익을 무렵)
성미	맛은 맵고 성질은 조금 따뜻하다
독성 여부	없다
금기	기가 허할 때 한꺼번에 많은 복용을 하지 않는다
1회 사용량	전초(4~12g)
물 용량	500~600mL(물이 반으로 줄 때까지 달인다)
약리 작용	해열 작용, 항염 작용

향유

현삼(귀장)

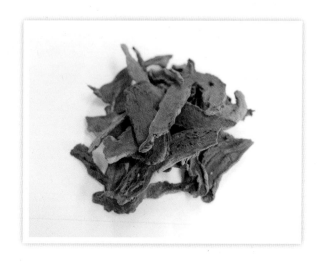

| 학명 | *Scrophularia buergeriana* Miquel
| 생약명 | 현삼(玄蔘)-뿌리를 말린 것
| 이명 | 원삼, 흑삼

주요 효과 질환 이비인후과·소화기 질환을 다스린다.

한방 옹종, 고혈압, 편도선염, 임파선염, 기관지염, 연주창에 다른 약재와 처방한다.

약초 만들기 가을에 뿌리를 캐서 잔뿌리를 제거하고 물에 씻어 그대로 말리거나 증기에 쪄서 햇볕에 말린다.

용법 연주창에는 뿌리를 캐서 잘게 썬 후 물에 달여 하루 3번 공복에 복용한다. 편도선염에는 생잎이나 생뿌리를 짓찧어 즙을 내서 마신다.

현삼은 현삼과의 여러해살이풀로 높이 60~150cm 정도이다. 잎은 마주나고 긴 달걀 모양이며 가장자리에 날카로운 톱니가 있다. 꽃은 8~9월에 원줄기 끝에 원추화서를 이루며 황록색으로 피고, 열매는 가을에 달걀 모양의 삭과로 여문다.

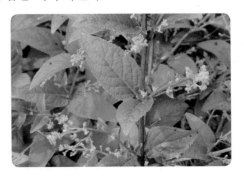

구분	특징
분포	전국 각지
생지	산과 들의 양지바른 풀밭
이용 부위	식용(꽃, 잎, 뿌리), 약용(뿌리)
효능	청열, 자음, 지번, 해독, 소종, 주로 옹종, 고혈압, 편도선염, 임파선염, 기관지염, 연주창
약효	뿌리
채취기간	뿌리(가을)
성미	맛은 쓰고 성질은 차갑다
독성 여부	없다
금기	비위한습(脾胃寒濕)에는 쓰지 않는다, 설사를 할 때는 쓰지 않는다
1회 사용량	뿌리(6~10g)
물 용량	500~600mL(물이 반으로 줄 때까지 달인다)
약리 작용	마취한 개에게 뿌리를 달인 액을 정맥 주사(50mg/kg)하면 혈압이 강하된다

현호색(연호색)

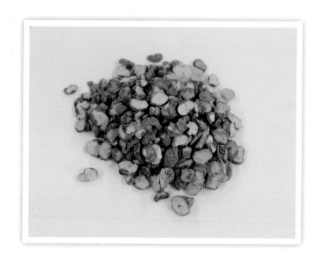

| 학명 | *Corydalis remota* Fisch, ex Maxim
| 생약명 | 연호(延胡) · 원호(元胡) · 현호색(玄胡索)−덩이줄기를 말린 것
| 이명 | 원삼, 흑삼, 정마, 일넘금

주요 효과 질환 순환계 · 운동계 질환을 다스린다.

한 방 견비통, 월경통, 월경불순, 복통, 요슬산통, 기관지염, 위염, 경련, 골절
통, 어혈, 타박상에 다른 약재와 처방한다.

약초 만들기 5~6월에 잎이 마를 무렵부터 덩이줄기를 캐어 잔뿌리를 제거하고 줄기
의 외피를 벗긴 다음 끓는 물속의 흰색이 없어지고 노랗게 될 때까지 삶아 햇볕에 말
린다.

용법 현호색은 파혈 작용이 강하므로 한꺼번에 많이 쓰지 않는다. 월경통·월경불순에는 말린 약재를 1회 2~4g씩 달여 하루 3번 나누어 복용한다.

형태 현호색은 양귀비과의 여러해살이풀로 높이 20cm 정도이다. 잎은 어긋나고 잎자루가 길며 거꿀달걀꼴로서 깊게 패어 들어간 모양으로 다시 갈라지고 가장자리에 톱니가 있다. 꽃은 4월에 줄기 끝과 가지 끝에서 꽃차례를 이루며 연

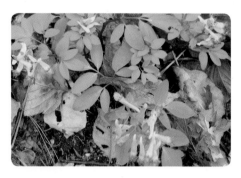

한 홍자색으로 피고, 열매는 6~7월에 타원형의 삭과로 여문다.

구분	특징
분포	전국 각지
생지	산과 들의 나무 그늘(습한 곳)
이용 부위	식용(꽃), 약용(덩이줄기)
효능	진통, 청혈, 활혈, 산어, 진경, 주로 견비통, 월경통, 월경불순, 복통, 요슬산통, 기관지염, 위염, 경련, 골절통, 어혈, 타박상
약효	덩이줄기
채취기간	덩이줄기(5~6월)
성미	맛은 맵고 성질은 따뜻하다
독성 여부	조금 있다
금기	월경이 잦은 환자는 쓰지 않는다
1회 사용량	덩이줄기(2~4g)
물 용량	500~600mL(물이 반으로 줄 때까지 달인다)
약리 작용	모르핀에 견줄 정도로 강력한(아편의 100분의 1) 진통 효과가 있고, 최면 작용, 진정 작용이 있다

형개(정가, 가소)

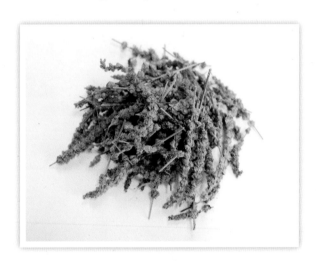

ㅎ

형
개

| **학명** | *Schizonepeta tenuifolia* var. *japonica* KITAGAWA.
| **생약명** | 형개(荊芥)-전초에 달려 있는 꽃이삭을 말린 것
| **이명** | 형개수, 경개, 가선, 정개

주요 효과 질환 운동계·이비인후과·순환계 질환을 다스린다.

한방 두통, 인후종통, 산후혈훈, 옹종, 토혈, 혈변에 다른 약재와 처방한다.

약초 만들기 여름에 꽃이 달린 전초를 통째로 채취하여 그늘에서 말린다.

용법 두통·인후종통에는 꽃이 달린 전초 15g을 물에 달여 먹는다. 피부가려움증에는 뿌리를 가루 내어 상처 부위에 붙인다.

형태 형개는 꿀풀과의 한해살이풀로 높이 60cm 정도이다. 잎은 마주나고 깃 모양으로 위로 갈수록 작아지며, 가장자리는 밋밋하고 끝이 둔하다. 꽃은 8~9월에 줄기 위쪽에 꽃이삭을 이루며 연한 보라색으로 피고, 열매는 9~10월에 달걀 모양의 분과로 여문다.

구분	특징
분포	전국 각지
생지	산지, 밭에서 재배
이용 부위	식용(꽃, 어린순), 약용(꽃이 달린 전초)
효능	거풍해표, 지양, 초탄지혈, 거풍, 이혈, 주로 두통, 인후종통, 산후혈훈, 옹종, 토혈, 혈변
약효	꽃이 달린 전초
채취기간	꽃이 달린 전초(여름)
성미	맛은 맵고 성질은 따뜻하다
독성 여부	없다
금기	게를 함께 먹으면 풍이 동한다
1회 사용량	꽃이 달린 전초(15g)
물 용량	500~600mL(물이 반으로 줄 때까지 달인다)
약리 작용	토끼에게 추출한 액을 투여하면 해열 작용이 있고, 폐결핵균에 대하여 항균 작용이 있다

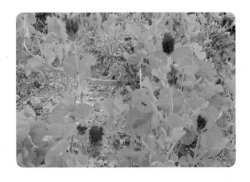

호도(호두나무 열매)

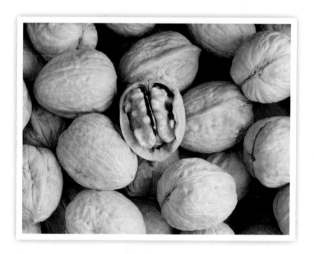

| **학명** | *Juglans regia* Linne
| **생약명** | 호도인(胡桃仁)·호도육(胡桃肉)–익은 속씨를 말린 것
| **이명** | 호도수, 강도, 당추자, 핵도

주요 효과 질환 순환계·신장계·호흡기 질환을 다스린다.

한방 천식, 기관지염, 우울증, 자양강장, 이뇨, 피로회복, 담석증, 액취증, 요로결석, 요통, 피부염, 종독, 창종에 다른 약재와 처방한다.

약초 만들기 가을에 열매를 따서 겉껍질을 벗기고 단단한 외피를 깨고 속알맹이를 쓴다. 줄기껍질은 수시로 채취하여 그늘에서 말린다.

용법 우울증·불면증에는 매일 생호두 2개를 먹는다. 심장병·자양강장에는 호두 20개 + 대추살 20개를 찧어 잘게 부수고 꿀에 넣어 고약처럼 끓여 매회 3숟갈씩 먹는다.

호두나무는 가래나뭇과의 갈잎큰키나무로 높이 20m 정도이다. 잎은 어긋나고 깃꼴겹잎이며 작은 잎은 타원형이다. 꽃은 암수한그루로 4~5월에 황갈색으로 피고 수꽃은 아래로 처진다. 열매는 9~10월에 둥근 핵과로 여문다.

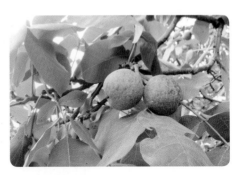

구분	특징
분포	중부 이남
생지	산기슭, 밭둑, 마을 근처에 식재
이용 부위	식용(속알갱이 열매살), 약용(속알갱이 열매살)
효능	자양강장, 해열, 이뇨, 피로회복, 흑모발, 구충, 주로 천식, 기관지염, 우울증, 자양강장, 이뇨, 피로회복, 담석증, 액취증, 요로결석, 요통, 피부염, 종독, 창종
약효	속알갱이 열매살
채취기간	열매(가을)
성미	맛은 달고 성질은 서늘하다
독성 여부	없다
금기	속알갱이 열매살을 법제하여 쓴다
1회 사용량	속알갱이 열매살(3~7g)
물 용량	500~600mL(물이 반으로 줄 때까지 달인다)
약리 작용	개에게 호도유가 함유된 지방식을 먹이면 체중이 증가하고 혈청 알부민이 증가된다

호도

호마인(검은 참깨)

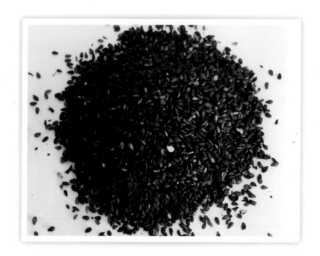

| **학명** | *Sesamum indicum* Linne
| **생약명** | 호마(胡麻) · 흑지마(黑脂麻)—성숙된 검은 씨를 말린 것
| **이명** | 흑호마, 거승, 방경초, 호마

주요 효과 질환 소화기와 산과 질환에 효험이 있고, 순환계 · 운동계 질환을 다스린다.

한 방 신체허약, 자양강장, 머리가 일찍 희어질 때, 고혈압, 관절염, 주근깨, 다
한증, 당뇨병, 대하증, 흑발 발모제, 황달에 다른 약재와 처방한다.

약초 만들기 가을에 참깨의 씨가 여물 때 전초를 베어 햇볕에 말린 후 씨를 털고 잡
질을 제거한다.

용 법 신체허약에는 참깨 + 복숭아씨 + 살구씨 + 측백나무씨 + 잣을 같은 양으

로 배합하여 달여 하루에 3번 나누어 복용한다. 자양강장에는 참깨 6+소금 4의 비율로 깨소금을 만들어 현미밥이나 생야채에 뿌려 먹는다.

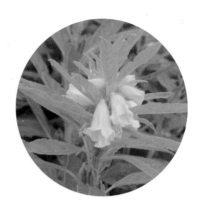

형태 참깨는 참깻과의 한해살이풀로 높이 1m 정도이다. 잎은 마주나고 끝이 뾰쪽한 긴 타원형이다. 꽃은 7~8월에 줄기 위쪽의 잎겨드랑이에서 나팔 모양으로 1송이씩 아래를 향해 분홍색 바탕에 짙은 자주색으로 피고, 열매는 9월에 원기둥형의 삭과로 여문다.

구분	특징
분포	전국 각지
생지	밭에서 재배
이용 부위	식용(씨, 참기름), 약용(씨)
효능	보익정혈, 윤조활장, 보간신, 활장, 강근골, 주로 신체허약, 자양강장, 머리가 일찍 희어질 때, 고혈압, 관절염, 주근깨, 다한증, 당뇨병, 대하증, 흑발 발모제, 황달
약효	씨
채취기간	씨(가을)
성미	맛은 달고 성질은 평하다
독성 여부	없다
금기	치유되면 중단한다
1회 사용량	씨(20~25g), 참기름(15~20g)
물 용량	500~600mL(물이 반으로 줄 때까지 달인다)
약리 작용	혈압 강하 작용, 혈당 강하 작용

호마인

호장근(감제 뿌리)

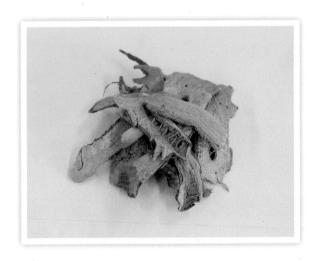

| **학명** | *Reynoutria japonica* HOUTT.
| **생약명** | 호장근(虎杖根)·반장(斑杖)—뿌리줄기를 말린 것,
　　　　　호장엽(虎杖葉)—잎을 말린 것
| **이명** | 관절대, 산간, 산장, 오불삼

주요 효과 질환 간경에 효험이 있고, 종독·통증 질환을 다스린다.

한 방 신장병, 관절동통, 황달, 간염, 월경불순, 타박상에 다른 약재와 처방한다.

약초 만들기 가을부터 이듬해 봄까지 뿌리를 캐어 줄기와 잔뿌리를 제거하고 햇볕에 말린다.

용법 타박상·종기·치질에는 말린 약재를 가루 내어 기름으로 개어서 환부에 바른다. 황달·간염에는 말린 약재를 1회 4~8g씩 달이거나 가루 내어 복용한다.

형 태　호장근은 마디풀과의 여러해살이풀로 높이 1~1.5m 정도이다. 줄기 속은 비어 있고 어릴 때는 자줏빛 반점이 많으며, 잎은 어긋나고 달걀 모양이다. 꽃은 암수딴그루로 8~9월에 흰색으로 피며, 열매는 세모진 달걀 모양의 수과로 여문다.

구분	특징
분포	전국 각지
생지	산과 들
이용 부위	식용(어린줄기, 잎), 약용(줄기, 뿌리)
효능	이뇨, 거풍, 소종, 산어, 지혈, 주로 신장병, 관절동통, 황달, 간염, 월경불순, 타박상
약효	줄기, 뿌리
채취기간	뿌리(가을~이듬해 봄)
성미	맛은 쓰고 성질은 차갑다
독성 여부	없다
금기	치유되면 중단한다
1회 사용량	줄기 · 뿌리(4~8g)
물 용량	500~600mL(물이 반으로 줄 때까지 달인다)
약리 작용	추출한 물 엑스는 황색포도상구균, 대장균, 연쇄구균, 녹농균에 대한 항균 작용, 항바이러스 작용이 있다

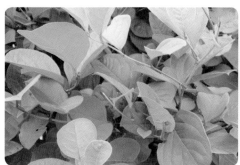
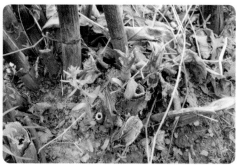

홍화(잇꽃)

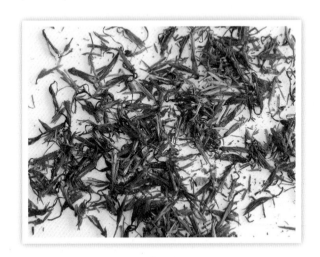

| **학명** | *Carthamus tinctorius* Linne
| **생약명** | 홍화(紅花)-꽃을 말린 것, 홍화묘(紅花苗)·홍화자(紅花子)-씨를 말린 것
| **이명** | 홍람화, 홍란화, 잇나물, 이시꽃

주요 효과 질환 골절과 통증에 효험이 있고, 부인과·산과·순환계 질환을 다스린다.

한 방 골다공증, 골절, 동맥경화, 어혈, 결절종, 무월경, 위장병, 류머티즘, 옹종, 타박상, 생리불순에 다른 약재와 처방한다.

약초 만들기 6월경 아침에 꽃을 따서 그늘에 말린다. 노란색에서 홍적색으로 변해 갈 때, 이른 아침 이슬에 젖었을 때 따서 술에 적셔 말린다.

용법 골절·골다공증에는 씨를 살짝 볶아 가루 내어 복용한다. 어혈·종기에는 어린싹을 짓찧어 환부에 붙인다.

형태 잇꽃은 국화과의 두해살이풀로 높이 1m 정도이다. 잎은 어긋나고 넓은 피침형이며 가장자리에 가시 같은 톱니가 있다. 꽃은 7~8월에 가지 끝에 1송이씩 붉은 빛이 도는 노란색으로 피고, 열매는 9월에 수과로 여문다.

구분	특징
분포	중남부 지방
생지	농가에서 약초로 재배
이용 부위	식용(꽃, 어린잎, 씨), 약용(꽃, 씨)
효능	활혈, 통경, 지통, 화담, 주로 골다공증, 골절, 동맥경화, 어혈, 결절종, 무월경, 위장병, 류머티즘, 옹종, 타박상, 생리불순
약효	꽃, 씨
채취기간	꽃(6월)
성미	맛은 맵고 성질은 따뜻하다
독성 여부	없다
금기	치유되면 중단한다
1회 사용량	꽃(3~7g), 씨(5g)
물 용량	500~600mL(물이 반으로 줄 때까지 달인다)
약리 작용	토끼와 쥐에게 꽃에서 추출한 액을 투여하면 평활근을 흥분시켜 자궁과 장관이 수축 작용하고, 혈액 응고를 풀어준다

ㅎ

홍화

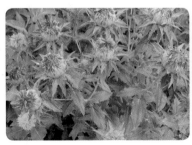
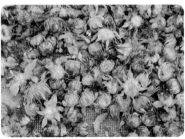

화피(벚나무 껍질)

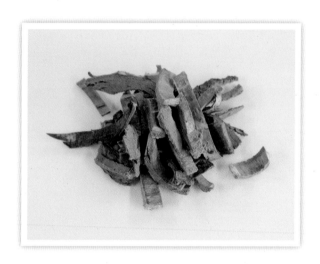

| **학명** | *Betula platyphylla* Sukatschev
| **생약명** | 화피(樺皮) · 앵피(櫻皮)−가지껍질을 벗겨 말린 것
| **이명** | 개벚나무, 왕벚나무, 산벚나무

주요 효과 질환 몸 안의 해독에 효험이 있고, 피부과 · 호흡기 질환을 다스린다.

한방 기침, 당뇨병, 대하증, 부종, 무좀, 두드러기, 치통, 치은염, 어혈, 피부염, 가려움증, 피부소양증에 다른 약재와 처방한다.

약초 만들기 봄부터 가을 사이에 가지를 잘라 껍질을 벗겨내어 햇볕에 말린다.

용법 기침 · 해수에는 말린 약재를 1회 4~6g씩 물에 달여 복용하거나 속씨를 가루 내어 물에 타서 복용한다. 피부염 · 두드러기에는 약새를 딜인 물로 환부를 어러

번 닦아낸다.

형태 벗나무는 장미과의 갈잎큰키나무로 높이 15m 정도이다. 잎은 어긋나고 타원형이며 가장자리에 날카로운 톱니가 있다. 꽃은 5월에 가지 끝에 2~3송이씩 산형화서를 이루며 연한 붉은색 또는 흰색으로 피고, 열매는 7월에 둥근 핵과로 여문다.

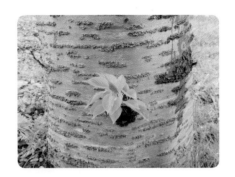

구분	특징
분포	전국 각지
생지	산지, 마을 부근, 길가에 식재
이용 부위	식용(꽃, 열매), 약용(나무껍질, 열매)
효능	소갈증, 주로 기침, 당뇨병, 고혈압, 대하증, 부종, 무좀, 두드러기, 치통, 치은염, 어혈, 피부염, 가려움증, 피부소양증
약효	나무껍질, 열매
채취기간	나무껍질(봄~가을), 성숙한 열매(6월)
성미	맛은 쓰고 성질은 차갑다
독성 여부	없다
금기	치유되면 중단한다
1회 사용량	나무껍질(4~6g)
물 용량	500~600mL(물이 반으로 줄 때까지 달인다)
약리 작용	몸 안 독소 해독 작용, 혈압 강하 작용, 혈당 강하 작용

화
피

황금(속서근풀)

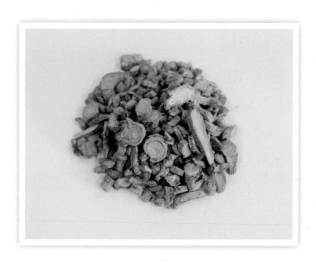

ㅎ

황금

| **학명** | *Scutellaria baicalensis* Georgi
| **생약명** | 황금(黃芩)-뿌리를 말린 것
| **이명** | 속서근풀, 황문, 편금, 고금

주요 효과 질환 피부과·소화기 질환을 다스린다.

한방 폐열로 인한 기침, 고혈압, 동맥경화, 담낭염, 황달, 설사, 이질, 불면증, 위장염, 방광염, 요도염, 자궁염증에 다른 약재와 처방한다.

약초 만들기 가을부터 이듬해 봄까지 뿌리를 캐어 잔뿌리를 제거하고 햇볕에 말린다.

용법 내과 질환에는 말린 약재를 1회 2~4g씩 달여 하루에 3번 나누어 복용한다. 습진에는 황금가루와 황백가루를 같은 양을 기름에 개어 바른다.

황금은 꿀풀과의 여러해살이풀로 높이 1m 정도이다. 잎은 마주나고 피침형이며 잎자루가 거의 없다. 꽃은 7~9월에 원줄기 가지 끝에 총상화서를 이루며 종 모양의 자주색으로 피고, 열매는 9월에 둥근 소견과로 여문다.

구분	특징
분포	전국 각지
생지	산지의 풀밭, 밭에서 재배
이용 부위	식용(꽃), 약용(뿌리)
효능	청열조습, 사화해독, 제습, 안태, 이담, 이뇨, 소종, 주로 폐열로 인한 기침, 고혈압, 동맥경화, 담낭염, 황달, 설사, 이질, 불면증, 위장염, 방광염, 요도염, 자궁염증
약효	뿌리
채취기간	뿌리(가을~이듬해 봄)
성미	맛은 쓰고 성질은 차다
독성 여부	없다
금기	복용 중에 살구씨 · 모란 · 토란 · 명아주 · 생강을 주의한다. 비위가 상한 데는 쓰지 않는다
1회 사용량	뿌리(2~4g)
물 용량	500~600mL(물이 반으로 줄 때까지 달인다)
약리 작용	이뇨 작용

ㅎ

황금

황기(단녀삼 뿌리)

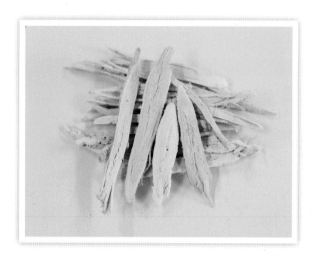

| **학명** | *Astragalus membranaceus* BUNGE
| **생약명** | 황기(黃芪)–뿌리를 말린 것
| **이명** | 단녀삼, 황초, 백본, 왕손

주요 효과 질환 땀을 많이 흘리는 데 효험이 있고, 운동계·비뇨기·부인과·순환계 질환을 다스린다.

한 방 신체허약, 식은땀, 해수, 천식, 당뇨병, 고혈압, 위염에 다른 약재와 처방한다.

약초 만들기 가을에 뿌리를 캐서 잔뿌리를 제거하고 햇볕에 말린다.

용 법 땀이 저절로 날 때나 식은땀을 많이 흘릴 때에는 황기 9g + 백출 18g +

방풍 9g을 배합하여 달여 하루 3번 나누어 복용한다. 신체허약에는 황기 6g＋인삼 4g＋백출 4g＋당귀 2g＋승마 1g＋시호 1g 배합하여 물에 달여 하루 3번 나누어 복용한다.

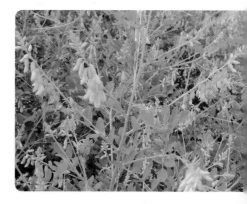

형태 황기는 콩과의 여러해살이풀로 높이 1m 정도이다. 잎은 어긋나고 깃꼴겹잎이며 작은 잎은 6~21개이고 타원형이며 잔털이 퍼져 난다. 꽃은 나비 모양으로 7~8월에 노란색으로 가지 끝에 여러 송이가 모여 피고, 열매는 9~10월에 달걀 모양의 협과로 여문다.

구분	특징
분포	전국 각지
생지	산지의 바위틈, 산 중턱, 밭에서 재배
이용 부위	식용(꽃, 잎, 뿌리), 약용(뿌리)
효능	강장, 강심, 활혈, 자한, 이뇨, 면역기능 제고, 주로 신체허약, 식은땀, 해수, 천식, 당뇨병, 고혈압, 위염
약효	뿌리
채취기간	뿌리(가을)
성미	맛은 달고 성질은 조금 따뜻하다
독성 여부	없다
금기	복용 중에 여로 · 백선을 주의한다
1회 사용량	뿌리(4~20g)
물 용량	500~600mL(물이 반으로 줄 때까지 달인다)
약리 작용	물 또는 알코올 추출물은 혈관을 확장하여 심장 수축력을 크게 하며 박동 수를 감소시키고 혈압 강하 작용이 있다

황련(깽깽이풀)

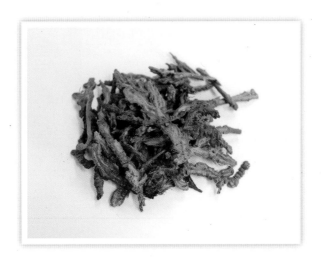

| **학명** | *Coptis chinensis* Franch.
| **생약명** | 황련(黃連)−뿌리줄기를 말린 것
| **이명** | 지련, 왕련, 깽깽이풀

주요 효과 질환 안과에 효험이 있고, 복통·설사 질환을 다스린다.

한방 유행성 열병, 장티푸스, 세균성 설사, 복통, 폐결핵, 구토, 비출혈, 하혈, 고혈압, 당뇨병, 눈 충혈, 구내염에 다른 약재와 처방한다.

약초 만들기 11월에 뿌리줄기를 채취하여 햇볕에 말린다. 수염뿌리를 제거하고 코르크층을 약간 긁어 버린 후 불로 볶은 다음 햇볕에 말린다. 강황련(薑黃連)은 생강을 짓찧어 즙을 내어 끓는 물에 조금 타서 이것을 황련에 부어 골고루 섞어 황련이 생강즙을 충분히 흡수하면 약한 불로 볶은 것, 주황련(酒黃連)은 황련편에 막걸리를 고루 혼합하여 볶은 것이다.

용법　고혈압·당뇨병에는 뿌리줄기 5g을 달여 하루에 3번 나누어 복용한다. 눈병에는 물로 달인 액으로 눈을 씻는다.

형태　황련은 미나리아재빗과의 늘푸른 여러해살이풀로 높이 50cm 정도이다. 꽃은 암수딴그루로 꽃대에 1~3개가 달리는데 3~4월에 흰색으로 핀다. 열매는 대과이고 측면에 1개의 종선이 있으며, 씨는 긴 타원형이고 갈색이며 길이 2mm 가량이다.

구분	특징
분포	전국 각지
생지	산, 밭에서 재배
이용 부위	식용(전초), 약용(뿌리줄기)
효능	청열사화, 청심제번, 조습, 해독, 살충, 주로 유행성 열병, 장티푸스, 세균성 설사, 복통, 폐결핵, 구토, 비출혈, 하혈, 고혈압, 당뇨병, 눈 충혈, 구내염
약효	뿌리줄기
채취기간	뿌리줄기(11월)
성미	맛은 쓰고 성질은 차다
독성 여부	없다
금기	비허하리에는 쓰지 않는다
1회 사용량	뿌리줄기(2~6g)
물 용량	500~600mL(물이 반으로 줄 때까지 달인다)
약리 작용	토끼나 쥐에게 추출한 액을 정맥 주사하면 혈압이 강하되고, 폐렴구균, 고초균, 콜레라균에 대하여 항균 작용이 있다

황련

황벽(황벽나무 껍질)

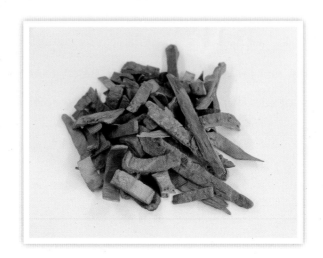

| 학명 | *Phellodendron amurense* Rupr.
| 생약명 | 황백(黃栢) · 황백피(黃栢皮)—줄기껍질을 말린 것
| 이명 | 황경피나무, 황백나무, 황목, 벽피

주요 효과 질환 피부 염증에 효험이 있고, 눈병 · 위장병 질환을 다스린다.

한 방 고혈압, 이질, 설사, 장염, 황달, 염증, 방광염, 요도염, 요슬산통, 유정,
음부소양증, 옹종, 습진, 옴, 담석증, 만성 간염, 담낭염에 다른 약재와 처방한다.

약초 만들기 봄부터 이른 여름 사이에 10년 이상 된 나무의 껍질을 벗겨 햇볕에 말
린다.

용 법 고혈압에는 말린 약재 3~6g를 물에 달여 복용한다. 옹종 · 습진에는 잎

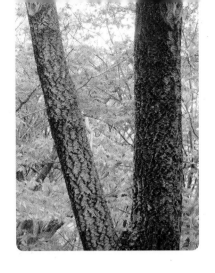

을 채취하여 짓찧어 환부에 붙인다.

형태　황벽나무는 운향과의 갈잎큰키나무로 높이 10m 정도이다. 잎은 마주나고 작은잎은 끝이 뾰쪽한 달걀 모양이며 광택이 난다. 꽃은 임수딴그루로 5~6월에 줄기 끝에 원추화서를 이루며 노란색으로 피고, 열매는 7~10월에 둥근 핵과로 여문다.

구분	특징
분포	전국 각지
생지	깊은 산지
이용 부위	식용(어린순, 속껍질), 약용(속껍질, 줄기껍질, 씨)
효능	청열조습, 사화해독, 지혈, 이담, 억균, 소종, 소염, 주로 고혈압, 이질, 설사, 장염, 황달, 염증, 방광염, 요도염, 요슬산통, 유정, 음부소양증, 옹종, 습진, 옴, 담석증, 만성 간염, 담낭염
약효	속껍질, 줄기껍질, 씨
채취기간	10년 이상 된 나무의 껍질(봄~이른 여름)
성미	맛은 쓰고 성질은 차갑다
독성 여부	없다
금기	비위가 허한 데는 쓰지 않는다
1회 사용량	속껍질 · 줄기껍질 · 씨(3~6g)
물 용량	500~600mL(물이 반으로 줄 때까지 달인다)
약리 작용	에탄올 추출물은 조양 세포의 성장을 억제시키고, 콜레라균, 티푸스균, 연쇄구균에 대한 항균 작용이 있다. 췌장액의 분비를 촉진하여 혈당을 강하시키고 세균에 대한 항균 작용이 있다

황정(죽대 뿌리, 둥굴레)

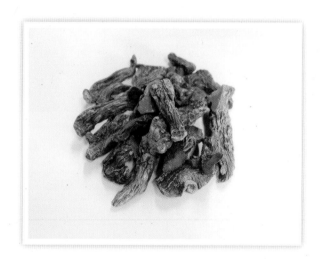

| **학명** | *Polydonati rhizoma*
| **생약명** | 옥죽(玉竹)-뿌리줄기를 말린 것
| **이명** | 토죽, 필관채, 괴불꽃

주요 효과 질환 신진대사촉진에 효험이 있고, 운동계 · 혈관계 질환을 다스린다.

한방 심장병, 고혈압, 당뇨병, 빈뇨, 갈증, 운동장애, 기혈이 정체되었을 때에 다른 약재와 처방한다.

약초 만들기 가을부터 이듬해 봄까지 뿌리줄기를 채취하여 잔뿌리를 제거하고 점액이 바깥으로 삼출될 때까지 햇볕에 쬔 다음 털을 제거하고 황색이 될 때까지 말려서 쓴다. 증기에 쪄서 말릴 때는 쪄서 말리기를 아홉 번 반복하여 완전히 말려 구증구포

(九蒸九曝)하여 쓴다.

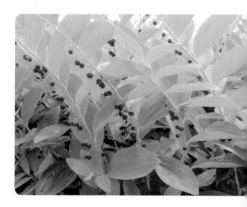

용법 안색과 혈색을 좋게 할 때는 둥굴레차를 장복한다. 정력 증강에는 둥굴레 뿌리 8g을 캐서 물로 씻고 달여서 하루 3번 공복에 복용한다.

형태 둥굴레는 백합과의 여러해살이풀로 높이 30~60cm 정도이다. 잎은 한쪽으로 치우쳐서 어긋나며, 잎자루는 없고 뒷면에 흰 빛이 있으며 줄기는 처진다. 꽃은 6~7월에 잎겨드랑이에 1~2송이씩 녹색 빛으로 피고, 열매는 9~10월에 둥근 장과로 여문다.

구분	특징
분포	전국 각지
생지	산과 들
이용 부위	식용(꽃, 어린순), 약용(수염을 제거한 뿌리줄기)
효능	윤조, 제번, 생진, 지갈, 주로 심장병, 고혈압, 당뇨병, 빈뇨, 갈증, 운동장애, 기혈이 정체되었을 때
약효	수염을 제거한 뿌리줄기
채취기간	뿌리줄기(가을~이듬해 봄)
성미	맛은 달고 성질은 평하다
독성 여부	없다
금기	기가 허한 데와 담습이 있을 때는 쓰지 않는다
1회 사용량	수염을 제거한 뿌리줄기(4~8g)
물 용량	500~600mL(물이 반으로 줄 때까지 달인다)
약리 작용	잎, 줄기, 뿌리 달인 액을 개구리의 적출 심장에 투여하면 심장 박동을 억제시키고, 토끼에게 투여하면 혈압이 강하되고 혈당이 줄어들며, 개에게 투여하면 혈압이 강하된다

황정

효선초근(갯메꽃)

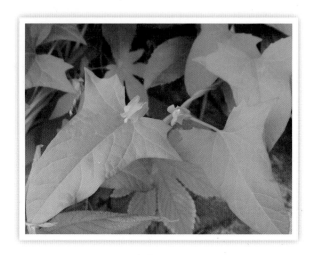

| **학명** | *Calystegia japonica*
| **생약명** | 효선초근(孝扇草根)–뿌리를 말린 것
| **이명** | 속근근, 돈장초, 선화, 면근초

주요 효과 질환　호흡기·신경계 질환을 다스린다.

한방　　　　허약체질, 신장병, 당뇨병, 오줌소태, 전립선염, 소화불량, 이뇨, 인후염, 기관지염에 다른 약재와 처방한다.

약초 만들기　초여름에 꽃이 필 무렵 전초를 채취하여 햇볕에 말린다.

용법　　　　오줌소태에는 잎이나 꽃을 달여 하루에 3번 나누어 복용한다. 소변불통에는 뿌리 25g을 물에 달인 액을 반으로 나누어 아침·저녁으로 복용한다.

410

갯메꽃은 메꽃과의 여러해살이풀로 길이가 2m 정도이다. 덩굴이 물체를 감고 올라가고 긴 화살촉 모양의 잎은 줄기에 어긋나며, 긴 뿌리줄기에서 순이 나와 자란다. 꽃은 나팔 모양이며 6~8월에 잎겨드랑이에서 나온 긴 꽃대 끝에 깔때기 모양으로 1송이씩 분홍색으로 피고, 열매는 10월에 삭과로 여문다.

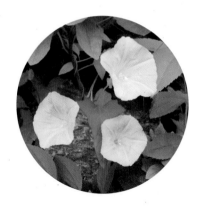

구분	특징
분포	전국 각지
생지	산과 들의 풀밭
이용 부위	식용(꽃, 잎), 약용(꽃, 씨, 땅속줄기(뿌리))
효능	진통, 이뇨, 소종, 주로 허약체질, 신장병, 당뇨병, 오줌소태, 전립선염, 소화불량, 이뇨, 인후염, 기관지염
약효	꽃, 씨, 땅속줄기
채취기간	전초(초여름)
성미	맛은 달고 성질은 차갑다
독성 여부	없다
금기	치유되면 중단한다
1회 사용량	꽃·씨(5~10g), 땅속줄기(20~30g)
물 용량	500~600mL(물이 반으로 줄 때까지 달인다)
약리 작용	혈압 강하 작용, 혈당 강하 작용

후박(후박나무 껍질)

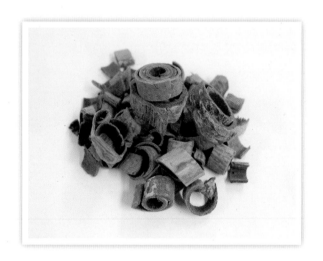

| 학명 | *Machilus thunbergii* SIEB. et ZUCC.
| 생약명 | 한후박(韓厚朴)·토후박(土厚朴)·홍남피(紅楠皮)—줄기 또는 뿌리껍질을 벗겨
말린 것
| 이명 | 후피, 적박, 열박, 중피

주요 효과 질환 소화기 질환을 다스린다.

한방 거담, 소화불량, 구토, 설사, 위장염, 복통, 위경련, 기침이 나고 숨이 차는 증세, 기관지염, 소변불통에 다른 약재와 처방한다.

약초 만들기 봄에 20년 이상 자란 후박나무 뿌리와 줄기껍질을 벗겨 그늘에서 말린다. 또는 벗긴 껍질을 끓는 물에 잠깐 담갔다가 건져내어 햇볕에 말린 다음 이것을 다시 증기에 쪄서 연하게 하여 원통 모양으로 말아서 햇볕에 말린다.

용법 　소화가 안 되어 배가 더부룩할 때에는 후박 3g + 창출 7g + 진피 5g + 감초 2g + 생강 3g + 대추 2g을 배합하여 달여 하루에 3번 나누어 복용한다. 약으로 쓸 때는 탕으로 하거나 산제 또는 환제로 하여 사용하며 술을 담가서 먹는다.

형태 　후박나무는 녹나뭇과의 상록 활엽 덩굴나무로 높이 20m 정도이다. 잎은 어긋나고 긴 타원형이며 광택이 있고 가죽질이다. 꽃은 5~6월에 잎겨드랑이에서 원추화서를 이루며 황록색으로 피고, 열매는 7~8월에 둥근 장과로 여문다.

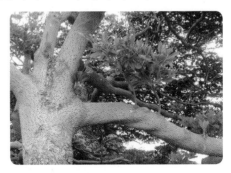

구분	특징
분포	남부 지방, 울릉도
생지	바닷가 근처의 암석이나 수목
이용 부위	식용(열매, 술), 약용(나무껍질, 열매, 잎)
효능	조습소담, 이기, 건위, 정장, 주로 거담, 소화불량, 구토, 설사, 위장염, 복통, 위경련, 기침이 나고 숨이 차는 증세, 기관지염, 소변불통
약효	나무껍질, 열매, 잎
채취기간	뿌리와 줄기껍질(하지 이전의 초여름)
성미	맛은 쓰고 매우며 성질은 따뜻하다
독성 여부	없다
금기	임산부는 금한다
1회 사용량	잎 · 나무껍질(30g), 열매(20g)
물 용량	500~600mL(물이 반으로 줄 때까지 달인다)
약리 작용	토끼나 쥐에게 줄기껍질을 물로 달인 액을 투여하면 소장의 긴장을 저하시킨다

후
박

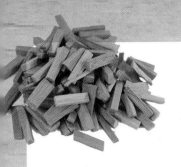

2부
산야초

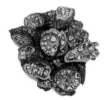 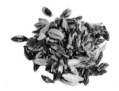 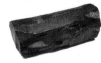

가자
(가자나무 열매)

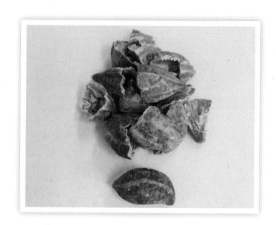

| **학명** | *Terminalia chebula* Retzius (Combretaceae)
| **생약명** | 가자(訶子)-잘 익은 열매를 말린 것
| **이명** | 가려늑, 수풍자, 가리, 가려

성미 성질은 따스하고 맛은 쓰다.

독성 및 금기 없다.

효능 만성 설사와 가래를 제거한다. 장에 습기를 제거하여 이증을 치료하며, 기침과 천식 및 가래를 제거하고 폐의 화를 내리게 한다.

용법 만성 설사를 할 때는 국수에 싸서 불에 말리거나 술로 쪄서 사용한다. 달여서 먹거나 환제, 산제(가루)로 해서 먹는다.

1회 사용량 4~10g

고련근
(멀구슬나무 뿌리)
고련피(멀구슬나무 껍질)

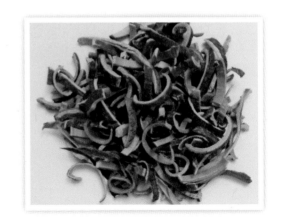

| 학명 | *Melia azedarach* L.
| 생약명 | 고련근(苦楝根)–뿌리를 말린 것, 고련피(苦楝皮)–줄기껍질 또는 뿌리껍질을
　　　　　말린 것, 고련자(苦楝子)-열매를 말린 것
| 이명 | 구주목, 연피, 연근목피

성미　성질은 약간 차고 맛은 쓰다.

독성 및 금기　암수나무가 있는데, 수나무는 독이 있다. 찹쌀과 같이 사용하여 독을 제거한다.

효능　모든 충을 없애고 통증을 멎게 하며, 묵은 것이 쌓여 응고된 곳을 치료한다. 이뇨 작용, 해열 작용을 한다.

용법　피부습진에는 말린 고련근을 1회 5~10g을 물에 넣고 반으로 줄 때까지 달여서 복용하거나 피부에 바른다.

1회 사용량　5~10g

금모구척
(고비 뿌리)

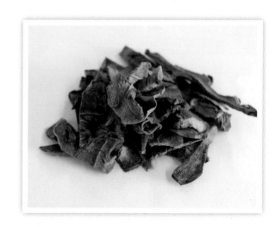

| **학명** | *Cibotium barometz* J. Smith
| **생약명** | 금모구척(金毛狗脊)-고비 뿌리 말린 것
| **이명** | 부개, 백지, 구청, 구척

성 미 　성질은 약간 따스하며 맛은 쓰고 약간 달다.

독성 및 금기 　더덕과 같이 쓰지 않는다.

효 능 　모든 마비, 요통, 무릎 통증 등 통증을 다스린다. 술로 쪄서 사용한다.

용 법 　요통과 무릎 통증에는 그슬린 금모구척을 1회 10~18g을 달여서 하루 3

회, 2~3일 복용한다.

1회 사용량 　10~18g

금앵자
(쉬뽀브닉)

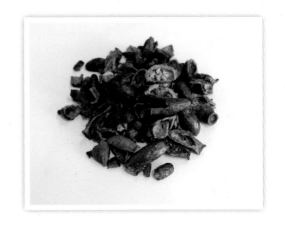

| **학명** | *Rosa laevigata*
| **생약명** | 금앵자(金櫻子)—잘 익은 열매를 말린 것
| **이명** | 자이자, 자유자, 산석류, 산계두자

성미 성질은 평범하고 따스하며 맛은 시고 깔깔하다.

독성 및 금기 없다.

효능 몽정, 야뇨증, 충, 설사, 대하증, 하혈, 탈항, 자궁하수, 비뇨기 질환을 다스린다. 액체가 지나치게 미끄럽게 나오는 것을 막고, 자다가 오줌 싸는 병 및 정액을 흘려 싸는 병을 치료한다. 또 촌백충을 죽인다.

용법 야뇨증·몽정에는 말린 금앵자를 1회 2~8g을 달여서 하루 3번 복용한다. 신체가 허약하고 하초가 부실하여 생기는 유정에 쓴다.

1회 사용량 2~8g

단향
(향나무)

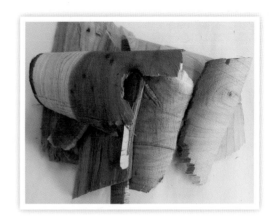

| **학명** | *Santalum album*
| **생약명** | 단향(檀香)-향나무
| **이명** | 축법진, 진단, 전단, 백단

성미 성질은 따스하고 맛은 맵다.

독성 및 금기 없다.

효능 설사, 허약한 위장, 곽란(설사)증을 치료하고 위장의 기를 상승시켜 밥맛을 돋우며 귀신을 쫓는다.

용법 고혈압에 향나무 열매 또는 뿌리를 1회 10~15g을 달여서 하루 2~3회, 1주일 이상 복용한다.

1회 사용량 10~15g

대복피
(계수나무 열매껍질)

빈랑(계수나무 열매)

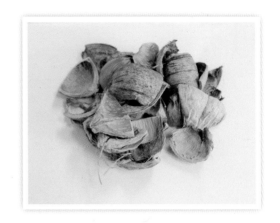

| **학명** | *Areca catechu* Linne
| **생약명** | 대복피(大腹皮)-열매껍질을 말린 것, 빈랑(檳榔)-잘 익은 씨
| **이명** | 빈랑피(檳榔皮), 빈랑각(檳榔殼), 복모(茯毛), 대복모(大腹毛)

성 미 　성질은 따스하고 맛은 맵다.

독성 및 금기 　없다.

효 능 　대복피는 가슴의 기를 아래로 내리게 하고 종기를 없애며, 비장을 튼튼하게 하고 위를 편안하게 한다. 빈랑은 살충, 적체, 기하강을 치료한다.

용 법 　대복피를 1회 10~14g을 물에 넣고 반으로 줄 때까지 달여서 하루 2~3회 복용하면 비장을 튼튼하게 하고 위장을 편안하게 해준다.

1회 사용량 　10~14g

마황
(마황)

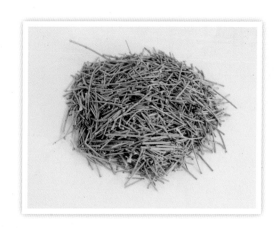

| 학명 | *Ephedra sinica* Stapf.
| 생약명 | 마황(麻黃)-잎가지를 말린 것, 마황근(麻黃根)-뿌리를 말린 것
| 이명 | 초질경, 용사, 비염, 비상

성 미   성질은 따스하고 맛은 쓰다.

독성 및 금기   없다.

효 능   발한산한, 선폐평천, 이수소종, 해열, 한기, 풍, 천식에 쓰인다. 땀을 나게 하여 몸에 열이 나거나 머리가 아픈 것을 치료하고 풍과 한기를 흩어버린다.

용 법   마황은 호흡곤란과 천식의 특효약이다. 마황과 녹두를 같은 양으로 하여 가루 내어 따뜻한 물에 1회 3~4g을 복용한다. 마황을 가루로 만들 때는 주로 볶아서 쓰는데, 천식발작으로 숨이 차고 고통스러울 때 효과가 있다. 토종꿀물에 복용하면 더 좋고 양봉도 좋다. 꿀이 없다면 따끈한 물에 복용하거나 구기자차로 복용해도 좋다.

1회 사용량   3~4g

422

만형자
(승범실)

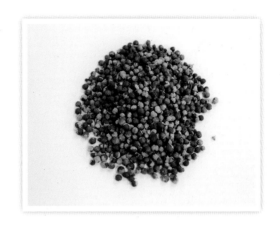

| 학명 | *Vitex rotundifolia* Linne fil.
| 생약명 | 만형자(蔓荊子)-열매를 말린 것
| 이명 | 소형, 형자, 만형실, 만청자

성미   성질은 약간 차고 맛은 쓰며 맵다.

독성 및 금기   장이 허한 사람에겐 쓰지 않는 것이 좋다.

효능   산풍열, 청두목, 진정, 해열에 좋고, 진통, 두통을 치료한다. 눈물이 흘러 내리는 병 및 습기로 인한 마비증과 손발에 쥐가 나는 증세를 치료한다.

용법   머리가 아프고 눈물이 나며 눈 가장자리가 짓무를 때는 감국(국화)과 만 형자를 반씩 베갯속에 채워 베고 자면 효과가 좋다.

1회 사용량   6~12g

몰약
(몰약나무 진)

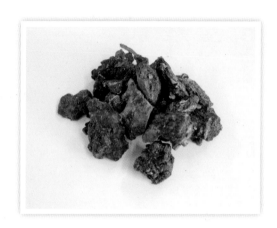

| 학명 | *Commiphora myrrha* Engler
| 생약명 | 몰약(沒藥)—몰약나무에서 추출한 진
| 이명 | 밀약, 연몰약

성 미 　성질은 따스하고 맛은 쓰다.

독성 및 금기 　없다.

효 능 　어혈, 타박상, 종기, 상처의 통증, 엉킨 피를 풀어준다.

용 법 　어혈에는 몰약을 1회 1~2g을 달여서 복용한다. 산후의 어혈에는 환제 또는 산제로 하여 복용한다.

1회 사용량 　1~2g

밀몽화
(밀몽나무 꽃봉오리)

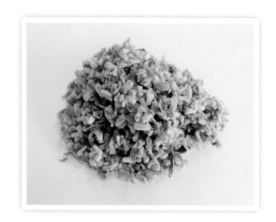

| **학명** | *Buddleja officinalis* Maximowicz
| **생약명** | 밀몽화(密蒙花)-꽃봉오리를 말린 것
| **이명** | 황빈화, 양이타, 수금화, 소금화

성 미 성질은 평범하고 맛은 달다.

독성 및 금기 없다.

효 능 안질, 결막염, 안구건조증, 백내장, 녹내장에 쓰인다. 눈을 밝게 하고 몸이 허해서 생긴 안질 및 겉으로는 성한 듯하나 보지 못하는 눈에 아주 빠른 효과가 있다.

용 법 안구건조증에는 밀몽화를 술에 담갔다가 꿀에 버무려 쪄서 사용한다. 또 1회 3~6g을 달이거나 환제 또는 산제로 하여 하루 2~3회 복용한다. 분말로 하여 외부 용으로 눈 밑 다크서클에 팩으로 사용하기도 한다.

1회 사용량 3~6g

백두구
(백두구)

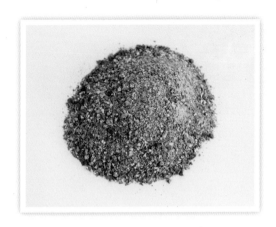

| **학명** | *Amomum cadamomum* Linne
| **생약명** | 백두구(白荳蔲)−열매를 말린 것
| **이명** | 각구, 다골, 두구, 원두구

성미 성질은 따스하고 맛은 맵다.

독성 및 금기 없다.

효능 원기를 조절하고 위를 따스하게 하여 소화력을 증진시키며, 구역질이 나면서 토하는 구토증을 없애고 학질과 안질을 낫게 한다.

용법 소화불량에는 1회 2~6g을 환제 또는 산제로 먹거나 하루 2~3회 복용한다.

1회 사용량 2~6g

백렴
(가회톱)

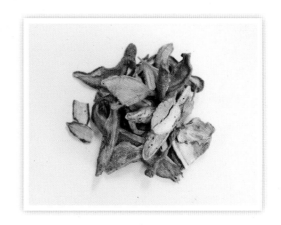

| **학명** | *Ampelopsis japonica*, MAKINO
| **생약명** | 백렴(白薇)-뿌리껍질을 말린 것
| **이명** | 백초, 토핵, 곤륜, 백근

성미 성질은 약간 차고 맛은 쓰며 달다.

독성 및 금기 없다.

효능 종기, 부스럼, 귀머거리 아이의 학질, 경간, 통증, 여자의 음증에 생긴 종기로 인한 통증을 다스린다.

용법 종기, 부스럼에는 백렴을 1회 6~12g을 환제 또는 산제로 먹거나 달여서 먹는다. 외용약으로는 찧어서 붙이거나 달여서 씻는다.

1회 사용량 6~12g

백부근
(만생백부 뿌리)

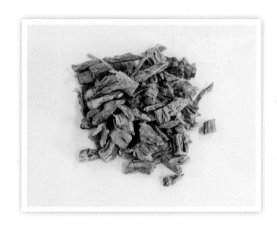

| **학명** | *Stemona japonica* Miquel
| **생약명** | 백부근(百部根)-뿌리줄기를 말린 것
| **이명** | 백조근, 수약, 야천문동, 파부초

성미   성질은 차고 맛은 달다.

독성 및 금기   없다.

효능   폐병, 감질, 회충, 해수를 치료한다.

용법   혈액순환장애로 인하여 저린 증상, 중풍으로 인하여 말을 못하는 증상에는 백부근을 1회 3~8g을 물에 넣고 반으로 줄 때까지 달여서 하루 2~3회 복용한다.

1회 사용량   3~8g

백약전
(오배자)

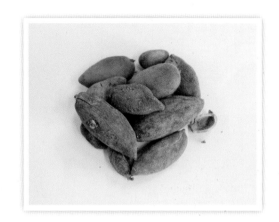

| **학명** | *Rhus javanica* Linne
| **생약명** | 백약전(百藥煎)-붉나무벌레집
| **이명** | 목부자, 문갑, 백창종, 백찬충

| **성미** | 성질은 평범하며 맛은 쓰고 시다.

| **독성 및 금기** | 없다.

| **효능** | 해수, 담, 오래된 이증, 갈증, 설사, 습진, 건선을 치료한다.

| **용법** | 백약전을 가루 내어 산제 또는 환제를 만든 후 1회 2~3g을 하루 2~3회 복용하면 담, 해수, 설사에 좋다. 습진이나 건선에는 약재를 달인 물로 환부를 자주 씻는다.

| **1회 사용량** | 2~3g

백편두
(제비콩, 까치콩)

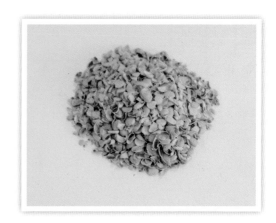

| **학명** | *Dolichos lablab* Linne
| **생약명** | 백편두(白扁豆)-씨의 껍질을 벗겨서 말린 것
| **이명** | 남편두, 미두, 아미두, 양안두

성미 성질은 약간 서늘하고 맛은 조금 비리다.

독성 및 금기 없다.

효능 술독을 제거하고 기를 아래로 내리게 하여 신체의 기를 중부에서 따뜻하게 하고, 근육이 꼬이는 곽란(설사)증을 치료한다.

용법 설사할 때는 백편두를 1회 10g을 물에 넣고 반으로 줄 때까지 달여서 하루 3~6회 복용한다.

1회 사용량 10g

비해
(멸앳뿌리)

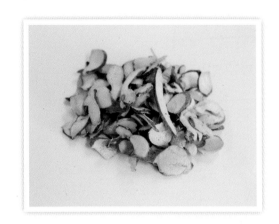

| **학명** | *Dioscorea tokoro* Makino
| **생약명** | 비해(萆薢)-멸앳뿌리를 말린 것
| **이명** | 선유량, 냉반단, 백발계, 분비해

성미 성질은 따스하며 맛은 달고 쓰다.

독성 및 금기 없다.

효능 풍기, 한기, 습기의 삼기로 인해 붓고 아픈 증세를 치료하며, 허리와 등이 차가워서 아픈 증세를 다스린다. 또 정기를 돕는다.

용법 풍한습으로 인해 붓고 아플 때는 말린 비해를 1회 15~25g을 달여서 복용한다. 청미래덩굴 잎을 따서 차로 끓여 마시면 수은 중독, 중금속 해독을 한다.

1회 사용량 15~25g

사군자
(사군자)

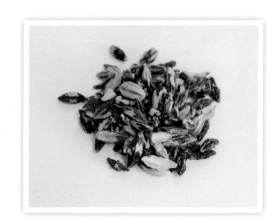

| **학명** | *Quisqualis indica* Linne
| **생약명** | 사군자(使君子)-열매를 말린 것
| **이명** | 성상

성 미 　성질은 따스하고 맛은 달다.

독성 및 금기 　없다.

효 능 　설사, 이증에 효과가 있고 여러 가지 종류의 벌레를 죽이며, 어린아이의 식병인 감질을 치료하고 탁한 것을 맑게 하는 효과가 있다.

용 법 　사군자를 1회 8~15g을 환제나 산제 또는 달여서 하루 2~3회 복용하면 복부팽만, 설사에 좋고 식욕을 증진시킨다.

1회 사용량 　8~15g

사인
(축사씨)

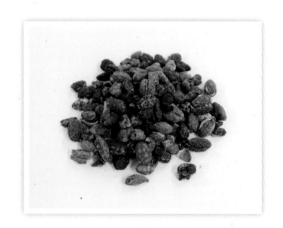

| 학명 | *Amomum xanthoides* Wall.
| 생약명 | 사인(砂仁)-열매를 말린 것
| 이명 | 축사밀, 축사

성미 성질은 따스하고 맛은 맵다.

독성 및 금기 없다.

효능 위장의 기운을 길러 식사를 잘하도록 하고, 몸속 수분이 잘 통하도록 하여 장을 편안하게 하며, 통증을 그치도록 한다.

용법 위궤양, 위장 촉진에는 말린 사인을 1회 2~6g을 환제나 산제 또는 달여서 하루 2~3회 복용한다.

1회 사용량 2~6g

삼칠근
(삼칠 뿌리)

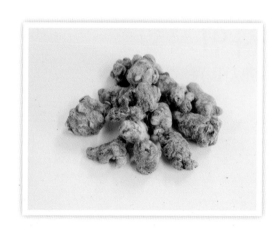

| **학명** | *Panax notoginsengs* (Burk) F. H. Chen
| **생약명** | 삼칠근(三七根)−뿌리를 말린 것
| **이명** | 혈삼, 전칠, 전삼칠, 금불환

| **성 미** | 성질은 따스하고 맛은 짜다.

| **독성 및 금기** | 없다.

| **효 능** | 토혈, 코피, 하출혈, 지혈, 대장출혈, 자궁출혈, 혈증에는 피부에 붙이거나 통증에 복용한다.

| **용 법** | 대장출혈·자궁출혈에는 삼칠근 가루를 1회 2~4g을 하루 2~3회 복용한다.

| **1회 사용량** | 2~4g

생건지황
(건지황)

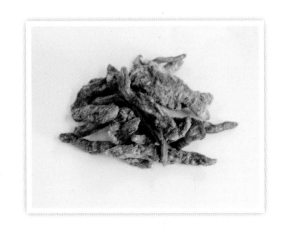

| **학명** | *Rehmannia glutinosa* Libosch. var. purpurea Mak.
| **생약명** | 생건지황(生乾地黃)–뿌리를 말린 것
| **이명** | 지수

성 미　성질은 서늘하며 맛은 달고 약간 쓰다.

독성 및 금기　없다.

효 능　치질, 한열을 제거하고 삼장(위장, 대장, 소장)과 담의 피가 허함을 도와주며 간의 출혈을 치료한다. 술에 적시면 약의 힘이 위로 올라가고, 생강즙에 적시면 가슴에 머물러 답답하지 않게 한다.

용 법　생건지황 15g과 빙편 2g을 곱게 가루 내어 닭쓸개즙에 고루 섞어 하루 2회 환부에 바르면 치질에 좋다.

1회 사용량　30~60g

생지황
(지황 뿌리)

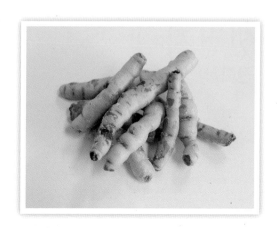

| **학명** | *Rehmannia glutinosa* Libosch. var. purpurea Mak.
| **생약명** | 생지황(生地黃)―뿌리 생것
| **이명** | 지수, 원생지

성미 성질은 차며 맛은 달고 쓰다.

독성 및 금기 파, 마늘, 무를 싫어한다.

효능 해열, 어혈, 자궁출혈, 습기로 인한 열을 제거하고, 뼈가 쑤시는 듯하며 열이 나는 증세와 피로하고 번거로운 증세를 치료하며, 죽은피를 풀어 통하게 한다.

용법 생지황즙과 익모초즙 각각 10mL를 술 5~6mL에 넣고 끓여서 하루 2~3회 복용하면 자궁출혈에 좋다.

1회 사용량 30~60g

선모
(선모)

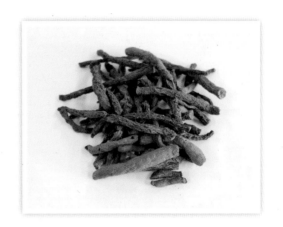

| **학명** | *Curculigo orchioides* Gaertner
| **생약명** | 선모(仙茅)-뿌리줄기를 말린 것
| **이명** | 독각황모, 독모근, 선모삼, 지종근

성미   성질은 약간 따스하고 맛은 맵다.

독성 및 금기   쇠를 싫어한다.

효능   허리와 발의 마비, 허해서 몸이 축나고 상한 것을 치료하며, 이것을 복용하면 양기가 일어나 활발해진다.

용법   선모를 1회 6~12g을 물에 넣고 반으로 줄 때까지 달여서 하루 2~3회 나누어 마시면 허리와 다리가 다쳐서 생기는 마비증을 다스린다.

1회 사용량   6~12g

소목
(소방목)

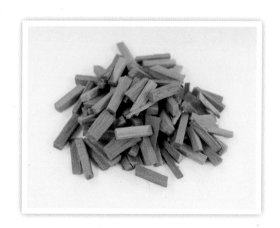

| **학명** | *Caesalpinia sappan* Linne
| **생약명** | 소목(蘇木)-심재를 말린 것
| **이명** | 소방목, 적목, 홍자

성미 성질은 평범하며 맛은 달고 짜다.

독성 및 금기 없다.

효능 혈관이 막혀 있는 것을 잘 통하게 하고, 임산부의 출산 후 월경을 순조롭게 하며, 타박상 및 미끄러져 다친 증세를 치료한다.

용법 소목을 1회 6~12g을 달여서 하루 3회 복용하면 몸속에서 피를 잘 순환시키고 항염·살균 효과가 있으며 피가 막혀 있거나 뭉쳐 있는 것을 풀어준다.

1회 사용량 6~12g

소회향
(산미나리씨)

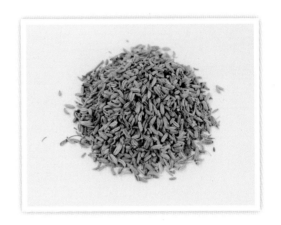

| 학명 | *Anethum graveolens* Linne

| 생약명 | 소회향(小茴香)—산미나리씨

| 이명 | 회향, 향자, 소향, 토회향, 각회향, 풀대회향

성미 성질은 따스하고 맛은 맵다.

독성 및 금기 없다.

효능 한기와 습기로 인한 산증을 제거하고, 허리와 배가 아픈 것을 치료하며, 위를 따스하게 한다.

용법 소회향을 1회 5~7g을 달여서 하루 2~3회, 5~6일 정도 복용하면 냉증에 좋다.

1회 사용량 5~7g

숙지황
(건지황을 구증구포한 것)

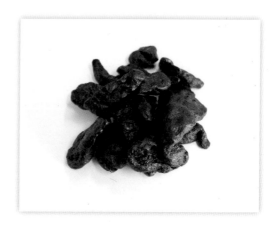

| **학명** | *Rehmannia glutinosa* Liboschitz ex Steudel
| **생약명** | 숙지황(熟地黃)−뿌리를 포제가공한 것
| **이명** | 산어근, 생지황, 선생지, 숙지

성미 성질은 약간 따스하며 맛은 달고 약간 쓰다.

독성 및 금기 없다.

효능 골수를 메우고 양기를 도우며, 피를 보하여 수염을 검게 하고 신장의 정액을 더해준다.

용법 숙지황을 1회 8~40g을 달여서 하루 2~3회 복용하면 요통과 남성의 발기장애·몽정·조루증과 여성의 생리불순·불임·유산 등에 효과가 있다.

1회 사용량 8~40g

아조
(조협)

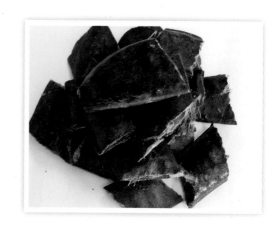

| **학명** | *Gleditsia sinensis* Lamark
| **생약명** | 아조(皂莢)－조협
| **이명** | 조협자, 조각, 계서자, 오서

성미　　성질은 따스하고 맛은 맵다.

독성 및 금기　　조금 독이 있다. 임산부나 폐결핵에는 주의를 요한다.

효능　　관절과 신체의 아홉 구멍(눈, 코, 입, 귀, 요도, 항문)을 잘 통하게 하고 종기를 소멸시킨다. 또 통증을 없애고 담을 토해내는 데 신기한 효과가 있다.

용법　　아조를 1회 1~3g을 달여서 하루 2~3회 복용하면 아홉 구멍을 통하게 하고 담을 토하게 한다.

1회 사용량　　1~3g

아출
(봉출)

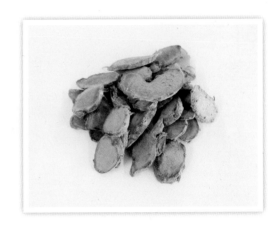

| 학명 | *Curcuma phaeocaulis* Val.
| 생약명 | 아출(我朮)−덩이뿌리를 말린 것
| 이명 | 봉출, 봉아출, 봉아술, 광출

성 미　성질은 따스하고 맛은 쓰다.

독성 및 금기　없다.

효 능　근육이 당기는 뱃속의 적병을 깨뜨리고 나쁜 피를 없애며, 혈관을 깨끗하게 하여 심한 통증을 멎게 한다.

용 법　말린 아출을 1회 3~10g을 물에 넣고 약한 불에서 반으로 줄 때까지 달여 하루 2~3회 나누어 먹으면 어혈을 제거하는 데 좋다.

1회 사용량　3~10g

양강
(고량강)

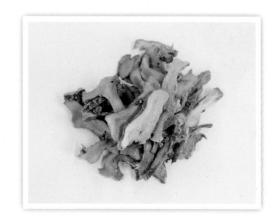

| 학명 | *Alpinia officinarum* Hance
| 생약명 | 양강(良薑)-고량강
| 이명 | 해량강, 소량강, 만강

성 미 성질은 뜨거우며 맛은 맵고 쓰다.

독성 및 금기 없다.

효 능 위장을 따스하게 하여 술과 음식으로 상한 것과 토하고 싸고 힘줄이 꼬이는 것을 치료한다. 또 기운을 아래로 잘 내려준다.

용 법 양강을 1회 4~6g을 환제나 산제 또는 달여서 하루 2~3회 복용하면 딸꾹질과 구토, 설사, 식체 등에 좋다.

1회 사용량 4~6g

용안육
(용안나무 열매)

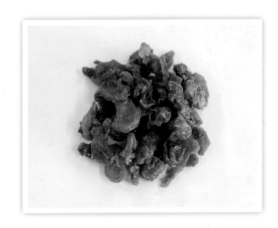

| **학명** | *Dimocarpus longan* Loureiro
| **생약명** | 용안육(龍眼肉)-용안나무 열매
| **이명** | 계원, 교루, 밀비, 아려지

성미 성질은 평범하고 맛은 달다.

독성 및 금기 없다.

효능 주로 비장에 영향을 준다. 듣고 본 것을 잘 잊어버리는 건망증과 근심하고 두려워하는 불안증을 치료한다.

용법 용안육을 1회 6~15g을 달여서 먹거나 환제 또는 술에 담가 먹기도 한다. 건망증에 좋다. 용뇌 0.1~0.2g을 사용하는데 환으로 된 소화제나 청심환과 함께 복용한다. 불안증이나 진통, 소염, 항균, 경련 등에 쓰고 혈관을 확장시켜 아홉 구멍을 잘 통하게 한다.

1회 사용량 6~15g

유향
(유향나무 수액)

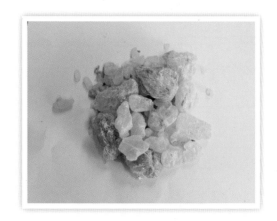

| **학명** | *Boswellia carteii*
| **생약명** | 유향(乳香)—유향나무 수액
| **이명** | 훈육향, 유두향, 서향, 마미향

성 미 성질은 뜨겁고 맛은 맵다.

독성 및 금기 독성이 조금 있다.

효 능 복부의 통증을 신기하게 멈추게 하고 종기를 치료하며, 새살이 나게 한다.

용 법 유향을 1회 3~6g을 달여서 먹거나 분말로 하여 먹으면 복부 통증을 멎게 하고, 피부질환에는 가루를 바셀린에 개어 바르면 새살을 돈게 한다.

1회 사용량 3~6g

육두구
(육두구)

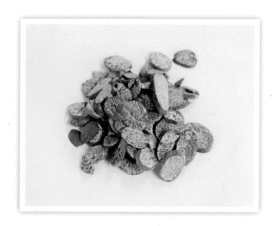

| **학명** | *Myristica fragrans* Houttuyn
| **생약명** | 육두구(肉豆蔲)-열매를 말린 것
| **이명** | 육과

성 미   성질은 따스하고 맛은 맵다.

독성 및 금기   구리를 싫어한다.

효 능   위장이 허하고 냉한 것을 치료하고 설사와 이질이 멎지 않는 것을 치료하는데, 그 약효가 크다.

용 법   설사, 구토, 위통에는 육두구를 1회 1~3g을 산제나 환제 또는 달여서 복용한다.

1회 사용량   1~3g

익지인
(익지씨)

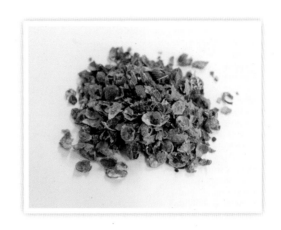

| **학명** | *Alpinia oxyphylla* Miquel
| **생약명** | 익지인(益智仁)-익지의 열매
| **이명** | 익지자, 적정자

성미　　성질은 따스하고 맛은 맵다.

독성 및 금기　　없다.

효능　　구토증을 치료하는 데 긴요한 약이다. 또 정신을 안정시키고 기를 더해주어 무의식으로 흘리는 정액과 방울방울 떨어뜨리는 소변의 병적 증세를 치료한다.

용법　　야뇨증, 요실금, 전립선염에는 익지인과 오약 각각 40g을 물 2L에 넣고 달여서 1L 정도 되게 하여 하루 3회, 5일 정도 복용한다.

1회 사용량　　2~6g

저령
(잔나미걸상과의 버섯)

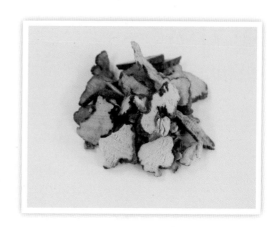

ㅈ

저
령

| 학명 | *Polyporus umbellatus* Fries
| 생약명 | 저령(豬苓)–균핵
| 이명 | 가저시, 시탁, 지오도, 시령

성 미 　성질은 평범하고 맛은 담담하다.

독성 및 금기 　쇠를 싫어한다.

효 능 　수분과 습기를 잘 통하게 하는 데 긴요한 약이다. 종기를 없애며 소변이 방울방울 떨어지는 것을 잘 나오게 하나, 많이 먹으면 신장을 상하게 한다.

용 법 　저령을 1회 5~10g을 물에 넣고 반으로 줄 때까지 달여서 하루 2~3회 마시면 소변이 잘 나온다. 설사나 소변이 잘 나오지 않을 때 좋다.

1회 사용량 　5~10g

조구등
(주엽나무 가시)

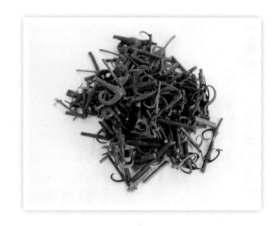

| **학명** | *Uncaria sinensis* Havil
| **생약명** | 조구등(釣鉤藤)-가시에 달린 어린가시
| **이명** | 조등구자, 조등, 구등

성미　　성질은 차고 맛은 쓰며 깔깔하다.

독성 및 금기　　없다.

효능　　어린아이의 경기와 간질병, 손·발·입·배의 근육이 당기고 꼬이는 증세와 고혈압, 현기증을 치료한다.

용법　　간질에는 조구등을 1회 6~15g을 물에 넣고 반으로 줄 때까지 달여서 하루 2~3회 복용한다.

1회 사용량　　6~15g

천련자
(멀구슬나무 열매)

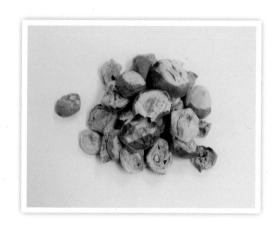

| **학명** | *Melia azedarach* Linne var. *japonica* Makino
| **생약명** | 천련자(川楝子)-멀구슬나무 열매
| **이명** | 금령자, 고련자, 연수과

성미　성질은 차고 맛은 쓰다.

독성 및 금기　없다.

효능　협늑통, 복통, 기생충 제거, 한기로 인해 생긴 감기 및 방광 산증을 치료하며, 습기와 수분이 통하도록 다스린다.

용법　한기로 상한 감기, 방광 산증에는 천련자를 1회 6~10g을 달여서 하루 2~3회 복용한다.

1회 사용량　6~10g

초과
(초과)

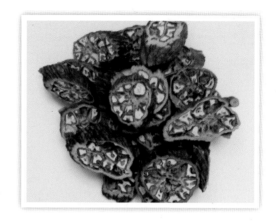

| **학명** | *Amomum tsao-ko* Crevost et Lemaire
| **생약명** | 초과(草果)-열매를 말린 것
| **이명** | 초과자, 노구, 초과인

성 미　　성질은 따스하고 맛은 맵다.

독성 및 금기　　없다.

효 능　　먹은 음식을 소화시키고 헛배 부른 것을 없앤다. 학질을 물리치고 담을 축출하며, 장질부사(장티푸스)를 치료한다.

용 법　　면(국수)으로 싸서 불에 구워 빻아 쓴다. 가래와 담에는 1회 4~6g을 달여서 하루 2~3회 복용한다. 복통이나 설사, 복부팽만, 구토, 아랫배 냉증에 좋다.

1회 사용량　　4~6g

초두구
(초두구)

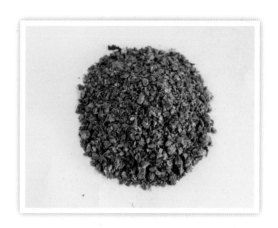

| **학명** | *Alpinia katsumadai* Hayata
| **생약명** | 초두구(草豆蔲)-뿌리를 제거한 씨
| **이명** | 두구, 두구자, 누구

성 미　성질은 따스하고 맛은 맵다.

독성 및 금기　없다.

효 능　딸꾹질, 식욕부진, 설사, 구역질, 가슴앓이, 한기가 위를 침범하여 위가 차가워져서 음식 맛을 모르는 것, 구토증, 뱃속의 통증을 치료한다.

용 법　명치끝이 그득하거나 구역질이 날 때, 아랫배가 뭉칠 때, 입 냄새가 날 때에는 초두구를 1회 2~3g을 달여서 하루 2~3회 복용한다.

1회 사용량　2~3g

침향
(향나무가 물속에서 오래되어
단단해진 것)

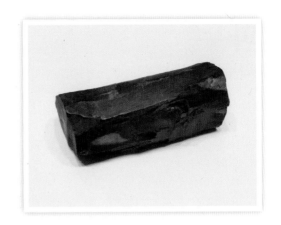

| **학명** | *Aquilaria agallocha* Roxburgh
| **생약명** | 침향(沈香)-향나무의 원줄기가 물속에서 오랫동안 단단해진 것
| **이명** | 가남향, 기남향, 밀향, 잔향

성 미 　성질은 뜨겁고 맛은 맵다.

독성 및 금기 　없다.

효 능 　위를 따뜻하게 해주고 나쁜 기를 몰아낸다. 기를 아래로 내리는 작용을 하고 또 보하는 효과가 있다.

용 법 　물속에서 천 년 묵은 향나무를 진침향이라 하는데 1회 3~5g을 달여서 하루 2~3회 복용하면 몸을 보하고 살충 효과가 있어 몸속의 나쁜 것을 밖으로 배출한다.

1회 사용량 　3~5g

파두
(파두나무씨)

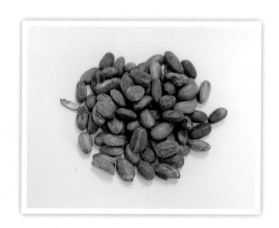

| **학명** | *Croton tiglium* Linne
| **생약명** | 파두(巴豆)–대두나무씨
| **이명** | 파숙, 강자, 노양자, 쌍안룡

성미 　성질은 뜨겁고 맛은 매우며 독이 있다.

독성 및 금기 　독이 강하므로 쓰지 않는 것이 좋다.

효능 　가래가 쌓여 헛것이 보이는 증세 및 위가 차가운 것을 치료하고, 복부에 응결되어 쌓여 있는 덩어리를 풀어서 잘 통하게 한다.

용법 　파두를 1회 0.01~0.05g을 복용하면 변비를 없애주는데 워낙 극독이라 주의해야 한다.

1회 사용량 　0.01~0.05g

필발
(인도긴후추)

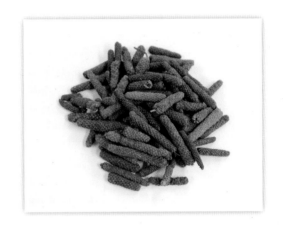

| **학명** | *Piper longum* Linne
| **생약명** | 필발(蓽拔)−덜 익은 열매를 말린 것
| **이명** | 서미, 심성, 합루, 필발리

성미 성질은 따스하고 맛은 맵다.

독성 및 금기 없다.

효능 기를 아래로 내려주고, 뱃속 적병과 하체의 산증·곽란·이증·설사를 치료한다.

용법 소화기관을 돕고 이증, 설사에는 1회 3~5g을 달여서 하루 2~3회 복용한다.

1회 사용량 3~5g

호초
(후추)

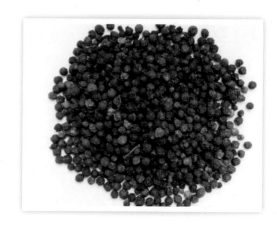

| **학명** | *Pier nigrum* Linne
| **생약명** | 호초(胡椒)—후추
| **이명** | 옥초, 부초, 매리지

성미 성질은 따스하고 맛은 맵다.

독성 및 금기 많이 먹으면 비를 상하게 하여 피를 토하게 한다.

효능 기가 머물러 있는 것을 아래로 내리게 하고, 배가 차가워서 아픈 증세를 치료하며, 타박상의 통증을 멈추게 한다. 물고기와 자라의 세균 독을 제거하는 효과가 있다.

용법 물고기 비린내를 없애주고 타박상의 통증을 멈추게 하며, 추어탕이나 음식의 잡냄새를 잡아준다.

1회 사용량 1.5~3g

호황련

(호황련)

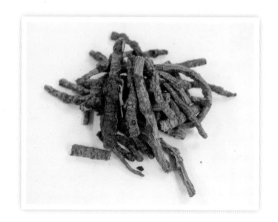

| **학명** | *Picrorhiza kurroa* Bentham
| **생약명** | 호황련(胡黃蓮)–뿌리줄기를 말린 것
| **이명** | 호연, 할고로택, 가황연

| **성미** | 성질은 대단히 차고 맛은 쓰다.

| **독성 및 금기** | 없다.

| **효능** | 뼈가 쑤시고 아픈 것, 잠자는 동안 나는 땀, 허약해서 놀라는 것과 소아의 감질 및 이증을 치료한다.

| **용법** | 열을 내리고 습기를 제거할 때에는 호황련을 1회 4~8g을 하루 2~3회 복용한다. 소아가 비위기능 장애로 여위는 증상에 좋다.

| **1회 사용량** | 4~8g

희첨
(희선, 점호채, 진득찰)

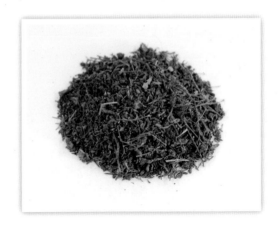

| **학명** | *Sigesbeckia glabrescens* Makino
| **생약명** | 희첨(豨薟)-희선, 점호채, 진득찰
| **이명** | 구고, 저고초, 점호채, 호고

성미 성질은 차고 맛은 달고 쓰며, 독이 조금 있다.

독성 및 금기 너무 많이 먹으면 구토가 나고, 몸이 차거나 맥이 약한 사람이 먹으면 기운이 빠지기도 한다.

효능 풍과 습기를 제거하고 눈과 귀를 밝게 한다. 꿀과 술에 담가 구증구포하면 풍으로 인한 병을 치료하며 고혈압과 관절통에도 쓰인다.

용법 고혈압에는 희첨을 1회 6~12g을 달여서 하루 2~3회 복용한다.

1회 사용량 6~12g

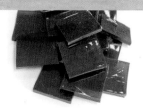

3부
동물·광물·해조류

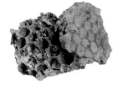
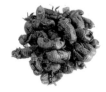
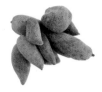

감태
(청태)

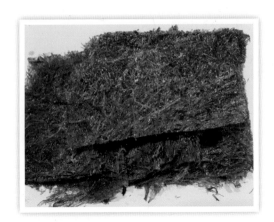

| **학명** | *Ecklonia cava*
| **생약명** | 감태(甘苔)-청태를 말린 것
| **이명** | 담늑기

성 미　　성질은 차고 맛은 짜다.

독성 및 금기　　없다.

효 능　　치질과 충을 없애고 곽란병, 토사병 및 열이 나는 증세를 치료한다.

용 법　　치질과 토사병에는 감태를 1회 10~15g을 무쳐서 먹거나 탕을 끓여 먹는다.

1회 사용량　　10~15g

계내금
(닭똥집 속껍질)

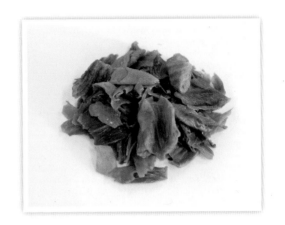

| **학명** | *Gallus gallus* var. domesticus Brisson
| **생약명** | 계내금(鷄內金)-닭똥집 속껍질 안의 모래주머니
| **이명** | 계비치리황피, 계비치, 계순피, 촉야

| **성미** | 성질은 따뜻하고 맛은 짜다.

| **독성 및 금기** | 없다.

| **효능** | 부인의 심한 하출혈과 피소변을 치료하고 열을 다스린다.

| **용법** | 오랜 체증이 사라지지 않을 때는 계내금 가루를 1회 3.75g을 물에 달여 복용한다.

| **1회 사용량** | 3.75g

구인
(지렁이)

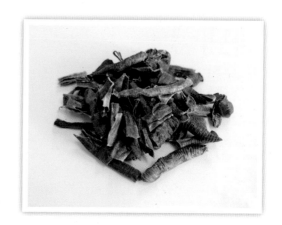

| 학명 | *Lumbricidae*
| 생약명 | 구인(蚯蚓)−지렁이를 말린 것
| 이명 | 백경구인, 지룡, 토룡

성 미 성질은 차고 맛은 시다.

독성 및 금기 파와 소금을 함께 쓰지 않는다.

효 능 뇌 질환, 소화불량, 감기, 장질부사(장티푸스), 헛소리, 뇌경색, 열이 나서 미친 듯이 헛소리하는 것을 치료한다.

용 법 뇌경색에는 말린 구인을 곱게 가루 내어 소독해서 캡슐 250mg에 담아 아침·저녁 식후에 복용한다. 천식에는 말린 구인을 곱게 가루 내어 꿀에 버무려 먹는다.

1회 사용량 5~15g

노봉방
(말벌집)

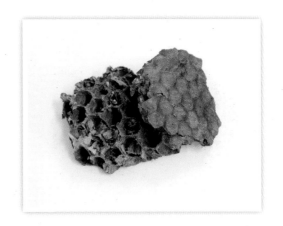

| **학명** | *Polistes olivaceous*
| **생약명** | 노봉방(露蜂房)-말벌집
| **이명** | 봉자, 백천, 봉과

성 미 성질은 평탄하며 맛은 쓰고 짜다.

독성 및 금기 벌에 쏘이지 않도록 벌집을 채취하여 쓴다.

효 능 어린이 경기, 어린이 간질, 어린이 경련, 맹장염, 연주창, 치통, 관절염을 치료한다.

용 법 관절염에는 말벌집을 1회 12~15g을 달여서 하루 2~3회, 4~5일 복용한다.

1회 사용량 12~15g

녹각교
(녹각 달인 물 + 아교)
녹용(사슴뿔)

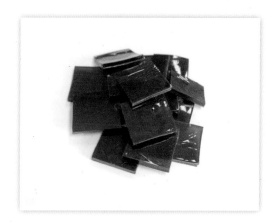

| 학명 | 녹각교(*Cervus nippon temminck*), 녹용-(*cervus nippon*)
| 생약명 | 녹각교(鹿角膠)-골질화된 뿔, 녹용(鹿茸)-사슴의 어린 뿔을 자른 것
| 이명 | 백교, 반룡주

성 미 　녹각교(성질은 따스하고 맛은 짜다), 녹용(성질은 따스하고 맛은 달다).

독성 및 금기 　없다.

효 능 　녹각교(보신양, 강근골, 행혈소종, 토혈과 코피, 자궁출혈과 대하증을 치료하고 태를 편안하게 하며, 허약하고 여윈 것을 보한다. 종기와 허리 아픈 것, 타박상, 근육의 상처 등을 치료한다), 녹용(장신양, 익정혈, 강근골, 음을 붙게 하여 혈증을 치료하는데, 주로 정액을 싸는 것과 피오줌, 자궁출혈과 대하증, 기타 피에 관한 병을 치료한다).

용 법 　산후 하혈에는 녹각교 20g + 돌감나무 뿌리 12g을 달여서 복용한다. 현기증, 두통, 저혈압에는 녹용을 1회 3~4g을 달여서 하루 2회, 4~5일 복용한다.

1회 사용량 　녹각교(6~10g), 녹용(3~4g)

대자석
(수환, 혈사)

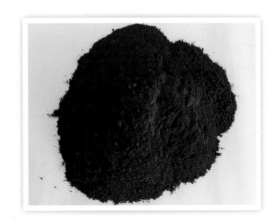

| **학명** | *Haematites*
| **생약명** | 대자석(代赭石)—수환, 혈사
| **이명** | 수환, 혈사

성미　성질은 차며 맛은 달고 쓰다.

독성 및 금기　유산할 위험이 있으므로 임신부는 금한다.

효능　자궁출혈, 경간, 이증, 감질을 치료하며, 귀신을 몰아낸다.

용법　불에 태워 초에 담그기를 일곱 차례 해서 쓴다. 대자석을 1회 4~10g을 물에 넣고 반으로 줄 때까지 달여서 물 위에 뜨는 잡질을 없앤 후 하루 2~3회 복용하면 혈액의 열을 없애며 월경이 멈추지 않는 증세를 치료한다.

1회 사용량　4~10g

모려
(굴조개 껍질)

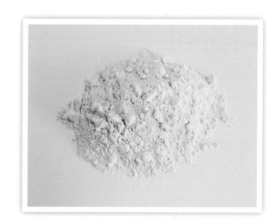

| **학명** | *Ostrea rivularis Gould*
| **생약명** | 모려(牡蠣)-굴조개 껍질
| **이명** | 여합, 모합, 석화

성미 　성질은 조금 차고 맛은 짜다.

독성 및 금기 　없다.

효능 　정액에 필요없는 습기를 없애는 데 주로 쓰이고 땀이 심하게 나는 것, 여성의 자궁출혈, 위산과다증, 대하증, 겨드랑이와 갈비뼈가 아픈 것을 낫게 한다.

용법 　위산과다증에는 굴조개 껍질을 분말로 하여 1회 4~20g을 백탕으로 복용한다. 장복하면 결핵과 오한을 방지한다. 글리코겐이 다량 함유되어 있다.

1회 사용량 　4~20g

백강잠
(죽은 누에)

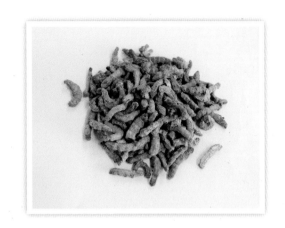

| **학명** | *Bombyx mori*
| **생약명** | 백강잠(白殭蠶)—죽은 누에
| **이명** | 강잠, 잠충, 천충

성 미 성질은 평범하며 맛은 맵고 짜다.

독성 및 금기 없다.

효 능 중풍, 간질, 가래, 편도선염, 건선, 인후염, 후두염을 치료한다.

용 법 인두염, 후두염에는 백강잠을 1회 4~5g을 달여서 하루 2~3회, 2~3일
복용한다.

1회 사용량 4~5g

백반
(백반)

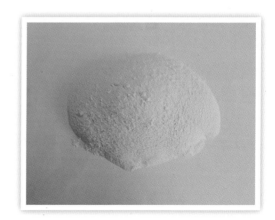

| **학명** | *Alunitum*
| **생약명** | 백반(白礬)−고백반
| **이명** | 이석, 운반, 운모판, 우택

| **성 미** | 성질은 차며 맛은 시고 떫다.

| **독성 및 금기** | 없다.

| **효 능** | 살충, 소독, 여러 독을 풀어준다.

| **용 법** | 주로 살충 효과가 있어 외용약으로 많이 쓴다.

| **1회 사용량** | 4~10g

백합
(백합육, 백합조개)

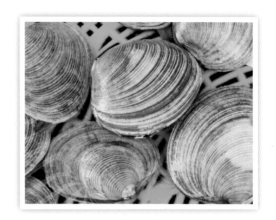

ㅂ

백합

| 학명 | *Meretrix lusoria*
| 생약명 | 백합육(白蛤肉)–흰대합조개
| 이명 | 합, 생합, 대합, 피합

성미 백합(성질은 조금 차며 맛은 달고 약간 쓰다), 백합육(성질은 평범하고 맛은 달다).

독성 및 금기 없다.

효능 백합(심장과 쓸개를 편안하게 하고 해수와 부종, 종기에도 복용할 만한 약이다), 백합육(약독을 없애고 옴과 종창을 치료하며, 맛은 돼지고기보다 좋다).

용법 백합 9g, 배 1개, 흑설탕 9g을 함께 달여서 그 물을 넣어 마시면 기관지염증에 좋다. 백합탕은 종창이나 옴 따위의 외부 치료제로 쓸 수 있고, 탕으로 먹으면 간질환, 담석증과 같은 데에도 좋다. 주독도 풀어준다.

1회 사용량 백합(15~30g), 백합육(4~20g)

별갑
(자라등껍질)
별육(자라고기)

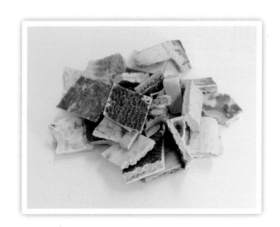

| **학명** | *Trionyx s. sinensis*
| **생약명** | 별갑(鱉甲)-자라등껍질, 별육(鱉肉)-자라고기
| **이명** | 상갑, 별각, 단어갑, 단어각

성 미 껍질(성질은 평범하고 맛은 시다), 고기(성질은 서늘하고 맛은 달다).

독성 및 금기 임산부는 금한다. 겨자를 싫어한다. 달걀과 먹지 않는다.

효 능 기침, 해열, 어혈, 종기, 자궁출혈, 결핵을 치료한다.

용 법 폐결핵에는 자라 한 마리의 생피를 복용한다. 정신분열증에는 자라를 푹 고아서 하루 2회 이상 1주일 정도 복용한다.

1회 사용량 4~20g

북어
(명태)

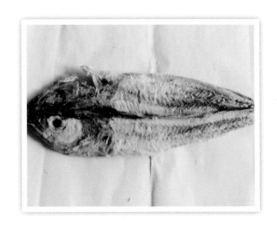

| **학명** | *Theragra chalcogramma*
| **생약명** | 북어(北魚)–명태를 말린 것
| **이명** | 건태

성미　성질은 따스하고 맛은 짜다.

독성 및 금기　없다.

효능　피로회복, 이명증, 충, 온열, 심신의 피로에서 일어나는 풍을 치료해주나, 많이 먹으면 회충이 생긴다.

용법　북어 알은 내부를 따뜻하게 한다. 이명증에는 북어대가리 2~3개를 달여서 5~6회 복용한다.

1회 사용량　없다.

사향
(국노루 배꼽)

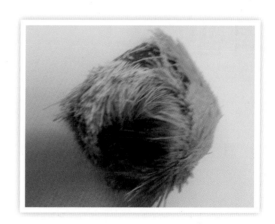

| **학명** | *Moschus moschiferus*
| **생약명** | 사향(麝香)-노루배꼽
| **이명** | 사미취, 무스크

성미　성질은 따스하고 맛은 맵다.

독성 및 금기　없다.

효능　악기(惡氣)를 물리치며, 마음을 가라앉혀 경기와 간질을 진정시키고, 사기의 독을 걷어 없앤다. 실신, 복통, 흉통에 사용한다.

용법　실신하여 정신을 차리지 못할 때는 사향을 1회 0.1~0.2g을 알약이나 분말 형태로 복용한다.

1회 사용량　0.1~0.2g

석결명
(전복껍질 분말)

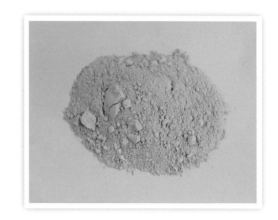

| 학명 | *Cassia occidentalis*
| 생약명 | 석결명(石決明)–전복껍질 분말
| 이명 | 천리광, 복어갑

성미   성질은 서늘하고 맛은 짜다.

독성 및 금기   없다.

효능   눈을 밝게 하는 데 가장 효과가 있다. 껍질은 눈이 충혈된 것을 없애준다.

용법   전복은 시신경을 회복시켜 노안을 회복시키고, 전복죽은 모유수유 시 죽으로 쑤어 먹으면 좋다. 껍질은 국물을 우려내 마시면 술국으로도 좋다.

1회 사용량   4~6g

석고
(석고)

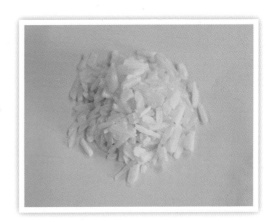

| 학명 | *Gypsum*
| 생약명 | 석고(石膏)−석고
| 이명 | 한수석, 연석소, 세석, 세리석

성미 성질은 대단히 차갑고 맛은 조금 짜다.

독성 및 금기 없다.

효능 위장 내의 열을 없애고 갈증과 두통을 치료한다. 또 살의 열을 풀어준다.

용법 석고는 광물질이므로 1회 4~10g을 물에 담가 우려내서 하루 2~3회 마시면 위열, 갈증, 각종 열성병(열이 있는) 환자에게 좋다.

1회 사용량 4~10g

474

석어
(조기)

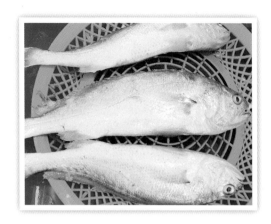

| **학명** | *Larimichthys polyactis*
| **생약명** | 석어(石魚)–조기
| **이명** | 석수어, 유수어, 참조기, 보구치

성미   성질은 온화하고 맛은 단맛이 강하다.

독성 및 금기   없다.

효능   위장을 도와 소화능력을 길러주고 배가 북처럼 부른 창증과 심한 이증을 치료한다. 야맹증과 피로회복에 좋다.

용법   조기를 찌게나 탕으로 자주 먹으면 전립선을 강화시켜 소변 배출을 원활히 하고, 요로결석을 예방한다.

1회 사용량   없다.

선퇴
(매미 허물)

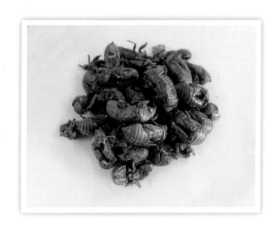

| 학명 | *Cryptotympana pustulata fabricius*
| 생약명 | 선퇴(蟬退)-매미 허물
| 이명 | 고선, 선각

성미　성질은 평범하고 맛은 달다.

독성 및 금기　없다.

효능　해열, 진통, 인후염, 백내장, 풍과 놀란 경기를 제거하고, 감충(벌레독)으로 인한 열과 눈앞이 가려진 것 같이 잘 보이지 않는 안질을 치료한다.

용법　피부염이나 안질에는 선퇴를 1회 1~3g을 달이거나 환으로 해서 복용한다. 외용제로는 달인 물로 씻어 주기도 한다.

1회 사용량　1~3g

소팔초어
(낙지)

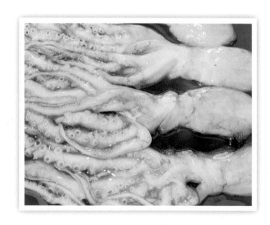

| **학명** | *Octopus vulgaris Cuvier*
| **생약명** | 소팔초어(小八梢魚)—낙지
| **이명** | 석거, 장어, 장거어, 낙제

성 미　　성질은 평범하고 맛은 달다.

독성 및 금기　　없다.

효 능　　식품으로 혈기를 조절한다.

용 법　　뇌졸중에는 낙지 대(大) 한 마리를 잘게 썰어 수삼 큰 것 한 뿌리, 대추 10g, 밤 10g을 물에 넣고 반으로 줄 때까지 달여 식전에 한 잔씩 마신다.

1회 사용량　　없다.

수질
(거머리)

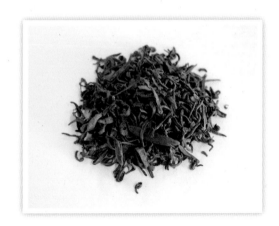

| 학명 | *Hirudo Nipponica Whitman*
| 생약명 | 수질(水蛭)-거머리
| 이명 | 마기, 지장, 기

성미 성질은 차고 맛은 짜다.

독성 및 금기 유산할 위험이 있으므로 임신부는 금한다.

효능 체내에 쌓여 있는 죽은피를 파헤쳐 월경을 통하게 하고, 뼈가 부러지고
상한 상처의 나쁜 피를 몰아내어 치료한다.

용법 독창이나 악창이 생겨서 죽은피가 고여 있을 때는 거머리를 잡아서 붙이
면 죽은피를 다 빨아 먹어 낫는다.

1회 사용량 1~2g

식염
(소금)

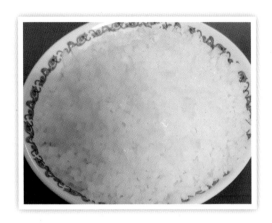

| **학명** | *Sodium chloride*
| **생약명** | 식염(食鹽)-소금
| **이명** | 염화나트륨(NaCl)

성 미 　성질은 따스하고 맛은 짜다.

독성 및 금기 　없다.

효 능 　정제염, 천일염, 꽃소금, 3회 죽염, 9회 죽염은 완고한 가래를 토하게 하고 심신이 갑자기 아픈 증세를 치료하나, 너무 많이 먹으면 안색이 상한다.

용 법 　짙은 소금물로 양치질을 하거나 아픈 이는 소금을 물고 있으면 치통에 좋다.

1회 사용량 　1~5g

신곡
(약누룩)

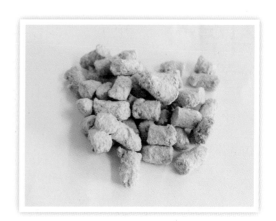

| 학명 | *Massa mddicata fermentata*
| 생약명 | 신곡(神曲)-밀가루 + 적소두가루 + 개똥쑥즙 + 도꼬마리즙 + 행인니를 배합하여 반죽한 누룩
| 이명 | 약누룩, 육곡, 육신곡

성미 성질은 따스하고 맛은 달다.

독성 및 금기 없다.

효능 위를 잘 열어 음식물을 소화시키고, 맺혀 있는 덩어리를 깨뜨려 없애며, 담을 아래로 내려준다. 흉비복창, 구토, 산후복통을 치료한다.

용법 신곡을 1회 10~18g을 달이거나 환제 또는 산제로 하여 복용하면 소화불량에 좋다. 우리 토속 술 막걸리의 주재료이다.

1회 사용량 10~18g

아교
(갓풀)

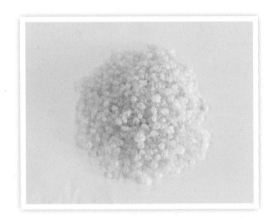

| **학명** | *Asini Gelatinum*
| **생약명** | 아교(阿膠)-갓풀
| **이명** | 우피교, 부치교, 분복교, 황명교

성미 성질은 따스하고 맛은 달다.

독성 및 금기 없다.

효능 해수(기침·가래), 농혈(피고름), 피를 토할 때, 코피, 임신 중 출혈, 심한 자궁출혈을 치료한다. 허하고 파리한 것(핏기 없어 해쓱한 것)을 보한다.

용법 아교를 1회 4~12g을 환제 또는 산제나 달여서 먹으면 관절염이나 피를 보호하는 데 좋고 아이들 성장 기능에 좋다.

1회 사용량 4~12g

오공
(지네)

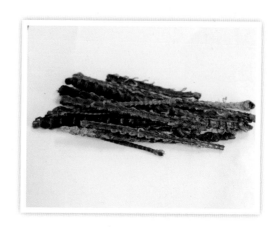

| **학명** | *Scolopendra subspinipes mutilans*
| **생약명** | 오공(蜈蚣)—지네를 말린 것
| **이명** | 토충, 백족, 백각, 천룡

성미 성질은 따스하고 맛은 맵다.

독성 및 금기 머리와 다리를 버리고 쓴다. 유산할 위험이 있으므로 임신부는 금한다.

효능 뱀에게 물려 생긴 독을 풀어주고 악마의 사기를 없앤다. 체내의 죽은피와 어혈을 빼준다.

용법 오공을 프라이팬에 볶아 머리와 다리, 꼬리를 떼어내고 곱게 갈아 막걸리에 타서 마시면 허리 통증과 어혈에 좋다.

1회 사용량 0.6~1g

오령지
(날다람쥐 똥)

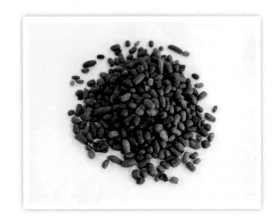

| **학명** | *Trogopterus xanthipes* (Milne Edwards)
| **생약명** | 오령지(五靈脂)–날다람쥐 똥을 말린 것
| **이명** | 영지미, 영지괴, 한호충, 할단

성 미　성질은 따스하며 맛은 달고 쓰다.

독성 및 금기　없다.

효 능　피가 나오는 이증, 피로 인한 심통과 복통을 치료한다. 볶아서 쓰면 피를 멎게 하고, 생것으로 쓰면 피가 돌아가게 한다.

용 법　포황과 오령지를 1:1로 섞어 곱게 분말로 하여 1회 6g을 하루 3회 복용하면 혈액순환과 어혈 통증을 완화시켜 협심증에 도움이 된다.

1회 사용량　6g

오배자
(붉나무 벌레집)

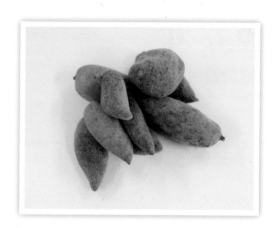

| **학명** | *Rhus javanica* Linne
| **생약명** | 오배자(五倍子)—붉나무에 기생하는 벌레집
| **이명** | 목부자, 문합, 백충창, 염부엽상구자

성미　성질은 평범하며 맛은 쓰고 시다.

독성 및 금기　없다.

효능　충치, 치질, 연주창, 천식, 만성 설사, 옴, 곪은 창을 치료하고, 풍과 열이 심한 것을 치료한다.

용법　천식이나 만성 설사에는 오배자를 1회 3~10g을 물에 넣고 약한 불로 반으로 줄 때까지 달여서 하루 2~3회 복용한다.

1회 사용량　3~10g

오적어
(오징어)

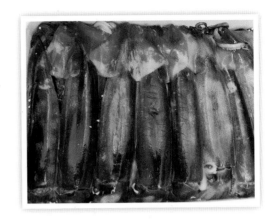

| **학명** | *Todarodes pacificus*
| **생약명** | 오적어(烏賊魚)–오징어를 말린 것
| **이명** | 묵어, 람어

성미   성질은 평탄하고 맛은 시다.

독성 및 금기   없다.

효능   경수를 통하고 기를 더해주며 정액을 더해준다. 또 그 뼈는 주로 자궁에서 쏟아져 나오는 피의 혈증, 폐렴을 치료한다.

용법   마른 오징어 한 마리를 불에 까맣게 타도록 굽고, 잣나무 잎 마른 것도 노랗게 구워서 같이 가루 내어 보리로 밥을 해서 섞어 반죽을 하여 폐의 환부에 붙이면 고열이 내린다. 한 번 붙이면 3~4시간 두었다가 다른 것으로 교체한다.

1회 사용량   없다.

용골
(용의 뼈)

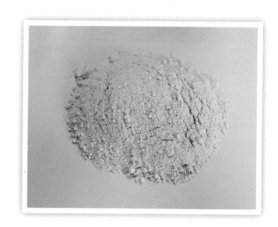

| **학명** | *Elephas species*
| **생약명** | 용골(龍骨)─큰 포유동물의 화석이 된 뼈의 탄산칼슘
| **이명** | 화용골, 육호유생, 백용골

성미　성질은 평범하고 맛은 달다.

독성 및 금기　없다.

효능　정액을 길러 견고히 하고 자궁으로부터 쏟아져 나오는 혈증과 대하증, 꿈꾸다가 정액을 흘리는 것과 맹장염, 풍과 열로 인한 간질을 치료한다.

용법　용골을 1회 6~12g을 달여서 하루 2~3회 복용하면 자궁출혈 및 안구 떨림에도 좋다.

1회 사용량　6~12g

용뇌
(빙편)

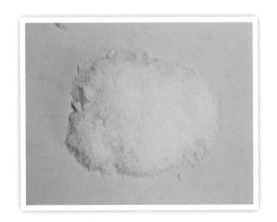

| **학명** | *Dryobalanops aromatica* Gaertn. f.
| **생약명** | 용뇌(龍腦)-빙편
| **이명** | 편뇌, 용뇌향, 매화뇌

성미 　성질은 약간 차며 맛은 맵고 쓰다.

독성 및 금기 　없다.

효능 　몹시 불안한 증세를 치료하고, 목구멍이 마비되고 눈이 아프며 헛소리하는 병을 치료한다.

용법 　용뇌를 1회 0.1~0.2g을 사용하는데 환으로 된 소화제나 청심환과 함께 복용한다. 불안증이나 진통, 소염, 항균, 경련 등에 쓰고 혈관을 확장시켜 아홉 구멍을 잘 통하게 한다.

1회 사용량 　0.1~0.2g

우육
(소고기)

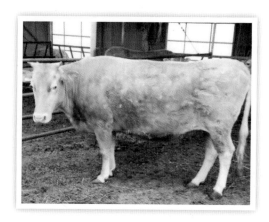

| **학명** | *Bos taurus* Linne
| **생약명** | 우육(牛肉)-소고기
| **이명** | 없다.

성 미　성질은 평범하고 맛은 달다.

독성 및 금기　없다.

효 능　비위를 보하고 젖으로 근육을 강하게 한다. 젖은 허하고 파리한 것(핏기 없어 해쓱한 것)을 기르고 피를 붙게 한다. 콩팥은 주로 신장을 보하고 갈증을 멎게 한다. 양은 위장을 돕고 갈증을 멎게 한다. 쓸개는 갈증을 없애 눈을 밝게 하고 충을 없앤다. 피는 독을 풀고 피의 이증을 치료한다.

용 법　무릎의 연골이 닳아서 통증이 오거나 결릴 때는 소 도가니를 많이 먹으면 좋다.

1회 사용량　없다.

우황
(소 담석)

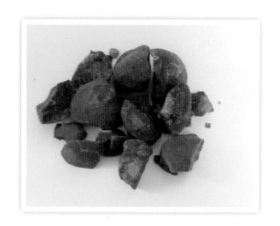

| **학명** | *Bostaurus var. domesticus Gmelin*
| **생약명** | 우황(牛黃)-소 담석
| **이명** | 산황, 만황, 단황, 축보

성미   성질은 평범하고 맛은 쓰다.

독성 및 금기   없다.

효능   경기와 간질을 치료하고 혼백을 안정시킨다. 풍과 가래를 걷어 없애고 귀신과 사기를 내쫓는다.

용법   중풍으로 말을 못하고 이를 악무는 증상을 치료하며, 여성의 월경이 나오지 않는 증상과 건망증, 쇠약한 증상에는 1회 0.5g을 아침·저녁으로 복용하면 좋다.

1회 사용량   0.5g

유황
(석유황)

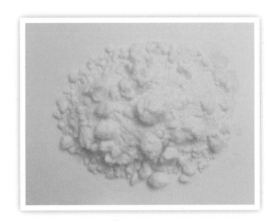

| 학명 | *Sulfur*
| 생약명 | 유황(硫黃)-석유황
| 이명 | 석류황

성 미 성질은 뜨겁고 맛은 맵다.

독성 및 금기 독성이 조금 있다.

효 능 옴, 종창, 살균에 효과가 있다.

용 법 호두를 찧어서 유황과 반씩 섞고 참기름을 조금 넣어 만든 연고는 각종
피부질환에 좋다.

1회 사용량 4~6g

유황

육종용
(오리나무더부살이)

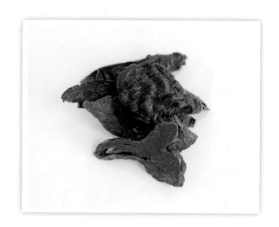

| **학명** | *Boschniakia rossica* (Cham. & Schltdl.) B. Fedtsch.
| **생약명** | 육종용(肉蓰蓉)-오리나무더부살이
| **이명** | 대운, 육송용, 종용, 지정

성미 성질은 약간 따스하고 맛은 달며 시고 짜다.

독성 및 금기 없다.

효능 정혈을 보하며 오장을 윤택하게 하므로 남자의 유정과 여자의 대하증을 치료한다. 신장을 보호하여 정력을 돋우어 준다.

용법 여성의 대하증, 자궁출혈에는 육종용을 1회 8~16g을 달여서 하루 2~3회 복용한다.

1회 사용량 8~16g

저육
(돼지고기)

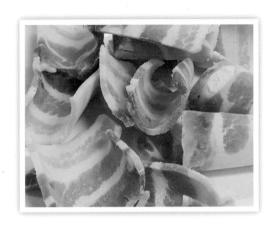

ㅈ

저
육

| **학명** | *Sus scrofa Linnaeus* var. *domesticus*
| **생약명** | 저육(猪肉)-돼지고기
| **이명** | 돈육, 제육

성미　성질은 서늘하고 맛은 달다.

독성 및 금기　없다.

효능　악창, 젖 부족, 살찌게 하고 허한 것을 급속히 보할 수는 있으나, 풍과 염을 생기게 한다. 돼지기름은 주로 종기와 악창 및 충을 죽이고, 산후 태가 나오지 않는 데 쓰인다. 오줌통은 오줌 싸는 것을 그치게 한다. 쓸개는 감기로 인한 열과 갈증에 주로 쓰이며, 대소변을 잘 통하게 하고, 눈에 가린 막과 감충을 제거한다. 발톱은 젖이 나오도록 하고 종기를 치료하며, 온갖 약독을 풀어준다.

용법　돼지기름으로 연고를 만들 때 오배자, 황련, 창의자를 넣으면 악창에 좋다.

1회 사용량　없다.

492

적석지
(적석토)

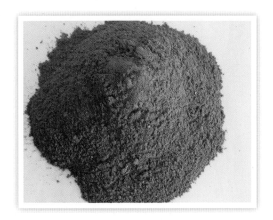

| **학명** | *Halloysite*
| **생약명** | 적석지(赤石脂)-적석토
| **이명** | 홍토, 홍고령, 적석토, 적부

성미 성질은 따스하며 맛은 달고 시고 텁텁하다.

독성 및 금기 없다.

효능 내장(장부)과 위를 튼튼하게 하고, 상처에 살을 돋아나게 하며 설사를 멈추게 한다.

용법 불에 태워 쓴다. 위를 튼튼하게 하고 상처에 새살을 돋게 할 때는 적석지를 빻아서 1회 4~8g을 프라이팬에 볶아 물에 달여 하루 2~3회 복용한다.

1회 사용량 4~8g

전갈
(전충)

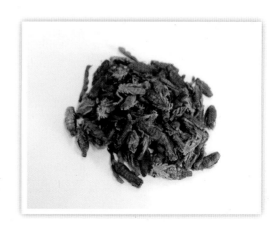

| **학명** | *Heterometrus species*
| **생약명** | 전갈(全蠍)−말린 것
| **이명** | 길굴, 두백, 이기, 주부충

성 미 성질은 따스하며 맛은 맵고 독이 있다.

독성 및 금기 죽어서 말린 것은 독이 없다.

효 능 중풍, 반신불수, 안면신경마비, 편두통, 마비통, 파상풍, 림프질결핵, 풍진, 창종, 풍과 담을 물리치고 구안와사를 치료하며, 아이들의 간질병과 근육에 쥐나는 것을 치료한다.

용 법 풍으로 인한 구안와사에는 전갈을 1회 2~5g을 달여서 하루 2~3회 복용한다.

1회 사용량 2~5g

진창미
(묵은쌀)

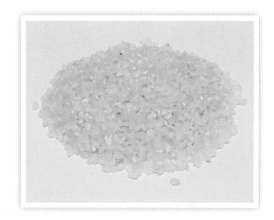

| **학명** | *Oryza sativa* Linne
| **생약명** | 진창미(陳倉米)—묵은쌀
| **이명** | 진름미

성 미　성질은 평탄하며 맛은 시고 짜다.

독성 및 금기　없다.

효 능　비장을 조화시키고 갈증과 번뇌, 설사와 이증을 다 걷어 없앤다.

용 법　 햅쌀보다 맛은 없지만 비장을 도와 설사나 이증이 있는 사람은 묵은쌀밥이 좋다.

1회 사용량　12~20g

추어
(미꾸라지)

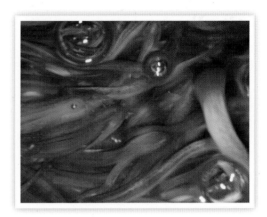

| **학명** | *Misgurnus ahguillicaudatus*
| **생약명** | 추어(鰍魚)−미꾸라지
| **이명** | 납작이, 말미꾸리, 용미꾸리, 당미꾸리

성 미 성질은 따스하고 맛은 달다.

독성 및 금기 없다.

효 능 기를 더해주고 주독을 풀어주며, 갈증을 없애고 위를 따스하게 한다. 기를 보하고 위장의 힘을 돋우어 준다.

용 법 대가리와 꼬리, 내장을 없애고 껍질 쪽을 환부에 붙이면 관절염과 유선염의 통증과 부종이 가라앉는다.

1회 사용량 없다.

해대
(곤포, 다시마)

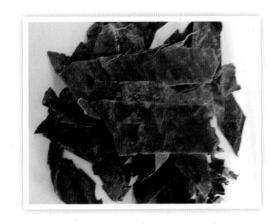

| **학명** | *Saccharina japonica*
| **생약명** | 해대(海帶)-곤포, 다시마
| **이명** | 해곤포, 윤포

성미 성질은 차고 맛은 짜다.

독성 및 금기 없다.

효능 오래된 종창과 혹을 치료하고, 막혀서 폐쇄된 기를 잘 통하게 한다. 산증을 치료하고, 수분을 내리게 하여 굳고 단단한 것을 무르게 하는 성질이 있다.

용법 성인병을 예방하는 성분이 많다. 콜레스테롤과 혈압을 내리며 당뇨환자에게 좋고 갑상선과 변비에도 좋으며 주로 튀각으로 먹거나 다시마 끓인 물을 하루 2~3회 복용한다.

1회 사용량 10~15g

해마
(수마)

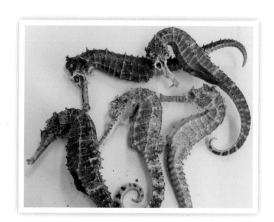

| **학명** | *Hippocampus coronatus Temminck et Schlegel.*
| **생약명** | 해마(海馬)—수마
| **이명** | 하고, 용낙자어, 수마, 마두어

성미　　성질은 따스하고 맛은 달다.

독성 및 금기　　없다.

효능　　임신부의 출산을 촉진하는 데 기특한 효과가 있다. 불에 삶아서 먹거나 손에 쥐면 빨리 순산한다.

용법　　신장을 보하고 양기를 강건하게 하며 어혈을 풀어준다. 부종에는 해마를 1회 6~8g을 달여서 하루 2~3회 복용한다.

1회 사용량　　6~8g

해분
(조개껍질 가루)

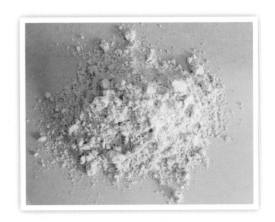

| 학명 | *Notarchus leachii* freeri (Griftin)
| 생약명 | 해분(海粉)−조개껍질 가루
| 이명 | 골분

성미　성질은 차고 맛은 짜다.

독성 및 금기　없다.

효능　단단한 것을 연하게 하며 완강한 담을 치료한다. 또 부인의 흰 대하증을 치료한다.

용법　열을 제거하고 음을 길러준다. 단단한 덩어리를 연하게 하고 담을 제거하며, 폐가 건조하여 생긴 천식과 기침을 멎게 하며 환이나 산제로 복용하거나, 깨끗한 물이나 꿀물에 타서 마서도 좋다.

1회 사용량　4~20g

해삼
(미)

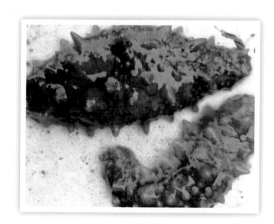

| **학명** | *Stichopus japonicus Selenka*
| **생약명** | 해삼(海蔘)-미
| **이명** | 흑삼, 목삼, 홍삼, 척삼

성 미　성질은 평범하고 맛은 짜다.

독성 및 금기　성질이 미끄러우니 설사나 이질에 걸린 사람은 먹지 말아야 한다.

효 능　체내의 진액을 윤택하고 맑게 하며, 비장과 신장을 보할 수 있고, 부인에게 좋다.

용 법　지혈 작용이 있어 코피, 생리불순, 월경과다로 빈혈이 있을 때 섭취하면 좋다. 비장과 신장을 튼튼하게 해준다.

1회 사용량　4~16g

해조
(톳, 녹미채)

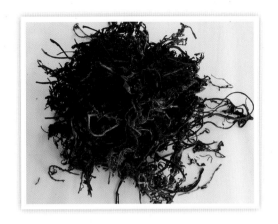

| **학명** | *Hizikia fusiformis* (Harvey) *Okamura*
| **생약명** | 해조(海藻)—톳, 녹미채
| **이명** | 톳나물, 따시래기, 흙배기

성미　성질은 차고 맛은 짜다.

독성 및 금기　없다.

효능　목의 혹과 결핵의 멍울을 없애고, 수분을 잘 통하게 하여 복부에 맺힌 덩어리와 배부른 것을 풀어주는 효과가 크다.

용법　결핵과 뱃속의 덩이(적병)에는 해조를 1회 6~12g을 달여서 하루 2~3회 복용한다. 새콤달콤하게 나물로 무쳐 먹기도 한다.

1회 사용량　6~12g

해채
(미역)

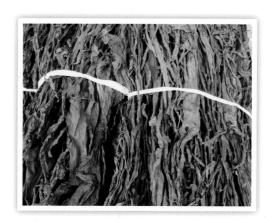

| **학명** | *Undaria pinnatifida* (Harvey) Suringar.
| **생약명** | 해채(海菜)—미역
| **이명** | 해체, 감곽, 자체, 해대

성미 성질은 차고 맛은 짜다.

독성 및 금기 없다.

효능 번거로움으로 인한 열을 내리게 하고 수분을 잘 통하게 하며, 목이나 혹 또는 기가 맺힌 것을 다스린다. 출산 후의 산모나 생일에 많이 먹는다. 미역은 산후 노폐물을 빼주어 부기를 가라 앉혀준다.

용법 미역국을 끓여서 하루 수시로 먹으면 땀을 빼주며, 몸속 뼈 마디마디 속의 불순물을 제거해준다.

1회 사용량 10~15g

해표초
(오징어뼈)

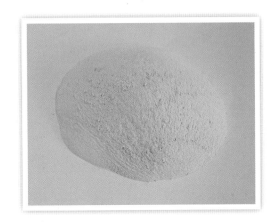

| **학명** | *Sepia esculenta Hoyle*
| **생약명** | 해표초(海螵蛸)–갑오징어의 갑골
| **이명** | 오적골, 오적어골

성미　　성질은 조금 평탄하며 맛은 달고 짜다.

독성 및 금기　　없다.

효능　　접골, 지혈, 심장 통증, 종기, 월경, 적병, 위염을 치료한다. 눈앞이 흐린 것을 없애는 데 약효가 크고, 심장의 통증과 물이 고인 종기를 치료하며, 월경과 뱃속의 덩어리를 통하게 한다.

용법　　낫이나 칼에 베었을 때 해표초 가루를 뿌린다. 위에 염증이 있을 때 고운 분말을 1회 3~4g을 하루 2~3회 복용한다.

1회 사용량　　3~4g

호박
(호박)

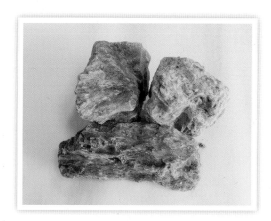

| **학명** | *Succiniter*
| **생약명** | 호박(琥珀)-호박
| **이명** | 매박

성 미　성질은 평범하고 맛은 달다.

독성 및 금기　없다.

효 능　이뇨, 어혈, 적병 등에 효과적이다. 혼백을 안정시키고 소변을 잘 누게 하며, 죽은피와 뱃속의 덩어리를 풀어준다. 신경과민성 아이의 마음을 진정시키고, 햇빛과 체온에 반응하여 염증을 감소시킨다. 아이의 면역 시스템을 도와주므로 목걸이로 많이 해준다.

용 법　목걸이나 단추로 쓰면 적병과 죽은피를 다스리고 물에 우려먹으면 염증을 감소시킨다.

1회 사용량　2~4g

504

활석
(곱돌)

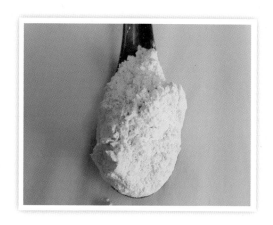

| **학명** | *Talcum*
| **생약명** | 활석(滑石)−곱돌
| **이명** | 액석, 탈석, 번석, 공석

성미　성질은 가라앉고 차며 맛은 달다.

독성 및 금기　없다.

효능　갈증, 번뇌, 해열, 미끄러워서 막힌 구멍을 열어 잘 통하게 한다. 갈증을 해소하고 번뇌를 제거하며, 습기로 인한 열을 치료한다. 위와 뭉친 담음(痰飮)을 치료한다.

용법　생강즙에 가라앉힌 녹말로 반죽하여 알약을 만들어 하루 2~3회 복용하면 소변을 잘 나오게 한다. 갑자기 토하거나 구역질이 날 때는 활석을 8g씩 물에 타서 먹으면 좋다. 소갈에는 활석 12g을 깨끗한 물이나 꿀물에 타서 먹으면 좋다.

1회 사용량　4~12g

부록

· · · · ·

1. 한방 생약 용어
2. 식물 용어

1
한방 생약 용어

》ㄱ

- **감**(甘) : 단맛.
- **개창**(疥瘡) : 옴.
- **객혈**(喀血) : 폐와 기관지에서 피를 토하는 것.
- **경간**(驚癎) : 놀랐을 때 발작하는 간질.
- **곽란**(癨亂) : 음식이 체하여 토하고 설사하는 급성 위장병.
- **고**(苦) : 쓴맛.
- **고제**(膏劑) : 고약상태의 복용약.
- **골절**(骨折) : 뼈가 부러진 상태.
- **교상**(咬傷) : 벌레에 물린 상처.
- **구갈**(嘔渴) : 갈증.
- **구안와사**(口眼喎斜) : 입과 눈이 한쪽으로 틀어지는 병.
- **구창**(口瘡) : 입안에 나는 부스럼.
- **기체**(氣滯) : 기가 여러 가지 원인으로 울체된 것.

》ㄴ

- **뇌경색**(腦硬塞) : 뇌에 혈액을 공급하는 동맥이 좁아지거나 막혀서 뇌의 조직이 괴사하는 증상.
- **뇌전색**(腦栓塞) : 뇌 이외의 부위에서 생긴 혈전이나 지방, 세균, 종양 등이 뇌의 혈관으로 흘러들어서 혈관을 막아 버리는 질환.

》ㄷ

- **담**(淡) : 담담한 맛.
- **대하**(帶下) : 여성의 질에서 나오는 점액성 물질.
- **도한**(盜汗) : 심신이 쇠약하여 수면 중에 몸에서 땀이 나는 증상.
- **동계**(動悸) : 두근거림.

- **동통**(疼痛) : 통증.
- **두통**(頭痛) : 머리의 통증.

〉〉ㅁ

- **몽정**(夢精) : 꿈에서 유정하는 것.

〉〉ㅂ

- **발열**(發熱) : 신체에 열감이 생기는 것.
- **발적**(發赤) : 붉은 반점이 나타나는 것.
- **배합**(配合) : 약물을 처방하여 섞는 것.
- **번갈**(煩渴) : 목이 마르는 증상.
- **변비**(便秘) : 변이 단단하여 잘 배출되지 못하는 것.
- **별돈**(別炖) : 별도로 찌는 것.
- **병인**(病因) : 병을 일으키는 원인이 되는 요소.
- **보혈**(補血) : 혈액을 보충함.
- **분변**(糞便) : 대변.
- **비육**(鼻衄) : 코피.
- **비출혈**(鼻出血) : 코피.
- **빈뇨**(頻尿) : 소변을 자주 봄.

〉〉ㅅ

- **사지경련**(四肢痙攣) : 팔다리의 경련.
- **산**(酸) : 신맛.
- **산제**(散劑) : 가루상태의 복용약.
- **선전**(先煎) : 약을 달일 때 먼저 넣고 달이는 것.
- **설태**(舌苔) : 혀의 상부에 있는 백색 물질.
- **삽**(澁) : 떫은맛.
- **소갈**(消渴) : 소변의 양이 많아지는 병.
- **소갈증**(消渴症) : 당뇨병.
- **소양**(瘙痒) : 가려움.
- **소종**(消腫) : 부은 몸이나 상처를 치료함.

- **수종**(水腫) : 림프액이 많이 괴어 몸이 붓는 병.
- **신**(辛) : 매운맛.

〉〉ㅇ

- **악창**(惡瘡) : 고치기 힘든 부스럼.
- **애기**(噯氣) : 트림.
- **어혈**(瘀血) : 체내의 혈액이 일정한 국소에 굳거나 소통불량 등으로 정체되어 생기는 증상.
- **여력**(餘瀝) : 소변을 다 눈 후에 소변이 방울방울 떨어지는 것.
- **염좌**(捻挫) : 외부의 힘에 의하여 관절, 힘줄, 신경 등이 비틀려 생긴 폐쇄성 손상.
- **열독**(熱毒) : 더위 때문에 생기는 발진.
- **오경사**(五更瀉) : 매일 이른 새벽이나 아침에 설사를 하는 것.
- **오한**(惡寒) : 몸이 오슬오슬 춥고 떨리는 증상.
- **옹저**(癰疽) : 큰 종기.
- **옹종**(擁腫) : 작은 종기.
- **울체**(鬱滯) : 소통되지 못하고 막힌 것.
- **유정**(遺精) : 무의식중에 정액이 몸 밖으로 나오는 증상.
- **유즙**(乳汁) : 젖.
- **음위**(陰痿) : 발기불능.
- **이명**(耳鳴) : 귀에서 나는 소리.

〉〉ㅈ

- **자한**(自汗) : 깨어 있는 상태에서 저절로 땀이 나는 증상.
- **전간**(癲癇) : 간질증.
- **전광**(癲狂) : 정신착란으로 인한 발작.
- **전약법**(煎藥法) : 약을 달이는 방법.
- **정창**(疔瘡) : 상처가 곪아 생긴 것.
- **조루**(早漏) : 성교시 남성의 사정이 비정상적으로 일찍 일어나는 것.
- **주독**(酒毒) : 술 중독으로 얼굴에 나타는 붉은 점이나 빛.
- **지사**(止瀉) : 설사를 멈춤.
- **진액**(津液) : 몸 안의 체액.
- **진정**(鎭靜) : 격앙된 감정이나 아픔 따위를 가라앉힘.

510

〉〉ㅊ

- **창독**(瘡毒) : 부스럼의 독기.
- **치매**(癡呆) : 대뇌 신경세포의 손상 등으로 인하여 지능, 의지, 기억 등이 지속적, 본질적으로 상실된 질환.
- **치창**(痔瘡) : 치질.

〉〉ㅌ

- **탈항**(脫肛) : 직장이 항문 밖으로 밀려나오는 것.
- **탕제**(湯劑) : 물로 달여서 먹는 방법.
- **토분상**(兎糞狀) : 토끼의 분변 모양으로 나오는 대변.
- **토혈**(吐血) : 위와 식도에서 피를 토하는 것.

〉〉ㅍ

- **포전**(布煎) : 약을 달일 때 특정 약물을 베나 포로 싸서 달이는 것.
- **표리**(表裏) : 겉과 속.
- **풍한**(風寒) : 감기.

〉〉ㅎ

- **한열**(寒熱) : 찬 것과 뜨거운 것.
- **함**(鹹) : 짠맛.
- **해독**(解毒) : 독으로 인한 증상을 풀어내는 것.
- **해수**(咳嗽) : 기침 증상.
- **허실**(虛實) : 모자란 것과 넘치는 것.
- **현훈**(眩暈) : 어지러운 증상.
- **혈붕**(血崩) : 월경기간이 아닌데도 다량의 출혈이 있는 증상.
- **환제**(丸劑) : 둥근 환상태의 복용약.
- **활정**(滑精) : 낮에 정액이 저절로 흘러나오는 것.
- **황달**(黃疸) : 온몸과 눈, 소변이 누렇게 되는 병증.
- **후하**(後下) : 약을 달일 때 나중에 넣고 달이는 것.
- **흘역**(吃逆) : 딸꾹질.

2
식물 용어

》ㄱ

- **가시** : 식물의 줄기나 잎, 열매를 싼 겉면에 비늘처럼 뾰쪽하게 돋아난 것.
- **가면상화관(假面狀花冠)** : 하순꽃잎이 화관통을 막아 화관 전체 모양이 가면 같은 것.
- **가인경(假鱗莖)** : 줄기가 짧아져 다육질이 된 것.
- **개과(蓋果)** : 과피가 가로로 벌어져 위쪽이 뚜껑같이 되는 열매.
- **건생식물(乾生植物)** : 용설란과 같이 사막이나 황야의 바위, 나무, 모래밭 등 수분이 적은 곳에서 자라는 식물. 이끼식물, 석골풀, 선인장.
- **견과(堅果)** : 흔히 딱딱한 껍질에 싸여 보통 1개의 씨가 들어 있는 열매.
- **고산식물(高山植物)** : 고산지대에서 자생하는 식물. 금강초롱, 설앵초, 진달래.
- **관경식물(觀景植物)** : 아름다운 열매를 관상하는 식물을 말한다. 석류나무, 꽃사과, 모과나무, 귤나무.
- **관목(灌木)** : 樹幹(수간)이 여러 개인 목본식물로, 키가 보통 4~5m 이하인 것.
- **관엽식물(觀葉植物)** : 꽃보다는 잎을 주로 관상하는 식물로 열대식물들이 많다. 바위취, 고무나무, 색비름.
- **괴경(塊莖)** : 줄기가 비대하여 변형된 덩이줄기의 구근식물을 말한다.
- **괴근(塊根)** : 뿌리가 비대해져서 덩이뿌리가 된 식물이다.
- **교목(喬木)** : 줄기가 곧고 굵으며 높이 자라고 위쪽에서 가지가 퍼지는 나무로 키는 4~5m 이상.
- **구경(球莖)** : 지하부의 줄기가 비대하여 알뿌리가 된 구근식물이다.
- **구과(毬果)** : 낙우송과 측백나뭇과, 소나뭇과 식물 등의 열매. 솔방울처럼 모인 포린 위에 2개 이상의 소견과가 달려 있는 열매.
- **구근류(球根類)** : 식물체의 잎, 줄기, 뿌리 등이 비대하여 알뿌리가 된 것.
- **권산화서(券繖花序)** : 꽃줄기 끝에 한 송이 꽃이 피고, 그 밑에 다른 꽃자루가 나와 꽃이 핀다. 이렇게 여러 번 반복되면 나중에는 꽃줄기가 꼬부라지게 되는 꽃차례.
- **근경(根莖)** : 지하부의 줄기가 각 마디마다 뿌리가 내리거나 비대해져서 된 식물을 말한다. 꽃창포, 대나무, 은방울꽃, 국화.
- **근생엽(根生葉)** : 뿌리나 땅속줄기에서 직접 땅 위로 나오는 잎.
- **기생식물(寄生植物)** : 딴 생물에 기생하여 그로부터 양분을 흡수하여 사는 식물. 겨우살이, 새삼.

512

〉〉ㄴ

- **난과 식물** : 난초과의 식물.
- **노지 관상 화목류** : 노지의 정원에서 자라며, 꽃이 피는 목본식물을 말한다. 능소화, 매화나무, 명자나무, 목련, 무궁화, 벚나무, 진달래.
- **노지 숙근초**(露地 宿根草) : 노지에서 자라는 여러해살이풀. 개미취, 국화, 꽈리, 금낭화, 붓꽃, 옥잠화, 원추리, 꽃창포.

〉〉ㄷ

- **다년생 초화**(多年生 草花) : 숙근 초화류라고도 부르며, 한 번 씨앗을 파종하면 해마다 죽지 않고 봄이 되면 살아나서 꽃이 피는 식물로, 가을이 되면 지상부는 죽고 뿌리만 겨울에 살아남아 있다가 봄에 다시 사는 식물. 다년생 초화에는 노지 숙근초와 온실 숙근초가 있다.
- **다년초**(多年草) : 3년 이상 땅속줄기가 생존하는 표본으로 겨울에는 지상부만 죽음.
- **다육식물**(多肉植物) : 식물의 줄기나 잎이 육질로 비대된 식물. 돌나물과 식물류. 꿩의비름, 선인장.
- **단성화**(單性花) : 암술과 수술 중에서 하나가 없는 것.
- **단지**(短枝) : 소나무와 은행나무처럼 마디 사이가 극히 짧은 가지로 5~6년간 자라며, 작은 돌기처럼 보이고 매년 잎이나 열매가 달림.
- **단체웅예**(單體雄蕊) : 무궁화처럼 화서가 전부 한 몸으로 뭉친 것.
- **대생**(對生) : 잎이 줄기 마디마다 두 개씩 마주 붙어나는 것. 미선나무
- **덩굴손**(권수 : 券鬚) : 가지나 잎이 변하여 다른 물건에 감기는 것.
- **두상화서**(頭狀花序) : 두상으로 된 화서로서 꽃자루가 없는 꽃이 줄기 끝에 모여서 들러붙어 있으며 꽃은 가장자리부터 피어 안쪽으로 향함.

〉〉ㅁ

- **밀추화서**(密錐花序) : 취산화서가 구형으로 되어 총상 또는 원추상으로 화축에 달린 것.

〉〉ㅂ

- **방향식물**(芳香植物) : 식물체의 잎이나 꽃에서 향기가 나는 식물. 박하.
- **복과**(複果) : 둘 이상의 암술이 성숙해서 된 열매.
- **부생식물**(腐生植物) : 생물의 사체나 배설물을 양분으로 섭취하여 생활하는 식물. 수정난풀, 초종용.

- **은화과**(隱花果) : 주머니처럼 생긴 육질의 화탁 안에 많은 수과가 들어 있는 열매.
- **이강웅예**(二强雄蕊) : 한 꽃에 있어서 4개의 수술 중 2개는 길고 2개는 짧은 것.
- **이과**(梨果) : 꽃받침이 발달하여 육질로 되고, 심피는 연골질 또는 지질로 되며 씨가 다수인 열매.
- **이년생 초화** : 가을에 심어 한 해 겨울을 나고 그 다음 해에 개화하여 관상하는 초화. 석죽, 접시꽃.
- **이년초**(二年草) : 발아하여 개화 결실 후 죽을 때까지의 생활기간이 2년인 식물.
- **인경** : 줄기나 잎이 단축경상에 비대되어 비늘 쪽 뿌리가 된 것으로, 유피인경과 무피인경으로 나뉜다.
- **일년생 초화** : 봄에 씨앗을 파종하여 여름부터 가을까지 생장, 개화하고 종자를 결실하여, 다음 해 봄에 같은 방법으로 재배하여 관상하는 식물. 나팔꽃, 봉선화, 해바라기.
- **일년초**(一年草) : 봄에 싹이 터서 열매를 맺고 말라 죽는 식물.

》》ㅈ

- **정제화관**(整齊花冠) : 꽃잎의 모양과 크기가 모두 같은 것.
- **종유체**(種乳體) : 쐐기풀과 쥐꼬리망초와 같이 식물의 잎이 세포 내에 있는 수산화칼슘 덩어리.
- **종피**(種皮) : 씨앗의 껍질.
- **중성화**(中性花) : 암술과 수술이 다 없는 것.
- **집과**(集果) : 목련의 열매처럼 여러 열매가 모여서 된 것.

》》ㅊ

- **초본**(草本) : 가을철 지상부가 완전히 말라 버리는 것.
- **총상화서**(總狀花序) : 긴 화축에 꽃자루의 길이가 같은 꽃들이 들러붙고 밑에서부터 피어 올라가는 것.
- **취산화서**(聚散花序) : 화축 끝에 달린 꽃 밑에서 한 쌍의 꽃자루가 나와 각각 그 끝에 꽃이 한 송이씩 달리고, 그 꽃 밑에서 각각 한 쌍의 작은 꽃자루가 나와 그 끝에 꽃이 한 송이씩 달리는 화서로, 중앙에 있는 꽃이 먼저 핀 다음 주위의 꽃들이 핌.
- **취합과**(聚合果) : 열매가 밀접하게 모여 붙는 것.

》》ㅎ

- **핵과**(核果) : 다육으로 된 과피를 지닌 열매로서 속에 단단한 내과피가 씨를 둘러싸고 있음.
- **현수과**(懸瘦果) : 열매가 증축에서 갈라지며 거꾸로 달리는, 산형과 식물에서 볼 수 있는 열매.
- **협과**(莢果) : 콩과 식물에서와 같이 2개의 봉선을 따라 터지는 열매.
- **화관**(花冠) : 꽃받침의 안쪽에 있고 꽃잎으로 구성되어 있음.
- **화서**(花序) : 화축에 달린 꽃의 배열 상태.

참고문헌

• 조선시대, 허준, 동의보감
• 중국, 이시진, 본초강목

• 고경석 · 김윤식, 원색 식물도감, 아카데미서적, 1989
• 곽준수 · 김영아, 자연을 담은 건강꽃차 한방약차, 푸른행복, 2015
• 권혁세, 약초 민간요법(약초편), 글로북스, 2014
• 권혁세, 약초 민간요법(처방편), 글로북스, 2014
• 권혁세, 약초 민간요법(조제편), 글로북스, 2015
• 김상식 외, 원색 한국수목도감, 계명사, 1987
• 김태정, 한국의 자원식물, 서울대출판부, 1996
• 김태정, 약이 되는 야생초, 대원사, 1989
• 김태정, 약이 되는 산야초, 국일미미어, 2000
• 김홍대, 한국의 산삼, 김영사, 2005
• 김태정, 우리 꽃 백가지 1 · 2 · 3, 현암사, 2005
• 배기환, 한국의 약용식물, 교학사, 2000
• 배종진, 약초도감, 더블유출판사, 2009
• 이영노, 원색 한국식물도감, 교학사, 2002
• 이창복, 원색 대한식물도감, 향문사, 2002
• 이우철, 원색 한국기준식물도감, 아카데미서적, 1996
• 이유미, 한국의 야생화, 다른세상, 2003
• 이유미, 우리 나무 백가지, 현암사, 1995
• 이시진, 본초강목, 고문사, 1973
• 안덕균, 한국의 본초도감, 교학사, 1998
• 안덕균, 민간요법, 을지출판사, 1990
• 우리 약초꽃, 약령시보존원회, 2002

- 육창수, 생약도감, 경원, 1997
- 육창수, 현대방약합편, 계축문화사, 1980
- 송주택, 한국자원식물도감, 1983
- 송주택, 한국자원식물학회지(약초효용에 관한 연구), 1973
- 송주택, 한국자원식물학회지(약초효용에 관한 연구), 1974
- 송주택, 한국자원식물학회지(약초효용에 관한 연구), 1975
- 송주택, 한국자원식물학회지(약초효용에 관한 연구), 1976
- 송창우, 약초, 각, 2011
- 신동원, 한권으로 읽는 동의보감, 들녘, 1999
- 신재용, 내 마음대로 달여 마시는 건강약재, 삶과꿈, 2000
- 신준식, 먹으면 치료되는 약차 약술, 국일미디어, 1997
- 산과 사람, 한국의 산나물도감, 글로북스, 2014
- 성환길, 사계절 약이 되는 나무도감, 푸른행복, 2015
- 장광림 감수(전국산약초연구회), 약초도 캐고 산삼도 캐고, 하늘구름, 2016
- 전라북도농업기술원, 약초의 특성과 이용(비매품), 2008
- 전통의학연구소 편, 동양의학대사전, 성보사, 2000
- 정구영, 진안고원의 약용식물 이야기(비매품), 한방크러스트사업단, 2009
- 정구영, 산야초도감, 혜성출판사, 2011
- 정구영, 효소 동의보감, 글로북스, 2013
- 정구영, 나무 동의보감, 글로북스, 2013
- 정구영, 약초대사전, 글로북스, 2015
- 정구영, 나물대사전, 글로북스, 2016
- 정구영, 효소수첩, 우듬지, 2013
- 정구영, 한국의 산야초 민간요법, 중앙생활사, 2015
- 정구영, 기적의 꾸지뽕 건강법, 중앙생활사, 2015
- 정연권, 색향미, 행복에너지, 2016
- 정혜성 · 김기성, 한국의 산삼, 백양출판사, 2008
- 주상우, 한국의 들꽃 메꽃, 한국식물연구원, 2006
- 최영전, 산나물 재배와 이용법, 오성출판사, 1991
- 최양수, 산야초 발효액요법, 하남출판사, 2002
- 최진규, 약이 되는 우리 풀 꽃 나무 1 · 2, 한문화, 2001
- 최수찬, 산과 들에 있는 약초, 지식서관, 2014
- 최수찬, 주변에 있는 약초, 지식서관, 2014
- 한의학대사전편찬위원회, 한의학대사전, 정담, 2001

- 전통의학연구소, 한의학사전, 성보사, 2004
- 동양한의학연구회, 한의학임상사전, 혜성출판사, 2011
- 이상화, 변증방약정전(辨證方藥正傳), 동양종합통신교육원출판부, 1982

잡지
- 한방과 건강, 매일건강신문, 1997~2001년

찾아보기(색인)

》》ㅅ

》》ㅈ

〉〉ㅊ

528

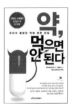 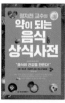 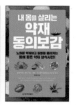

약, 먹으면 안 된다
후나세 슌스케 지음 | 강봉수 옮김 | 15,000원

정지천 교수의 약이 되는 음식 상식사전 [eBook 구매 가능]
정지천 지음 | 16,000원

내 몸을 살리는 약재 동의보감 [eBook 구매 가능]
정지천 지음 | 16,000원

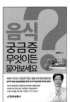 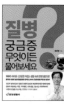 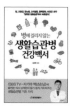

음식 궁금증 무엇이든 물어보세요 [eBook 구매 가능]
정지천 지음 | 15,000원

질병 궁금증 무엇이든 물어보세요 [eBook 구매 가능]
정지천 지음 | 16,000원

병에 걸리지 않는 생활습관병 건강백서 [eBook 구매 가능]
남재현 지음 | 15,000원

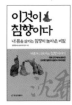 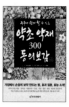

이것이 침향이다
김영섭 지음 | 올컬러 | 19,000원

누구나 쉽게 할 수 있는 약초 약재 300 동의보감
엄용태 글 · 사진 | 정구영 감수 | 올컬러 | 39,000원

혈액을 깨끗이 해주는 식품 도감
구라사와 다다히로 외 지음 | 이준 · 타키자와 야요이 옮김 | 18,000원

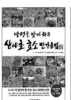 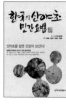 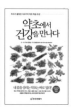

만병을 낫게 하는 산야초 효소 민간요법
정구영 글 · 사진 | 올컬러 | 43,000원

한국의 산야초 민간요법 [eBook 구매 가능]
정구영 글 · 사진 | 올컬러 | 23,000원

약초에서 건강을 만나다
정구영 글 · 사진 | 유승원 박사 추천 | 올컬러 | 19,800원

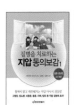 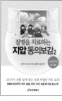 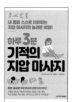

질병을 치료하는 지압 동의보감 1, 2
세리자와 가츠스케 지음 | 김창환 · 김용석 편역
1권 15,000원, 2권 18,000원

하루 3분 기적의 지압 마사지
다케노우치 미쓰시 지음 | 신재용 감수 | 김하경 옮김 | 올컬러 | 18,000원

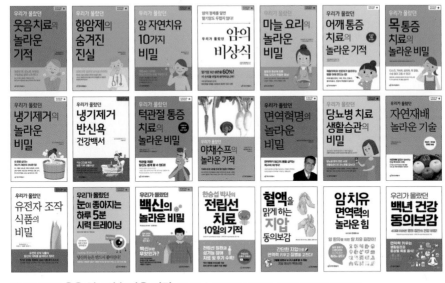

중 앙 생 활 사 Joongang Life Publishing Co.

중앙경제평론사 | 중앙에듀북스 Joongang Economy Publishing Co./Joongang Edubooks Publishing Co.

중앙생활사는 건강한 생활, 행복한 삶을 일군다는 신념 아래 설립된 건강 · 실용서 전문 출판사로서
치열한 생존경쟁에 심신이 지친 현대인에게 건강과 생활의 지혜를 주는 책을 발간하고 있습니다.

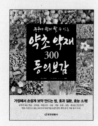

누구나 쉽게 할 수 있는 **약초 약재 300 동의보감**

초판 1쇄 발행 | 2017년 10월 25일
초판 5쇄 발행 | 2021년 10월 15일

지은이 | 엄용태(YongTae Um)
감   수 | 정구영(GuYoung Jeong)
펴낸이 | 최점옥(JeomOg Choi)
펴낸곳 | 중앙생활사(Joongang Life Publishing Co.)

대   표 | 김용주
책임편집 | 한옥수
본문디자인 | 박근영

출력 | 케이피알 종이 | 한솔PNS 인쇄 | 케이피알 제본 | 은정제책사

잘못된 책은 구입한 서점에서 교환해드립니다.
가격은 표지 뒷면에 있습니다.

ISBN 978-89-6141-207-0(03510)

등록 | 1999년 1월 16일 제2-2730호
주소 | ⑨04590 서울시 중구 다산로20길 5(신당4동 340-128) 중앙빌딩
전화 | (02)2253-4463(代) 팩스 | (02)2253-7988
홈페이지 | www.japub.co.kr 블로그 | http://blog.naver.com/japub
페이스북 | https://www.facebook.com/japub.co.kr 이메일 | japub@naver.com
♣ 중앙생활사는 중앙경제평론사 · 중앙에듀북스와 자매회사입니다.

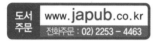

※ 이 도서의 국립중앙도서관 출판시도서목록(CIP)은 서지정보유통지원시스템 홈페이지(http://seoji.nl.go.kr)와
국가자료공동목록시스템(http://www.nl.go.kr/kolisnet)에서 이용하실 수 있습니다.(CIP제어번호: CIP2017025683)

중앙생활사/중앙경제평론사/중앙에듀북스에서는 여러분의 소중한 원고를 기다리고 있습니다. 원고 투고는 이메일을
이용해주세요. 최선을 다해 독자들에게 사랑받는 양서로 만들어 드리겠습니다. **이메일** | japub@naver.com